陕西社科丛书

社区护理实践

主　编／宋　梅　李雪萍

副主编／李　菲　焦艳会　王江宁

U0280592

西北大学出版社

·西安·

图书在版编目（CIP）数据

社区护理实践／宋梅，李雪萍主编． —西安：西北大学出版社，
2024. 2

ISBN 978－7－5604－5335－4

Ⅰ．①社…　Ⅱ．①宋…②李…　Ⅲ．①护理学　Ⅳ．①R47

中国国家版本馆 CIP 数据核字（2024）第 019680 号

社区护理实践

SHEQU HULI SHIJIAN

主　　编	宋　梅　李雪萍	
出版发行	西北大学出版社	
地　　址	西安市太白北路 229 号	
邮　　编	710069	
电　　话	029－88303310	
网　　址	http：//nwupress. nwu. edu. cn	
电子邮箱	xdpress@ nwu. edu. cn	
经　　销	新华书店	
印　　装	陕西隆昌印刷有限公司	
开　　本	720mm×1020mm　1/16	
印　　张	27.5	
字　　数	450 千字	
版　　次	2024 年 2 月第 1 版　2024 年 2 月第 1 次印刷	
书　　号	ISBN 978－7－5604－5335－4	
定　　价	49.00 元	

本版图书如有印装质量问题，请拨打 029－88302966 予以调换。

《陕西社科丛书》编委会

《社区护理实践》
编委会

主　　编　宋　梅　李雪萍

副主编　李　菲　焦艳会　王江宁

编　　者　宋　梅（西安医学院）

　　　　　李雪萍（西安医学院）

　　　　　李　菲（西安医学院）

　　　　　焦艳会（西安医学院）

　　　　　王江宁（西安医学院）

　　　　　王　琰（西安医学院）

　　　　　严琴琴（西安医学院）

　　　　　刘　华（西安医学院）

　　　　　高　苗（西安医学院）

　　　　　张苏梅（西安医学院）

　　　　　杨祎琳（空军军医大学）

前　　言

　　社区护理学是护理学和公共卫生学相结合的新兴应用型学科，与医学、基础护理学、临床护理学、康复医学、预防医学、社会学、管理学和护理人文学科等密切相关，是一门综合性、实践性较强的护理专业核心课程。社区护理是社区卫生服务体系的重要组成部分，是全球现代护理发展的重要方向之一，开展社区护理实践对深化医疗卫生体制改革、发展社区卫生服务、提高全社会疾病控制水平、保障群众身体健康、促进经济社会协调持续发展具有十分重要的现实意义。

　　西安医学院的"社区护理学"课程为国家级和省级社会实践一流课程、省级精品课程、人卫慕课在线课程。为适应新形势下社区护理实践工作和课程建设的需要，紧密围绕《社区护士岗位培训大纲》《国家基本公共卫生服务规范》《国务院关于发展城市社区卫生服务的指导意见》和原人事部等五部委《关于加强城市社区卫生人才队伍建设的指导意见》，本教材以"实用、够用、紧贴社区实际、突出社区重点人群实践"为编写的特色，以"全面培养适应社区卫生服务的核心技能、创新思维和实践应用能力"为总体思路。全书共分为四章，主要内容有社区儿童及青少年保健与护理、社区女性保健与护理、社区老年人保健与护理、社区慢性病患者保健与护理。

　　本教材是在陕西省教育厅课题23BY131和陕西省社会科学界联合会专项课题2022HZ1445的支持下完成的，由具有丰富教学经验的"社区护理学"课程团队经过多年探索、不断完善后编写，将为广大社区护士和社区护理实践教学指出既符合实际又科学的工作方向。本教材内容丰富、科学严谨、新颖实用，具有较强的实用性和可操作性，可供医学院校护理专业学生、社区护士使用，对开展社区护理实践具有较强的针对性和指导意义。本教材的特色是突出社区重点人群护理实践，且收集了大量关于社区重点人群的评估量表，为培养护理专业学生、社区护士的实践能力、创新思维和科学研究能力奠定良好的基础。

本教材的编写工作得到了陕西省教育厅、陕西省社会科学界联合会、西安市各社区服务中心、西北大学出版社、西安医学院及西安医学院护理与康复学院领导的大力支持，在此表示衷心的感谢！

受时间和编者水平的影响，本教材可能会有欠缺，甚至有疏漏之处，恳请广大师生批评指正，以求不断进步。

宋　梅

2023 年 10 月

目　　录

第一章　社区儿童及青少年保健与护理

第一节　新生儿社区保健与护理

新生儿期是指从胎儿娩出、脐带结扎至出生后 28 天。此时新生儿刚刚脱离母体开始独立生存，所处的内外环境也发生了根本变化，加之各系统器官尚未发育完善，对外界环境适应性差，免疫功能低下，因此该期是儿童发病率和死亡率较高的时期。对新生儿的保健与护理是通过社区卫生服务人员进入家庭，为新生儿做好健康评估，指导家庭成员进行日常生活保健和常见健康问题的保健护理来完成的。

一、护理评估

新生儿时期，因为各组织器官功能尚未成熟，症状容易泛化，不够典型，家长提供的病史虽极重要，但还必须靠医务人员仔细观察分析，加以补充。

（一）健康史的采集

1. 一般记录

①姓名：不少新生儿尚未取名，要加注母亲的姓名，以免发生错误。②性别：应检查外阴加以区别。③年龄：可记录日龄或周龄，务求准确，有助于判断与体重的关系，可帮助计算奶量和药物剂量。④出生年、月、日：可供年龄的对照。⑤种族和籍贯：有些疾病与种族或地区有关。⑥家庭住址及电话号码：以便病情发生变化时及时通知家长。

2. 主诉

主诉主要是病因及经过时间，用 1~2 句文字表达。

3. 现病史

要确切描述各症状的起病、变化和发展的过程。新生儿的病史比较短，症状不够典型，相同的疾病症状可能多样化，不同的疾病可有相同的症状，因此询问病史时要全面。新生儿常出现的症状有以下几种。①哭声的改变：生病时少哭或哭声低弱，有时不哭，终日沉睡；中枢神经系统发生病变时哭声可以短促，呈高音调尖叫。②吃奶的改变：不肯吃，有时吐奶。③体温的改变：晚期新生儿患感染性疾病时可发热，温度高低不一；但早期新生儿或低出生体重儿患病时体温常不升，皮肤发凉。以上3种简称"三不"，即不吃、不哭和不升。④皮肤颜色改变：最常见的是黄疸，黄疸深、分布广、时间长属病理性黄疸，皮肤青灰、苍白表示不同程度的缺氧。⑤惊厥：可表现为双眼凝视、四肢抽动。⑥各系统症状：如呼吸系统和心血管系统疾病时的呼吸困难，消化系统疾病时的腹泻、便血等。但由于新生儿症状容易泛化，一个系统的疾病可涉及其他系统，也常出现全身症状。因此，现病史要有重点。

4. 个人史

①出生史：包括胎次和产次，出生时体重，出生时胎龄，出生时1分钟和5分钟Apgar评分，如有窒息患儿应询问急救采取的方法。②喂养史：询问何时开奶，以及乳品的品种和量。③曾患过疾病史。④预防接种史：主要是卡介苗和乙肝疫苗接种的日期，以便检查。⑤母亲妊娠和分娩史：孕妇在妊娠期的营养、健康、工作和疾病史，孕妇疾病以中早期有无感冒、风疹和疱疹等，后期以妊娠高血压综合征、高血压和肝炎等病史为重点。

5. 家族史

父母的年龄、健康和工作中与有害物质的接触情况，新生儿的兄姐如有死亡，不论宫内或出生后都要问明死因，也需询问父母的文化程度、居住条件、经济情况及对新生儿护理知识的掌握情况等。

（二）身体评估

检查前医务人员须先洗手，必要时戴口罩，检查室内温度为26～28℃，使用的工具要先温暖后使用，检查时动作要轻、快，不可将新生儿暴露过久。检查者要注意消毒，尽可能减少对新生儿的不良刺激。有条件的出生后第1天做胎龄评估，第2~3天做神经系统检查和行为测试。

1. 一般检查

注意新生儿的发育、反应和仰卧的姿势，注意皮肤颜色。

2. 测量

①体重、身长、头围、胸围、前囟。②体温：一日测2~4次。③呼吸和脉搏：正常新生儿呼吸为40~45次/分，脉搏为120~140次/分，以后随着月龄的增大而逐渐减少，呼吸与脉搏之比为1:3。

3. 头面部和颈部

观察头颅的大小和形状，有无血肿和颅骨缺损，检查囟门大小及有无隆起或者凹陷，检查囟门紧张度，头颅骨缝是否重叠或分开；眼有无结膜炎或脓性分泌物，有无斜视，巩膜是否有黄染；耳有无溢脓；有无鼻翼扇动等呼吸异常情况；口腔黏膜有无鹅口疮；观察颈部有无斜颈等畸形；上呼吸道感染时，需检查颈淋巴结是否肿大和有无压痛。

4. 胸部检查

视诊胸廓对称程度及有无畸形，呼吸时两侧肋下和胸骨上下软组织是否下凹；因新生儿胸壁薄，叩诊要轻，可用中指尖直接叩心界，心界大小有时不易叩出；新生儿胸壁薄，呼吸音较响，胸腔积液时呼吸音降低可能不明显，但叩诊时可呈浊音；听诊时注意心脏听诊区有无杂音，注意杂音的大小、性质、传导方向。

5. 腹部

注意脐部有无脐膨出，脐残端是否脱落，有无红肿和分泌物；注意腹部的大小，有无蠕动波和胃肠型，检查肝、脾大小；新生儿因腹壁薄，浅压比深压更容易触及肝、脾边缘，肝在肋下2cm、脾在肋下扪及为正常；注意腹部的包块。

6. 脊柱和四肢

检查肛门有无闭锁，外生殖器是否有畸形，男婴有无隐睾及包皮是否过紧，有无腹股沟疝；检查脊柱形态是否正常。

7. 神经系统检查

观察新生儿的神志、精神状态、面部表情、肌张力情况；检查神经反射，新生儿期特有的反射如吸吮反射、拥抱反射、握持反射、颈肢反射等是否存在。

（三）家庭评估

家庭成员以及家庭环境是影响新生儿健康的重要因素，护理人员应从以下几方面进行评估：

1. 家庭组成应包括整个家庭支持系统。评估中应涉及父母目前的婚姻状况，是否有分居、离异及死亡情况。

2. 家庭成员的职业及教育情况。父母的职业包括目前所从事的工作、工作强度、工作地离居住地的距离，还应涉及家庭的经济状况、医疗保险情况等。

3. 文化及生活习惯的评估应关注父母的教育经历、所掌握的育儿技能、家庭育儿观念、保健态度、饮食习惯等。

4. 家庭及社区环境，包括住房类型、居住面积、房间布局、安全性等。

护理评估的准确性依靠医务人员细心的检查及详细询问家属病史，以此记录最真实的新生儿情况。

二、常见健康问题及护理

（一）新生儿低体温

1. 概述

低体温是指核心（直肠）温度≤35℃。由于新生儿体表面积相对较大、皮下脂肪薄、血管丰富，故易于散热，加上体温调节中枢发育未完善，以致调节功能不全。当环境温度降低、保暖措施不够或热量摄入不足、某些疾病影响时很易发生低体温。新生儿低体温不仅可以引起皮肤硬肿，还可致心、脑、肝、肾和肺等重要脏器损伤，甚至导致死亡。

2. 护理

（1）体温测量　体温测量是诊断疾病最常用的检查方法，是护理的基础工作，临床上为新生儿疾病的预防及治疗提供了重要依据。常用测量部位有：

①肛温：直肠温度最接近机体的中心温度，其结果能准确反映体温的

实际变化，是临床测量体温的标准方法。测量方法：新生儿取屈膝仰卧位，充分暴露臀部，用润滑油润滑后将肛表轻轻插入肛门 3～4cm，3 分钟后取出记录读数。腹泻、直肠或肛门手术的患儿不宜测量直肠温度，沐浴后的患儿须等待 30 分钟方可测量。新生儿易躁动、哭闹，容易造成肛表断裂，测量时须有专人看护。

②腋温：测腋温是临床最常用的测量新生儿体温的方法。测量方法：擦干测量侧腋下，将体温计水银端放于腋窝深处，屈肘过胸，尽量紧贴皮肤，同时须专人在旁看护以防体温计脱落。测量时间 5 分钟。

③电子体温计测温：用热敏电阻为探头的电子体温计，将热传感器电极轻贴在皮肤上记录皮肤温度。该方法对新生儿干扰小，随时可以监测新生儿的体温。

（2）常用新生儿复温法

①缓慢复温法：将患儿置于室温为 24～26℃ 的温室中，并以预热的衣被包裹，适用于轻度低体温（34～35℃）的患儿，可在 6～12 小时内使其体温恢复正常。

②新生儿暖箱复温法：适用于中重度低体温的患儿。将患儿放入预热的暖箱中，温度设置须高于患儿皮肤温度 1℃，复温的速度一般为每小时提高暖箱温度 1℃。若新生儿体重小于 1200g、胎龄小于 28 周或体温低于 32℃，复温的速度应减慢（速度不超过每小时 0.5℃）。在复温过程中须严密监测体温变化。体表温度与肛门温度的差不应超过 1℃。对低体温有合并症需抢救的新生儿，可将其置于远红外线抢救台上进行复温，复温速度可每 15～30 分钟提高 1℃，直至患儿的体温达到正常。

（二）新生儿发热

1. 概述

正常新生儿的核心温度（肛温）为 36.5～37.7℃。新生儿肛温高于 37.8℃ 定义为发热，常由于环境因素及感染导致。

2. 护理

（1）降温的护理措施　①去除病因：应在病房创造良好环境，保证患儿充分休息。室温 24～26℃，湿度 50%～60%，光线应柔和，避免强光刺激。室内人员不要太多，限制一次探视人数和时间，室内定时通风换气，保持空气新鲜。②降温方式：体温高于38.5℃时应尽快降温，以降低代谢率，减少耗氧量，防止发生惊厥。可加强散热，松解患儿衣被，促进体温下降，同时注意腹部保暖。物理降温的采用比较有争议，可以适当选择温水擦浴，擦浴用的水温一般为32～34℃。擦浴部位为四肢、颈部、背部，并擦至腋窝、腹股沟、腘窝等血管丰富处，停留时间为3～5分钟，以助散热。新生儿忌用乙醇擦浴及冰敷。遵医嘱应用降温药物。

（2）病情观察与评估　①了解发热的原因，判断有无外界环境导致的发热。②观察患儿的一般情况，如体温、脉搏、呼吸、神志、面色、食欲等。③观察病情进展，关注有无惊厥等并发症的发生。④记录患儿的液体入量、尿量，注意有无脱水症状。⑤观察应用退热药和其他药物的效果及不良反应。

（3）保证营养的供给和水分摄入　高热时由于迷走神经兴奋性降低，肠蠕动减慢，消化液生成减少，会影响消化、吸收功能，应给予少量多次喂乳。对于不能进食者，应按医嘱从静脉通路补充营养与水分，同时监测患儿的尿量和出汗情况，以便调整补液量，并保持大便通畅。

（4）加强基础护理　①皮肤护理：保持患儿皮肤清洁、干燥，及时更换汗湿的衣服，促进舒适度。操作过程中注意保暖。②口腔护理：高热时唾液分泌减少，口腔内食物残渣容易发酵，利于细菌繁殖，再加上免疫力下降，口腔炎症易发生。因此高热时要特别注意口腔护理，每天用棉签蘸生理盐水清洁口腔2～3次。

（5）心理护理　患儿高热时，家长往往焦虑不安，护士应给予其安慰和鼓励，并向其解释发病的原因、治疗和预后；耐心解答家长的疑问，并指导其掌握降温的相关措施和护理要点；增强家长的自信心，减轻其担忧和焦虑。

（三）呼吸暂停

1. 概述

新生儿呼吸暂停是指早产儿呼吸停止超过20秒，足月儿呼吸停止超过15秒；或呼吸停止不超过15或20秒，但伴有心跳减慢、皮肤青紫或苍白、肌张力低下的现象。如果呼吸停止 5～10 秒以后又出现呼吸，不伴有心跳减慢、皮肤青紫或苍白等表现，称为周期性呼吸。周期性呼吸是良性的，因呼吸停止时间短，故不影响气体交换。而呼吸暂停是一种严重现象，如不及时处理，反复呼吸暂停可致脑损伤，对小儿智力发育是有影响的，甚至引发猝死。早产儿呼吸暂停发病率高，故须密切观察，及时发现，迅速纠正。

2. 护理

（1）一般护理

①密切观察患儿生命体征的变化，有呼吸暂停的高危新生儿，尤其是小于 34 周胎龄的患儿都应给予心率、呼吸及血氧饱和度的监测。呼吸暂停的早产儿有条件的应监测到 45 周。当监护仪报警时，应首先检查患儿有否出现呼吸暂停、心动过缓、发绀、肌张力低下及呼吸道梗阻等，及时给予弹足底、拍背等触觉刺激，并努力寻找呼吸暂停的原因。

②安置患儿于暖箱中，根据胎龄、体重调节暖箱温湿度，保持患儿体温在 36.5～37℃。环境温度的升高或降低可致呼吸暂停，因此要对新生儿的环境温度做仔细评估。

③仰卧位有利于患儿开放气道，肩下垫 2～3cm 厚毛巾卷使颈部轻微拉伸，使颈部处于鼻吸气位，避免颈部过屈或伸展，保持呼吸道通畅。也可采用俯卧位。大量研究显示俯卧位能够减少呼吸暂停的发生率，对预防呼吸暂停的发生具有积极意义。注意在采取俯卧位时要有心电监护或专人看护，以免发生压迫窒息。

④避免诱发异常反射，插鼻氧管或胃管的动作应轻柔，鼻饲需缓慢推注或滴注，避免过强刺激咽喉引起反射性呼吸暂停。

⑤认真执行消毒隔离制度，严格无菌技术操作，操作前后必须洗手。及时、准确遵医嘱应用抗生素，做好基础护理，保持口腔、脐部、臀部皮肤清洁。所有用物必须经高压灭菌后使用，有条件的可采取保护性隔离治疗。杜绝接触感染人群。病房定时空气消毒，保持通风良好。

（2）刺激呼吸 一旦发现患儿发生呼吸暂停，应立即进行弹足底、摸背脊、软毛刷刷头、托背加唤醒等刺激呼吸。如未能奏效，患儿出现皮肤青紫等，应立即用气囊加压给氧。也可让患儿睡在定时波动的水床垫上，通过定时波动刺激内耳前庭，兴奋呼吸中枢。

（3）呼吸道护理　保持呼吸道通畅是预防新生儿呼吸暂停的重要措施之一。定时翻身、叩背，及时湿化气道，彻底清除口腔、鼻腔及气道内的分泌物，以保持呼吸道通畅，防止窒息。吸痰时要对患儿进行评估，包括听诊肺部痰鸣音、评估患儿是否烦躁等。因新生儿口腔黏膜柔嫩、血管丰富，易受损伤而导致口腔感染，故吸痰时动作要轻柔，由下向上提拉。如有任何缺氧表现应立即停止吸痰，通知医生进行处理。当患儿反复发作时，可适当给予呼吸兴奋剂如氨茶碱、枸橼酸咖啡因等。对于药物治疗无效而反复发作者可使用持续气道正压通气（CPAP）治疗，如仍然无效时可使用气管内插管机械通气。

（4）药物护理　甲基黄嘌呤类（例如氨茶碱、茶碱和咖啡因）是目前治疗新生儿呼吸暂停的主要药物，在新生儿早期预防性使用可减轻或防止呼吸暂停的发展。在良好的监测条件下使用甲基黄嘌呤类药物相对安全，血药浓度较高时，常见有胃肠道反应，如呕吐、喂养困难等，而输入速度过快可引起外周血管扩张、血压下降。故在使用此类药物时应注意输液速度及血药浓度，以免引起不良反应。此类药物还可刺激胰岛素释放，在使用时要定时监测血糖的变化。此类药物使用时基础代谢率可能轻微增加，这一作用的影响在早产儿中更为明显，表现为体重减轻或体重不增和生长缓慢。

（四）呕吐

1. 概述

呕吐是新生儿期常见症状之一。胃容量较小，食管较松弛，胃呈水平位，幽门括约肌发育较好而贲门括约肌发育较差，肠道蠕动的神经调节功能、分泌胃酸和蛋白酶的功能较差，使新生儿，尤其是早产儿，很容易发生呕吐。呕吐物易呛入气道引起窒息或吸入性肺炎（AP），较长时间的呕吐也易引起水、电解质紊乱和酸碱平衡失调，甚至还可能导致营养不良。

2. 护理

（1）病情观察　一般可从呕吐发生的时间、呕吐物的颜色和性状、呕吐与腹痛的关系、呕吐与排便的关系及呕吐量等几方面进行观察。①溢乳：

由于新生儿胃呈水平状，胃部肌肉发育不完善，贲门松弛，哺乳后即从口角溢出乳汁，不影响生长发育，常于出生后 6 个月左右消失，不属于真正的呕吐。②一般呕吐：常伴恶心，每次呕吐不严重，多为胃内容物，多见于喂养不当、胃肠道感染或全身感染的伴随症状，常见内科性疾病。③反复呕吐：无规律性，呕吐物一般不含胆汁，主要见于胃食管反流。④喷射性呕吐：突然发生，呕吐量较大，随日龄增加呕吐物可为奶样、乳酪样，具有酸腐味，不含胆汁，主要见于吞入大量空气、胃扭转、幽门梗阻，在颅内压增高性疾病时可呕吐大量含胆汁样液。

（2）禁食的护理　禁食可减轻对胃黏膜的刺激，是减少呕吐的基础。根据病因、呕吐次数、腹胀程度决定禁食时间，在禁食期间定期监测血糖、电解质、血气分析等实验室指标，给予静脉补液或静脉营养。若呕吐频繁、严重腹胀，应持续胃肠减压，并观察引流物的颜色、性质和量。对于使用胃肠减压治疗的患儿，要注意插管长度是否适宜，胃管要妥善固定，保持引流管通畅；使用负压吸引器持续吸引的，负压应该为 30 ~ 40mmHg（1mmHg = 0.133kPa）。

（3）洗胃的护理　洗胃是治疗新生儿呕吐的重要方法，不仅可中和分泌亢进的胃酸，还可起到清洗胃壁、预防感染的作用。用温度 37 ~ 39℃ 的生理盐水洗胃，每次 10ml 左右，反复抽吸 3 ~ 5 次。注意洗胃液的等量回抽及注入速度要适宜（防止胃黏膜受到损伤），直至洗出液澄清为止。洗胃后患儿右侧卧位 2 小时，以利胃内容物排出。一般洗胃 1 ~ 2 次即可。

（4）体位的护理　恰当的头部抬高体位是防止呕吐物呛入气管引起窒息或吸入性肺炎的重要措施。

（5）指导正确的喂养方法　建议尽量采用母乳喂养。如需人工喂养，奶液应新鲜配制、温度适宜、浓度正确，奶嘴孔隙大小合适，喂奶时奶液充满奶嘴。指导产妇正确喂奶，避免在新生儿哭闹时喂奶。喂奶后将小儿竖抱，轻拍背部，将咽下的空气排出。

（五）新生儿黄疸

1. 概述

新生儿黄疸是指新生儿时期发生的血清胆红素浓度过高，从而引起皮肤、黏膜、巩膜的黄染，又称新生儿高胆红素血症。①生理性黄疸：黄疸程度不重并能自然消退，它是在正常发育过程中因为新生儿胆红素代谢特点出现的症状，多于出生后第 2～3 天出现，第 4～5 天达到高峰，第 7～14 天消退。早产儿生理性黄疸较足月儿多见，黄疸程度较重，消退也较慢，可延长至 3～4 周。此类黄疸一般不需特殊治疗，供给充足的水分与能量多可自行消退。早期开奶有助于黄疸消退。②病理性黄疸：当新生儿出现以下情况之一时，应考虑为病理性黄疸：出生后 24 小时内出现黄疸；黄疸进展快，每日血清胆红素上升超过 85μmol/L（5mg/dl）；黄疸程度重，血清胆红素超过 256.5μmol（15mg/dl）；黄疸持续时间长（足月儿超过 2 周，早产儿超过 4 周）或消退后又重新出现并呈进行性加重。对病理性黄疸应积极查找病因，其可由感染性及非感染性两大类病因引起。

2. 护理

配合医生针对不同病因采取相应的治疗，同时注意保暖，提早喂养，供给足够热量，保持大便通畅。降低血清胆红素，防止胆红素脑病发生，可采取蓝光疗法及使用酶诱导剂、血浆或白蛋白等方法，必要时可考虑换血疗法。

（1）保持室内空气新鲜，湿度适宜，定时通风，一般每日 2 次，避免对流风。减少人员探视次数，预防交叉感染。

（2）观察病情，注意皮肤、黏膜、巩膜的颜色，根据患儿黄染的部位和范围，估计血清胆红素的近似值，评价进展情况。注意神经系统的表现，如患儿出现拒食、嗜睡、肌张力低下等胆红素脑病的早期表现，立即通知医生，做好抢救准备。观察大小便次数、量及性质，如存在胎粪延迟排出，应予灌肠处理，促进粪便及胆红素排出。

（3）帮助家长了解新生儿黄疸发生的原因和患儿病情，取得合作。告知其光疗法是通过特定蓝光照射使新生儿体内未结合胆红素转变成水溶性异构体，易于从胆汁和尿液中排出。光疗时注意保护好眼部及会阴部。鼓励家长多给患儿喂水，观察患儿的生命体征。注意臀部护理，勤换尿布。

（4）注意保暖，包被及穿衣适中，防低温或过热。

（5）合理按需喂养，提倡母乳喂养，保持大便通畅。黄疸期间患儿常表现为吸吮无力、食欲缺乏，应耐心喂养，按需调整喂养方式，如少量多次、间歇喂养等，保证奶量摄入。若为母乳性黄疸，须暂停母乳喂养 72 小时，其间予以人工喂养，注意奶具消毒，观察暂停期间黄疸消退情况。

（六）新生儿脐炎

1. 概述

脐炎主要是因为断脐时或出生后处理不当，脐残端被细菌入侵、繁殖所引起的急性炎症。可由任何化脓菌引起，最常见的是金黄色葡萄球菌，其次为大肠埃希菌、铜绿假单胞菌、溶血性链球菌等。由于目前普遍重视对脐部的护理和消毒，脐炎的发生率已有明显下降。脐炎轻者脐轮与脐周皮肤轻度红肿，可伴少量浆液脓性分泌物；重者脐部及脐周明显红肿发硬，脓性分泌物较多，常有臭味。慢性脐炎常形成脐肉芽肿，表现为一个小的樱红色肿物，表面可有脓性溢液，可经久不愈。病情危重者可形成败血症，并有全身中毒症状，可伴发热、吃奶差、精神不好、烦躁不安等。

2. 护理

（1）观察脐带有无潮湿、渗液或脓性分泌物，如有应及时治疗。日常应保持局部干燥。

（2）向家长宣教正确的消毒方法，必须从脐带的根部由内向外环形彻底清洗、消毒，消毒范围以脐部为中心 1 元硬币大小。轻度患儿先用 3% 过氧化氢（双氧水）棉签擦拭，再用 0.2%～0.5% 的碘伏棉签擦拭，并保持干燥，每日 2～3 次。有明显脓液、脐周红肿扩散或全身症状者，除局部消毒处理外，还需进行抗生素治疗。

（3）脐带残端脱落后，注意观察脐窝内有无樱红色的肉芽肿增生，若有应及早处理。慢性脐肉芽肿可用硝酸银棒或 10% 的硝酸银溶液涂擦，大肉芽肿可电灼、激光治疗或手术切除。

（4）避免大小便污染脐部，最好使用吸水、透气性好的消毒尿布。脐带残端脱落前，包裹尿布时不要覆盖脐部。

（李　菲）

第二节 婴幼儿社区保健与护理

婴幼儿期是指出生后 28 天到 3 岁。其中，婴儿期是出生后 28 天到 1 岁，幼儿期是 1 岁到 3 岁。此期保健服务内容除按免疫规划进行预防接种外，还应进行 8 次随访，分别在 3、6、8、12、18、24、30、36 月龄时，必要时可增加随访次数。在婴幼儿 6~8、18、30 月龄时分别进行 1 次血常规检测，在 6、12、24、36 月龄时分别进行 1 次听力筛查。婴幼儿期的主要保健护理工作为做好婴幼儿的健康评估，指导家长促进婴幼儿正常生长发育和常见健康问题的保健护理，预防疾病。

一、护理评估

婴幼儿期护理评估内容参照新生儿期，在此主要列出体格测量方法。体格测量时间为前半年每月测量 1 次，7 ~ 12 个月每 2 ~ 3 个月测量 1 次，1 ~ 3 岁每 3 ~ 6 个月测量 1 次。

1. 身长

婴幼儿由于不能站立或站立时不能保持足跟、骶骨和枕骨与身高计保持接触（以使婴幼儿维持身体直立位），需卧位测量头顶点至足底距离，称之为身长。能够立位测量的称为身高。

测量婴幼儿身长用量床，量床两边可嵌钢尺以示刻度。测量时需要 1 名测量者、1 名助手。儿童仰卧，助手将儿童扶正，头顶抵量床头板；测量者位于儿童右侧，左手握住儿童双膝，使腿伸直，右手移动足板使其接触两足跟。身长以厘米为单位记录，精确到小数点后 1 位。注意量床两侧读数一致，钢尺刻度误差不超过 0.1cm。

2. 顶臀长

头顶至臀部的长度称为顶臀长，反映头颅及脊柱的生长情况。

顶臀长用量床测量，需有 1 人协助，协助者固定儿童头部于正中位，测量者左手提儿童下肢，膝关节屈曲，大腿垂直。测量者右手将底板紧贴儿童骶骨，读取测量值。顶臀长以厘米为单位记录，精确到小数点后 1 位。

3. 体重

体重反映了身体各部分、各组织重量的总和，其中骨骼、肌肉、内脏、脂肪和水占主要成分。体重可有效反映营养状况，同时是指导喂养量及药量的重要依据。测量婴幼儿体重需要使用婴幼儿磅秤。结果记录以千克为单位，精确记录读数到0.01kg。体重测量前应校正零点，被测量的儿童应脱去外衣、鞋帽，去除内衣重量。稍大的婴幼儿用坐式杠杆秤测量，让儿童坐于杠杆秤座椅上，精确记录读数到0.05kg；患儿能配合独自站立后用站式杠杆秤测量，请儿童站到磅秤上，精确记录读数到0.1kg。称量时婴幼儿不可接触其他物体或摇动。

4. 头围

头围是头颅的围长，与颅内容物和颅骨发育有关。头围稳定，变异系数小。出生时头围约34cm，半岁44cm，1岁46cm，2岁48cm。测量时用软尺从头部右侧眉弓上缘经枕骨粗隆、左侧眉弓上缘回到起点。结果用厘米表示，记录到小数点后1位。测量时，软尺紧贴头皮，左右对称。

5. 胸围

胸围是胸廓的围长，反映胸廓与肺的发育。出生时胸围小于头围1～2cm，1岁时与头围大致相等，形成交叉，以后胸围超过头围。测量胸围时，婴幼儿取仰卧位，用左手拇指将软尺0点固定在儿童胸前左乳头下缘，右手将软尺从右侧绕过胸后壁，经左侧回到起点。协助者双手将软尺固定在两肩胛下角下缘，可保证测量的准确性。记录儿童平静呼吸时中间读数，以厘米为单位，记录到小数点后1位。

6. 上臂围

上臂围是指上臂正中位的肌肉、脂肪和骨骼的围度。在儿童期，肌肉和骨骼围度上的差异相对稳定，脂肪的多少影响上臂围变化。因此，可以用上臂围值间接反映脂肪变化来估计营养状况。出生后第1年内上臂围增长迅速，1～5岁间增长缓慢。在测量体重、身高不方便的地区，可测量左上臂围以普查5岁以下儿童的营养状况。评估标准为＞13.5cm为营养良好，12.5～13.5cm为营养中等，＜12.5cm为营养不良。测量上臂围用软尺，被测量者双手臂自然平放或下垂，取左臂肩峰点至尺骨鹰嘴连线的中点绕上臂1周。以厘米为单位，记录到小数点后1位。

7. 前囟

前囟是顶骨与额骨边缘形成的菱形间隙。婴儿出生时前囟的大小为 1.5～2.0cm（两对边中点连线），出生 6 个月内前囟会随头围的增大而扩大，一般 6 个月后随着额骨和顶骨逐渐骨化而缩小。一般正常的前囟闭合时间是 1 岁到 1 岁半。测量前囟时，量取两条对边中点的连线距离。用软尺测量或用测试者的指距测量，以厘米为单位，记录到小数点后 1 位。

8. 乳牙

2 岁以内的乳牙数目为月龄减去 4～6。乳牙自 4～10 个月开始萌出，2 岁到 2 岁半出齐，出齐乳牙数目为 20 颗。出牙的顺序是从中间向两边。检查时主要查看乳牙数目、出牙时间、出牙顺序、牙齿有无龋坏。

二、常见健康问题及护理

（一）湿疹

1. 概述

婴幼儿湿疹又称奶癣，是一种常见的过敏性皮肤病，多在出生后 2～3 个月发病，1 岁以后逐渐好转。湿疹多呈对称性分布，皮疹多见于头面部，如额部、双颊、头顶部，以后逐渐蔓延至下颌、颈、肩、背、臀、四肢，甚至可以泛发全身。初起时为散发或群集的小红丘疹或红斑，之后逐渐增多，并可见小水疱；后期黄白色鳞屑及痂皮，可有渗出、糜烂及继发感染。患儿常烦躁不安、瘙痒、夜间哭闹，影响睡眠。湿疹病因尚不明确，可能与个人体质（如过敏性体质）密切相关。

2. 护理

（1）避免接触可疑致敏原，如尘螨、霉菌、动物羽毛或皮屑、花粉、牛奶、鸡蛋、海产品等。

（2）内衣应宽大，并用纯棉制品，尽量不穿真丝、纯毛及化纤制品。

（3）搔抓、摩擦、肥皂洗、热水烫及不适当的外用药刺激常使湿疹加重，应予避免。婴幼儿无自理能力，为防止其搔抓，应剪短指甲。

（4）过热会增加痒感，并使湿疹加重，所以不要给患儿穿过多的衣服，夜间也不要盖太厚，原则上患儿要比母亲穿得略少。

（5）在湿疹发作期间，饮食宜清淡，少吃鱼、虾、蟹等高蛋白质及辛辣食物，以免加重病情。

（6）遵医嘱用药，包括局部外用糖皮质激素、免疫抑制剂、抗生素乳膏等。

（二）鹅口疮

1. 概述

鹅口疮又名雪口病，为白念珠菌感染所致的口腔炎。这种真菌常寄生在正常皮肤、黏膜上，当营养不良、腹泻、机体抵抗力下降或口腔卫生较差时即可致病，也可因使用抗生素较久抑制了其他细菌，使其生长迅速而致病。常由污染的乳具感染，新生儿亦可经产道感染。特征为口腔黏膜出现白色点状或片状物，首先见于舌缘或颊黏膜，渐蔓延至舌面、牙龈、上腭和咽部，并可融合成大片白膜。

2. 护理

（1）加强口腔卫生　婴幼儿口腔黏膜薄嫩且相对干燥，唾液酸度高，有利于白念珠菌的生长繁殖，所以平时应注意婴幼儿的口腔卫生。给婴幼儿喂食后应帮助其清洁口腔。如果患儿较小，可以用温湿的纱布清洁口腔；如果患儿年龄大一些，可以用2%碳酸氢钠溶液漱口。

（2）注意喂奶卫生　母乳喂养前，妈妈应该用清水洗净双手，并用温湿的毛巾清洁乳头（必要时喂奶前后用2%碳酸氢钠溶液涂抹乳头）；若使用奶瓶给婴幼儿喂奶，应事先将奶瓶和奶嘴进行煮沸消毒，且应注意冲调人员的卫生。

（3）不滥用抗生素　使用广谱抗生素的时候，抗生素可能会杀灭抑制白念珠菌的细菌，从而导致白念珠菌大量繁殖，引发鹅口疮，医学上称之为菌群失调。治疗鹅口疮应停用抗生素，如果有必须使用抗生素的疾病，则应该在医生的指导下用药。

（4）遵医嘱用药　遵医嘱使用制霉菌素涂抹。

（三）腹泻

1. 概述

婴幼儿的消化系统未发育成熟，防御感染的能力差，加之其生长快，消化道负担重，某些婴幼儿在呼吸道感染时，肠蠕动会不规则，因此腹泻是婴幼儿非常容易出现的病症。此外，腹泻也是引起儿童营养不良的主要原因。关注婴幼儿腹泻非常重要。婴幼儿腹泻致死的主要原因是脱水，所以腹泻时须注意给患儿补充充足的液体。婴幼儿腹泻时，观察大便的性状可以初步判断腹泻的原因。如大便绿色带少量黏液，便次增多，常表示肠蠕动亢进，见于饥饿时；大便泡沫多，有灰白色的皂块样物，表示脂肪消化不良；大便味酸臭，泡沫多，说明碳水化合物（糖类）消化不良；大便味甚臭，不成形，意味着蛋白质腐败作用增加；大便带绿色或黄色，呈蛋花汤样，常表示饮食不当或肠道外感染；大便稀水样、次数频，常为疾病性肠炎；大便腥臭、黏液多，或带脓血，表示为细菌感染，如痢疾与肠炎。

2. 护理

（1）合理调整饮食　腹泻时不宜马上禁食，在腹泻大量丢失水分的情况下，禁食会加重脱水和酸中毒，如进食少，患儿处于饥饿状态会引起肠蠕动增快和肠壁消化液分泌过多，从而加重腹泻。但如果出现非常严重的呕吐，可禁食 4～6 小时，但不能禁水。其余情况调整喂养，母乳喂养的患儿可暂停添加辅食，人工喂养的可改喂脱脂或稀释的牛奶、米汤，好转后再过渡到正常饮食。

（2）遵医嘱应用液体疗法　维持水、电解质及酸碱平衡。①口服补液：口服补液盐（ORS）用于腹泻时预防脱水及纠正轻、中度脱水。轻度脱水需 50～80ml/kg，中度脱水需 80～100ml/kg，于 8～12 小时内将累积损失量补足。脱水纠正后，可将 ORS 用等量水稀释，按病情需要随时口服。有明显腹胀、休克、心功能不全或其他严重并发症者及新生儿不宜口服补液。②静脉补液：用于中、重度脱水或吐泻严重或腹胀的患儿。根据不同的脱水程度和性质，结合患儿的年龄、营养状况、自身调节功能，决定补给溶液的总量、种类和输液速度。第 1 天补液的输液总量包括累积损失量、继续损失量和生理需要量。对于营养不良以及心、肺、肾功能不全的患儿，应根据具体病情分别进行精确计算。输液种类根据脱水性质而定，若临床判断脱水性质有困难时，可先按等渗性脱水处理。输液速度主要取决于累积损失量和继续损失量，遵循"先快后慢"的原则，若呕吐、腹泻缓解，可酌情减少补液量或改为口服补液。第 2 天及以后补液：此时脱水和电解质素乱已基本纠正，一般只补继续损失量和生理需要量，能口服者应尽量口服。

（3）注意腹部保暖，以减少肠蠕动 可用毛巾包裹腹部或热水袋热敷腹部，同时让患儿多休息。

（4）不滥用抗生素 水样大便多为病毒或非侵袭性细菌所致，不必服用抗生素，可选用双歧杆菌制剂、乳酸菌素片等；黏液脓血便多为侵袭性细菌感染所致，应针对病原选用抗生素。

（5）喂药方法 微生态制剂如双歧杆菌、乳酸菌等，能调节、恢复肠道微生态，为活菌制剂，切不能用热水送服，也不能与抗生素同服。中药、西药最好也分开服用。

（6）保持肛门清洁 每次大便后用温水清洗臀部。如肛周发红，可涂抹鞣酸软膏，防止出现尿布皮炎及继发感染。

（四）便秘

1. 概述

便秘是指大肠运动缓慢，水分吸收过多，造成大便干燥硬结，排泄困难。小儿便秘常有以下几个原因。①饮食不足：进食太少，大便随之减少，长期饮食不足可致营养不良，腹肌和肠肌蠕动无力，引起顽固便秘。②食物成分结构不良：如果食物中蛋白质含量过高，会使大便呈碱性、干燥，便次减少；食物中含钙多也会引起便秘，如牛奶中含钙较母乳多，因此以牛奶喂养的小儿较母乳喂养的小儿发生便秘的概率高；喜欢高脂肪、高胆固醇的食品，膳食纤维摄入不足，会造成胃肠蠕动缓慢，消化不良，食物残渣在肠道中停滞时间过久，从而引起便秘。③习惯因素：生活没有规律或缺乏定时排便训练，或个别小儿因环境突然改变，均可出现便秘。④疾病因素：肛裂、肛门狭窄、先天性巨结肠等也可引起便秘。

2. 护理

（1）养成良好的排便习惯。

（2）养成良好的饮食习惯，饮食多样化，少吃生冷食物，食量不能过少，食物不能过于精细，应富含纤维素。

（3）避免长期使用可引起便秘的药物，如葡萄糖酸钙、碳酸钙等。

（4）用按摩腹部的方法可以缓解便秘症状。具体方法：手掌以顺时针方向按摩患儿的腹部（以手压下去肚皮下陷 1cm 为宜，太轻达不到效果），每日 1~2 次，每次按摩 3 分钟。可促进肠蠕动，利于排便。

（五）佝偻病

1. 概述

佝偻病是因维生素 D 缺乏引起体内钙、磷代谢紊乱，使骨骼钙化不良的一种疾病。其发病缓慢，不容易引起重视。除骨骼改变的主要表现外，缺乏维生素 D 可使小儿抵抗力降低，容易合并肺炎及腹泻等疾病，影响小儿生长发育。其病因主要有：①日光照射不足。维生素 D_3 是由皮肤 7 - 脱氢胆固醇在紫外线作用下转变而来的，若皮肤照射紫外线不足，身体就缺乏内源性维生素 D_3。②摄入不足或吸收异常。婴幼儿的食品中含维生素 D 普遍不足。③慢性腹泻时，肠道对钙、磷的吸收减少，肝、胆疾病亦会影响维生素 D 的转化。④需要量增加。小儿生长发育快，对维生素 D 需求量较多，但又未及时补充。

佝偻病的早期症状常在出生后 3~5 个月渐渐出现，常见症状为夜惊、睡眠不安、多汗（与室温、季节无关）、易烦躁。病情较严重者肌张力低下、关节松弛、腹部膨大，生长发育也受影响。骨骼的改变是佝偻病的主要表现，头部早期改变只是颅骨软化，7~8 个月后出现方颅，囟门关闭晚；胸部可见肋串珠、鸡胸或漏斗胸；腕部和踝部骨骼粗大，形成手镯、脚镯样变化。另外，由于骨质软化，可出现膝内翻（O 形腿）或膝外翻（X 形腿）。

2. 护理

（1）遵医嘱给予维生素 D 制剂　维生素 D 2000IU/d 为最小治疗剂量，强调同时补钙，疗程至少 3 个月，根据年龄不同，剂量有差异。同时应注意维生素 D 过量引起的中毒表现，如出现厌食、恶心、烦躁不安、体重下降和顽固性便秘等，应立即停用维生素 D，并通知医生。

（2）加强生活护理，预防感染　保持室内空气清新，温湿度适宜，阳光充足，避免交叉感染。衣着柔软、宽松，床铺松软，避免早坐、久坐、早站、久站和早行走，以防骨骼畸形。严重佝偻病患儿肋骨、长骨易发生骨折，护理操作时应避免重压和强力牵拉。

（3）加强体格锻炼　对已有骨骼畸形的患儿可采取主动和被动的方法矫正。如胸廓畸形，可做俯卧位抬头展胸运动；下肢畸形可施行肌肉按摩，O 形腿可按摩外侧肌，X 形腿可按摩内侧肌。

（4）预防性护理　①妊娠中期（怀孕后 3 个月）开始给孕妇服维生素 D 400IU/d。②孕妇及乳母应注意摄入富含维生素 D 的食物，大力提倡母乳喂养。③小儿出生后 1 个月，即应每日抱到户外晒太阳，在夏天日光强烈的时候，避开正午的日光，以散射光为宜。④凡利用日光有困难者，都应尽可能补充维生素 D 制剂，婴儿出生后 2 ~ 4 周可开始补充维生素 D 400 ~ 800IU/d。⑤婴幼儿合理喂养，按时添加辅食，添加含钙丰富的辅食不晚于 26 周。

（六）尿布皮炎

1. 概述

尿布皮炎又称尿布疹，常常发生在湿尿布覆盖区，包括外生殖器、会阴、臀部、腹股沟和大腿上部内侧，甚至肛门附近，患处皮肤有红色斑点状疹子，可伴有渗出液及糜烂。其是潮湿的皮肤互相摩擦或正常皮肤长期受湿尿布刺激，因小便中的尿素被细菌分解产生氨，皮肤受氨刺激而发生的一种皮炎。婴幼儿皮肤细嫩，易发生尿布皮炎。轻度尿布皮炎主要表现为皮肤的血管充血、发红。重度尿布皮炎根据皮肤损害程度分为三度：Ⅰ度主要表现为局部潮红并伴有少量皮疹；Ⅱ度主要表现为皮疹破溃并伴有脱皮；Ⅲ度主要表现为皮肤局部发生较大面积糜烂或表皮部分脱落，皮疹的面积也会增加，严重时会扩展到大腿及腹壁等部位。

2. 护理

（1）尿布要勤换。

（2）便后勤清洗。每次大小便后，必须将局部用温水洗净、吸干，然后给婴儿臀部搽上氧化锌油或鞣酸软膏，如继发感染者可涂鱼肝油膏、红霉素软膏、莫匹罗星软膏（百多邦）等。注意避免用刺激性肥皂清洗臀部。

（3）气温或室温合适时，可将臀部暴露于空气中或阳光之下，每次 10 ~ 20 分钟，1 日 2 ~ 3 次。

（4）不要用成人洗衣粉或衣物柔顺剂洗尿布，避免引起皮肤过敏。要彻底把尿布清洗干净。洗净的尿布一定要晒干，潮湿的尿布也会引起尿布皮炎。

（七）缺铁性贫血

1. 概述

缺铁性贫血是体内铁缺乏导致血红蛋白合成减少，临床以小细胞低色素性贫血、血清铁蛋白减少和铁剂治疗有效为特点。本病遍及全球，易发生于婴幼儿，以6个月至2岁发病率最高，严重危害儿童健康。人体内的铁主要是食物摄入及衰老的红细胞破坏后所释放出的铁。婴幼儿发生缺铁性贫血的原因有：①体内储存铁不足。正常新生儿体内储存铁及出生后红细胞破坏释放的铁一般只够出生后4个月的需要，早产或双胎新生儿体内储存铁少，更容易发生缺铁性贫血。②铁摄入量不足。婴幼儿处于生长发育的旺盛时期，铁的需要量也相对较大，因母乳中含铁量不足，不能满足婴幼儿的需要，若出生4个月以后不及时添加含铁辅食，则易导致缺铁。牛奶中的铁吸收率比母乳低，因此，人工喂养的婴幼儿比母乳喂养的婴幼儿更容易发生缺铁性贫血。③铁的丢失过多。长期少量的出血（如钩虫病）、慢性腹泻等，会使铁的丢失增多或铁的吸收障碍。

2. 护理

（1）向家长讲解引起此病的原因，做好喂养指导；提倡母乳喂养；指导或协助家长选择并及时添加含铁丰富的食品，如猪肝等动物肝脏、鸡蛋黄、肉类、豆类、菠菜等。遵医嘱补充铁剂，应向家长讲解补充铁剂的注意事项：①因铁剂对胃黏膜有刺激性，应放在两餐之间服用，同时给予维生素C，以促进铁剂的吸收。②铁剂不宜与牛奶、钙片、茶水等同时服用，以免妨碍铁的吸收。③服用铁剂可致牙齿发黑（刷牙可去除），可采用吸管吸入，避免与牙齿接触；还可致大便发黑，停药后即可恢复正常。④注射铁剂宜深部肌内注射，以免引起局部组织坏死。⑤指导家长坚持全疗程铁剂治疗，切勿自行停药。

（2）评估患儿目前的活动程度和休息方式，与家长制订活动计划，体力不支的患儿需卧床休息，减少活动。

（3）增加患儿营养，提供高蛋白、高维生素、易消化的饮食，必要时静脉输血、血浆、白蛋白。

（4）有计划地安排各项检查，减少对患儿的刺激，尽量避免患儿哭吵、激动及情绪紧张。

（5）预防性护理。早产儿体内总含铁量明显低于足月儿，故早产儿比足月儿更早发生铁耗竭。早产儿或低出生体重儿喂养时应注意从出生后 2 个月开始对母乳喂养儿补充元素铁 2mg/（kg·d），对配方奶喂养的婴儿补充元素铁 1mg/（kg·d），直至校正年龄 1 岁。

（李　菲）

第三节　学龄前儿童社区保健与护理

学龄前期是指自 3 岁到入小学前（6～7 岁）。此期儿童体格生长发育速度较前减慢，处于稳步增长状态，而智能发育更趋完善，好奇、多问、好模仿，语言和思维能力进一步发展，自理能力和初步社交能力得到锻炼。因此期儿童具有较大的可塑性，应加强早期教育，培养其良好的道德品质和生活自理能力，为入小学做好准备。学龄前儿童防病能力有所增强，但免疫功能仍不健全，且接触面广，对危险事物的识别能力差，故感染性和传染性疾病发病率仍较高，事故伤害发生率增加，应根据这些特点，做好预防保健工作。

一、急性上呼吸道感染

1. 概述

急性上呼吸道感染是鼻腔、咽或喉部急性炎症的总称，简称上感，俗称感冒，是儿童时期最常见的急性感染性疾病。该病一年四季均可发生，在北方寒冷多变的冬春季节，南方湿度较大的夏秋雨季更容易造成流行。该病主要通过空气飞沫传播，一次患病后产生的免疫力不足，故可反复患病。各种病毒和细菌均可引起该病，但 90% 以上为病毒所致，主要有鼻病毒、呼吸道合胞病毒、流感病毒、副流感病毒、腺病毒、柯萨奇病毒等。

病毒感染后可继发细菌感染。急性上呼吸道感染常向邻近器官及下呼吸道蔓延，引起中耳炎、结膜炎、咽后壁脓肿、颌下淋巴结炎、支气管炎及肺炎等，以婴幼儿多见。年长儿链球菌感染后可引起急性肾炎、风湿热。一般类型上感的呼吸道局部表现为鼻塞、流涕、喷嚏、咽部不适、咽痛、干咳等，体检可见咽部充血、扁桃体红肿、颌下淋巴结肿大并有压痛。全身表现：婴幼儿常突然起病，高热，可伴呕吐、腹泻、烦躁、哭闹，甚至出现热性惊厥，部分患儿可出现阵发性脐周疼痛。

2. 护理

（1）一般护理　注意休息，减少活动，采取分室居住或佩戴口罩等方式进行呼吸道隔离。保持室内空气清新，但应避免空气对流。

（2）促进舒适　保持室温 18~22℃，湿度 50%~60%，以减少空气对呼吸道黏膜的刺激。保持口腔清洁，婴幼儿饭后喂少量温开水以清洁口腔，年长儿饭后漱口，口唇涂油类以免干燥。及时清除鼻腔及咽喉部分泌物和干痂，保持鼻孔周围的清洁，并用凡士林、液状石蜡等涂抹鼻翼和鼻下的皮肤，以减轻分泌物的刺激。嘱患儿不要用力擤鼻涕，以免炎症经咽鼓管向中耳发展引起中耳炎。如婴儿因鼻塞而妨碍吸吮，可在哺乳前 15 分钟用 0.5% 麻黄碱液滴鼻，使鼻腔通畅，保证吸吮。咽部不适可给予润喉含片或雾化吸入。

（3）发热的护理　卧床休息，保持室内安静、温度适中、通风良好。衣被不可过厚，以免影响机体散热。保持皮肤清洁，及时更换被汗液浸湿的衣被。加强口腔护理。每 4 小时测量体温一次，并准确记录，如为超高热或有热性惊厥史者须 1~2 小时测量一次。退热处置 1 小时后复测体温，并随时注意有无新的症状或体征出现，以防惊厥发生或体温骤降。如有虚脱表现，应予保暖、饮热水，严重者给予静脉补液。体温超过 38.5℃ 时给予药物降温。若婴幼儿虽有发热甚至高热，但精神较好，玩耍如常，在严密观察下可暂不处置。若有热性惊厥史者则应及早给予处置。

（4）保证充足的营养和水分　给予富含营养、易消化的饮食，因发热、呼吸增快而增加水分消耗，所以要注意常喂水，入量不足者进行静脉补液。

（5）病情观察　密切观察病情变化，注意咳嗽的性质、神经系统症状、口腔黏膜改变及皮肤有无皮疹等，以便早期发现麻疹、猩红热、百日咳、流行性脑脊髓膜炎等急性传染病。注意观察咽部充血、水肿、化脓情况，疑有咽后壁脓肿时应及时报告医生，同时要注意防止脓肿破溃后脓液流入气管引起窒息。应加强巡视有可能发生惊厥的患儿，密切观察体温变化，床边设置床挡，以防患儿坠床，备好急救物品和药品。

（6）用药护理 使用解热剂后应注意多饮水，以免大量出汗引起虚脱；热性惊厥的患儿使用镇静剂时，应注意观察止惊的效果及药物的不良反应；使用青霉素等抗生素时，应注意观察有无过敏反应的发生。

二、肺炎

1. 概述

肺炎是指不同病原体及其他因素（如吸入羊水、过敏等）引起的肺部炎症。临床上以发热、咳嗽、气促、呼吸困难和肺部固定湿啰音为主要表现，严重者可出现循环、神经、消化系统的相应症状。支气管肺炎为儿童时期最常见的肺炎，以 2 岁以下儿童最多见，起病急，四季均可发病，以冬春寒冷季节及气候骤变时多见。低出生体重儿及合并营养不良、维生素 D 缺乏性佝偻病、先天性心脏病的患儿病情严重。常见的病原体为病毒和细菌，病毒以呼吸道合胞病毒最多见，细菌以肺炎链球菌多见。近年来，肺炎支原体、衣原体及流感嗜血杆菌肺炎日渐增多。

2. 护理

（1）改善呼吸功能 ①休息：保持室内空气清新，室温控制在 18 ～ 20℃，湿度 60%。嘱患儿卧床休息，减少活动。注意被褥要轻暖，穿衣不要过多，以免引起不安和出汗；内衣应宽松，以免影响呼吸；勤换尿布，保持皮肤清洁，使患儿感觉舒适，以利于休息。治疗护理应集中进行，尽量使患儿安静，以减少机体的耗氧量。②氧疗：有烦躁、口唇发绀等缺氧表现的患儿应及早给氧，以改善低氧血症。一般采用鼻前庭导管给氧，氧流量为 0.5 ～ 1L/min，氧浓度不要超过 40%；缺氧明显者用面罩或头罩给氧，氧流量为 2 ～ 4L/min，氧浓度不超过 60%。出现呼吸衰竭时，应使用人工呼吸器。吸氧过程中应经常检查导管是否通畅，患儿缺氧症状是否改善，发现异常及时处理。③抗生素治疗：遵医嘱给予抗生素治疗，促进气体交换。

（2）保持呼吸道通畅　及时清理患儿口鼻分泌物；经常变换体位，以减少肺部淤血，促进炎症吸收。根据病情采取相应的体位，以利于肺的扩张及呼吸道分泌物的排出。指导患儿进行有效的咳嗽，排痰前协助其转换体位，帮助其清除呼吸道分泌物。必要时可进行雾化吸入使痰液变稀薄，利于咳出。用上述方法不能有效咳出痰液者，可用吸痰器吸出痰液。但吸痰不能过频，否则可刺激黏膜，造成痰液产生过多。密切监测生命体征和呼吸窘迫程度，以帮助了解疾病的发展情况。

（3）降低体温　密切监测体温变化，采取相应的护理措施。

（4）补充营养及水分　给予足量的维生素和蛋白质，少量多餐。哺喂患儿时应耐心，每次哺喂时须将头部抬高或抱起，以免呛入气管发生窒息。进食确有困难者，可按医嘱静脉补充营养。鼓励患儿多饮水使呼吸道黏膜湿润，以利于痰液的咳出，并有助于黏膜病变的修复，同时防止发热导致的脱水。对重症患儿应准确记录 24 小时出入液量，要严格控制静脉输液速度，最好使用输液泵，保持液体均匀输入，以免发生心力衰竭。

（5）密切观察病情　①注意观察患儿的神志、面色、呼吸、心音、心率等变化。烦躁不安、面色苍白、呼吸 >60 次/分、心率 >180 次/分、心音低钝、奔马律、肝脏在短时间内急剧增大，是心力衰竭的表现，患儿出现此类表现时应及时报告医生，并减慢输液速度，准备强心剂、利尿剂，做好抢救的准备；咳粉红色泡沫样痰为肺水肿的表现，此时可给患儿吸入经 20% ~30% 乙醇湿化的氧气，但每次吸入不宜超过 20 分钟。②密切观察患儿的意识、瞳孔、囟门及肌张力等变化，如有烦躁或嗜睡、惊厥、昏迷、呼吸不规则、肌张力增高等颅内压增高表现时，应立即报告医生，并共同抢救。③观察患儿有无腹胀、肠鸣音是否减弱或消失、呕吐的性质、是否有血便等，以便及时发现中毒性肠麻痹及胃肠道出血。④如果患儿病情突然加重，出现剧烈咳嗽、呼吸困难、烦躁不安、面色青紫、胸痛及一侧呼吸运动受限等，提示出现脓胸、脓气胸，应及时报告医生并配合胸腔穿刺或胸腔闭式引流。

（6）健康教育　指导家长加强患儿的营养，培养良好的饮食和卫生习惯。从小养成锻炼身体的好习惯，经常进行户外活动，增强体质，改善呼吸功能。婴幼儿应少去人多的公共场所，尽可能避免接触呼吸道感染患者。

营养不良、佝偻病、贫血及先天性心脏病患儿应积极治疗，增强抵抗力，尽量避免呼吸道感染的发生。教会家长处理呼吸道感染的方法，使患儿在疾病早期能得到及时控制。定期健康检查，按时预防接种。

三、水痘

1. 概述

水痘是由水痘－带状疱疹病毒引起的一种传染性极强的出疹性疾病。其临床特点为皮肤、黏膜分批出现和同时存在斑疹、丘疹、疱疹和结痂等各类皮疹，全身症状轻微。水痘皮疹的特点：首发于头、面和躯干，进而扩展到四肢，末端稀少，呈向心性分布；最初的皮疹为红色斑疹和丘疹，迅速发展为清亮透明、椭圆形的水疱，周围伴有红晕，约 24 小时后水疱混浊、中央凹陷且壁薄易破，2 ~ 3 天迅速结痂；皮疹陆续分批出现，伴明显痒感，在疾病高峰期可见斑疹、丘疹、疱疹和结痂同时存在；黏膜皮疹还可出现在口腔、结膜、生殖器等处，易破溃形成浅溃疡。轻型水痘多为自限性疾病，病程长短不一，全身症状较轻，皮疹结痂后一般不留瘢痕，最常见的并发症为皮肤继发感染。

2. 护理

（1）生活护理　保持室内空气清新、温湿度适宜，衣被清洁、平整且不宜过厚，以免增强患儿皮肤瘙痒感。

（2）皮肤护理　①及时更换汗湿的衣服，勤换内衣，保持皮肤清洁、干燥。②剪短指甲，小婴儿可戴连指手套，避免抓破皮疹，引起继发感染或留下瘢痕。③为减少皮肤瘙痒，可在疱疹未破溃处涂炉甘石洗剂或 5% 碳酸氢钠溶液；疱疹已破溃、有继发感染者，局部用抗生素软膏，或遵医嘱口服抗生素控制感染。

（3）饮食及口腔护理　给予富含营养的清淡饮食，多饮水，保证机体足够的营养。有口腔黏膜疹者每日用温盐水或复方硼砂溶液进行口腔护理 2 ~ 3 次，保持口腔清洁。

（4）降低体温　患儿中低度发热时，不必用药降温；如有高热，可用物理降温或适量的退热剂，忌用阿司匹林，以免增加瑞氏（Reye）综合征的风险。

（5）预防感染传播　①管理传染源：隔离患儿至皮肤全部结痂为止，

注意休息；易感儿接触患儿后应检疫 3 周。②切断传播途径：患儿居室定时通风换气并消毒，患儿物品暴晒 2 小时；病房保持通风并定时紫外线照射消毒；限制探视，接触患儿前后应洗手。③保护易感儿：保持室内空气清新，托幼机构做好晨间检查、空气消毒。水痘减毒活疫苗能有效预防易感儿发生水痘，其保护率高，并可持续 10 年以上。对正在使用大剂量激素、免疫功能受损、恶性病患儿以及孕妇，在接触水痘 72 小时内肌内注射水痘－带状疱疹免疫球蛋白，可起到预防或减轻症状的作用。

（6）监测病情　水痘是自限性疾病，偶可发生播散性水肿，并发肺炎、心肌炎，应注意观察，及早发现，并予以相应的治疗和护理。

（7）健康教育　水痘传染性强，皮疹瘙痒明显，需向家长介绍水痘皮疹的特点、护理要点及隔离的重要性，以取得家长的配合。对社区人群进行相关知识宣教，重点加强预防知识教育，如流行期间避免易感儿去公共场所。介绍水痘患儿的隔离时间，使家长有充分思想准备，以免引起焦虑。无并发症的患儿可在家中隔离治疗，指导家长进行皮肤护理，防止继发感染，并给予患儿足够的水分和营养。

四、手足口病

1. 概述

手足口病是由肠道病毒引起的急性传染病，主要症状为发热，手、足、口腔等部位的斑丘疹、疱疹。根据病情的轻重程度，手足口病分为普通病例和重症病例。手足口病患儿口腔黏膜出现散在疱疹或溃疡，多见于舌、颊黏膜和硬腭等处，可引起疼痛。患儿手、足、臀等部位会出现斑丘疹、疱疹，偶见于躯干部，疱疹周围可有炎性红晕，疱内液体较少，皮疹消退后不留瘢痕，一般 1 周左右痊愈。少数病例病情进展迅速，可出现脑膜炎、脑炎、脑脊髓炎、肺水肿、循环障碍等；极少数病例病情危重可致死亡，致死原因主要为脑干脑炎及神经源性肺水肿，存活者可有后遗症。

2. 护理

（1）维持正常体温　密切监测患儿体温，低热或中热者无须特殊处理，鼓励患儿多饮水；体温超过 38.5℃者，遵医嘱使用退热剂。加强监测有热性惊厥史患儿的病情，预防惊厥发作。

（2）病情观察　密切观察病情，尤其是重症患儿。若患儿出现烦躁不安、嗜睡、肢体抖动、呼吸及心率增快等表现时，提示有神经系统受累、心肺功能衰竭的表现，应立即通知医生，并积极配合治疗，给予相应护理，保持呼吸道通畅，积极控制颅内压。使用脱水剂等药物治疗时，应观察药物的作用及不良反应。

（3）皮肤护理　保持室内温湿度适宜；患儿衣被不宜过厚，及时更换汗湿衣被，保持衣被清洁；避免用肥皂、沐浴露清洁皮肤，以免刺激皮肤；剪短指甲以免抓破皮疹。手、足、口部疱疹未破溃处涂炉甘石洗剂或 5% 碳酸氢钠溶液；疱疹已破溃、有继发感染者，局部用抗生素软膏。臀部有皮疹的患儿，应保持臀部清洁、干燥，及时清理其大小便。

（4）口腔护理　保持口腔清洁，进食前后用温水或生理盐水漱口。有口腔溃疡的患儿，可将维生素 B_2 粉剂直接涂于口腔糜烂部位，或涂碘甘油，以消炎止痛，促进溃疡面愈合。

（5）饮食护理　给予患儿营养丰富、易消化、流质或半流质饮食，如牛奶、粥类等。饮食定时定量，少吃零食，以减少对口腔黏膜的刺激。因口腔溃疡疼痛拒食、拒水造成脱水、酸中毒者，给予补液以纠正水、电解质紊乱。

（6）消毒隔离　住院患儿进行床边隔离，病房每天开窗通风 2 次，并定时消毒病房内空气。医护人员接触患儿前后均要消毒双手。患儿用具消毒处理，呕吐物及粪便用含氯消毒液处理。尽量减少陪护及探视人员，并做好陪护宣教，要求勤洗手、戴口罩等。

（7）健康教育　向家长介绍手足口病的流行特点、临床表现及预防措施，指导家长培养患儿良好的卫生习惯，饭前、便后洗手，玩具、餐具定期消毒等。确诊的患儿须立即隔离，其中不需住院治疗的患儿可在家中隔离，教会家长做好口腔护理、皮肤护理及病情观察，如有病情变化应及时到医院就诊。流行期间不要带孩子到公共场所。指导婴幼儿加强锻炼，增强机体抵抗力。

五、诺如病毒肠炎

1. 概述

诺如病毒肠炎的暴发高峰多见于寒冷季节（11 月至次年 2 月）。诺如病毒是集体机构急性暴发性胃肠炎的首要致病原，发生诺如病毒感染最常见的场所是餐馆、托幼机构、医院、学校等，因为常呈暴发性，会造成突发公共卫生问题。该病毒感染后潜伏期多为 12~36 小时，急性起病。首发症状多为阵发性腹痛、恶心、呕吐和腹泻，全身症状有畏寒、发热、头痛、乏力和肌痛等，可有呼吸道症状。吐泻频繁者可发生脱水、酸中毒及低钾血症。本病为自限性疾病，症状持续 12~72 小时。

2. 护理

（1）饮食护理　限制饮食过严或禁食过久常造成营养不良，并发酸中毒，造成病情迁延不愈而影响生长发育。呕吐严重者可暂时禁食 4~6 小时（不禁水），待好转后继续进食，食物由少到多、由稀到稠，逐渐过渡到正常饮食。

（2）维持水、电解质及酸碱平衡　由于腹泻丢失大量水分及营养，应及时补充。选择易消化、营养丰富的流质食物，多饮水，出现脱水症状者遵医嘱进行补液。口服补液：用于腹泻时预防脱水及纠正轻、中度脱水，轻度脱水需 50~80ml/kg，中度脱水需 80~100ml/kg，于 8~12 小时内将累积损失量补足；脱水纠正后，可将口服补液盐用等量水稀释，按病情需要随时口服。静脉补液：用于中、重度脱水或吐泻严重或腹胀的患儿，根据不同的脱水程度和性质，结合患儿的年龄、营养状况、自身调节功能，决定补给溶液的总量、种类和输液速度。

（3）臀部皮肤护理　腹泻患儿排便次数较多，对臀部皮肤的刺激性大，每次排便后用清水清洗臀部及会阴，并使其干燥。

（4）防止交叉感染　由于诺如病毒传染性较强，要注意防止交叉感染。患病期间尽量不与其他健康人接触，提倡家庭自行隔离治疗，被排泄物污染的衣物要及时换洗、消毒，以免引起交叉感染和重复感染。

六、流行性感冒

1. 概述

流行性感冒简称流感，有明显的流行病学史，潜伏期一般为 1~3 天，起病初期传染性最强。典型流感的全身症状较重，呼吸道症状较轻。症状为急起高热，显著头痛、肌痛、关节痛、乏力、咽干、咽痛及食欲减退等，中毒症状与发热程度有关。部分患儿有鼻塞、流涕、干咳、声音嘶哑等。查体可见急性发热面容、面颊潮红、结膜及咽部充血，有的患儿可出现口腔黏膜疱疹。发热多于1~2天内达高峰，3~4天内退热，其他症状随之缓解，但上呼吸道症状常持续1~2周后才逐渐消失，体力恢复亦较慢。流感口服磷酸奥司他韦治疗，最佳给药时间是症状出现48小时内。

2. 护理

（1）一般护理 注意休息，减少活动，保持室内空气清新，但应避免空气对流，隔离患儿1周或至主要症状消失。隔离期患儿应避免外出，如外出须戴口罩。

（2）发热的护理 卧床休息，保持室内安静、温度适中、通风良好。衣被不可过厚，以免影响机体散热。保持皮肤清洁，及时更换被汗液浸湿的衣被。每4小时测量体温一次，并准确记录，退热处置1小时后复测体温，并随时注意有无新的症状或体征出现，如有虚脱表现，应予保暖、饮热水，严重者给予静脉补液。体温超过38.5℃时给予药物降温。

（3）保证充足的营养和水分 发热期应多饮水，给予易消化、营养丰富（特别是维生素）的流质或半流质食物。伴呕吐或腹泻严重者，应适当增加静脉营养的供给。

（4）病情观察 观察患儿的生命体征，有无高热不退、呼吸急促、发绀、血氧饱和度下降；观察有无咳嗽、咳痰，咳嗽的性质、时间、诱因、节律、音色，痰液的性状、量等。协助采集血液、痰液或呼吸道分泌物标本，以明确诊断或发现继发性细菌感染。

（5）用药护理 使用解热剂后应注意多饮水，以免大量出汗引起虚脱；使用青霉素等抗生素时，应注意观察有无过敏反应发生。

（6）健康指导 注意锻炼身体，增强机体的抵抗力。根据天气变化及时增减衣物。流感流行时应尽可能减少公众集会，尤其是室内活动，以防止疫情扩散。房间要经常通风换气，保持清洁。保护易感人群，接种疫苗是预防流感的基本措施，接种应在每年流感流行前的秋季进行，应使用与现行流行株一致的灭活流感疫苗。指导患儿及家长减少病毒传播的方法，室内每天进行空气消毒或开窗通风换气，患儿使用过的食具应煮沸，衣物、手帕等可用含氯消毒液消毒或阳光下暴晒2小时。

七、疱疹性咽峡炎

1. 概述

疱疹性咽峡炎主要由柯萨奇病毒 A 组感染引起，好发于夏秋季，起病急，临床表现为高热、咽痛、流涎、拒食、呕吐等。体检可见咽部充血，咽腭弓、悬雍垂、软腭等处黏膜可见多个 2~4mm 大小的灰白色疱疹，周围有红晕，疱疹破溃后形成小溃疡。病程 1 周左右。

2. 护理

（1）发热的护理　卧床休息，保持室内安静、温度适中、通风良好。衣被不可过厚，以免影响机体散热。保持皮肤清洁，及时更换被汗液浸湿的衣被。加强口腔护理。每 4 小时测量体温一次，并准确记录，如为超高热或有热性惊厥史者须 1~2 小时测量一次。退热处置 1 小时后复测体温，并随时注意有无新的症状或体征出现，以防惊厥发生或体温骤降。如有虚脱表现，应予保暖、饮热水，严重者给予静脉补液。体温超过 38.5℃时给予药物降温。

（2）口腔护理　因口腔黏膜及舌面出现疱疹和溃疡，患儿出现阵发性哭闹不安、吞咽疼痛，会影响进食，故应做好口腔护理，保持口腔清洁。婴幼儿进食后喂少量温开水以清洁口腔，年长儿餐后漱口。随时观察口腔黏膜情况，每天予利巴韦林加生理盐水口腔护理 2~3 次，配合西瓜霜或开喉剑喷雾剂喷咽部及口腔溃疡处，减轻局部疼痛，促进溃疡愈合。

（3）饮食护理　加强患儿饮食指导，吃清淡易消化的流质或半流质食物，少食多餐，多喝水，多吃新鲜蔬菜和水果，摄入足够营养，避免过热、过冷、刺激性食物，减少对口腔黏膜的刺激引起口腔溃疡部位疼痛。对体温过高、吞咽不适、拒食的患儿，给予静脉补充营养。

（4）健康教育　注意日常个人卫生，养成饭前便后、外出回来洗手的卫生习惯，不宜喝生水、吃生冷食物。本病流行时，应少带孩子去人群聚集、空气流通差的公共场所。一旦确诊，嘱家长 2 周内勿送患儿上幼儿园或到公共场所，以免造成流行。

（张苏梅）

第四节　学龄期儿童社区保健与护理

学龄期是指自 6～7 岁入小学开始到进入青春期前。此期儿童体格仍稳步增长，除生殖系统外各器官发育基本接近成人水平，大脑皮质功能发育更加成熟，智能发育较前更成熟，理解、分析、综合能力逐步增强，可以接受系统的科学文化教育。这个时期儿童感染性疾病的发病率较前为低，但要注意预防近视和龋齿，端正坐、立、行姿势，安排有规律的生活、学习和锻炼，保证充足的营养和休息，防止精神、情绪和行为等方面的问题。

一、近视

1. 概述

近视指在眼调节静止状态下，外界平行光线经过眼的屈光系统后，聚焦于视网膜之前的一种屈光状态，近视患儿远点移近。单纯性近视发病率高，为 20%～50%。近视的确切原因仍未完全明确，一般认为与遗传、环境等因素有关。近视患儿远视力降低，近视力正常，对远处目标辨别不清是最突出的症状，近视度数越高远视力越差。近视患儿为了提高远视力常常习惯性眯眼和皱眉以产生针孔效应。近视的治疗方法包括戴框架眼镜或角膜接触镜、药物治疗及屈光手术等。

2. 护理

对于行戴镜治疗和药物治疗的患儿，以健康指导为主；对于行屈光手术的患儿应做好手术前后的护理。

（1）确定为假性近视的患儿，教会其正确使用药物治疗的方法，常用 0.5% 托品卡胺滴眼液，每天晚上临睡前滴眼一次。

（2）对于真性近视患儿，根据其佩戴眼镜的种类进行指导。佩戴框架眼镜者应告知眼镜的保养方法：戴上和脱下眼镜时要用双手扶好镜架臂；摆放眼镜时不要镜面朝下，避免磨损镜片中心部分；清洁镜片可用清水冲洗后，再用专用拭镜布或柔软的纸巾擦干。对于佩戴角膜接触镜的患儿，应教会其每天晚上取下眼镜进行清洁和消毒，不能戴镜过夜；连续佩戴的时间不能太长；清洁、消毒药水应为专用药水；上呼吸道感染或眼部有炎症时应停戴，同时到医院进行检查诊治。

（3）注意健康教育，帮助儿童养成良好的用眼卫生习惯，预防近视。①避免用眼过度，一次持续用眼时间不要过长，一般持续用眼 1 小时就应休息 5~10 分钟。②保证充足的睡眠时间，控制看电视和玩手机、游戏机的时间；养成合理的饮食习惯，避免偏食，多吃富含蛋白质、维生素的食物，如新鲜水果、蔬菜、动物肝脏、鱼、蛋等。③改变不良的用眼习惯，养成良好的读写习惯和姿势，避免用眼过近，不要在动荡的车厢内阅读或边走边读，不躺在床上阅读；改善视觉环境，保持阅读环境中适宜的光亮度和对比度，不在阳光直射或昏暗的光线下阅读。④定期检查视力，一般青少年每半年检查一次，以便及时发现视力下降，必要时给予验光配镜；高度近视者，应避免跳水及其他剧烈运动，防止眼底出血或视网膜脱离。

二、流行性腮腺炎

1. 概述

流行性腮腺炎是由腮腺炎病毒引起的急性呼吸道传染病。腮腺肿胀以耳垂为中心，向前、后、下发展，边缘不清，表面发热但多不红，触之有弹性感并有触痛；腮腺管口（位于上颌第二臼齿对面黏膜上）在早期可见红肿；局部疼痛，开口咀嚼或吃酸性食物时胀痛加剧。本病传染性较强，常在幼儿园和中小学校中流行，以 5~15 岁患儿多见，一次感染后可获得终身免疫。

2. 护理

（1）局部疼痛的护理　①进行疼痛评估，及时发现疼痛症状，严重者及时采取措施缓解疼痛。②给予清淡、易消化的半流食或软食，忌酸、硬、辣等刺激性食物，以免因唾液分泌及咀嚼使疼痛加剧。注意保持口腔清洁，进食后用生理盐水或 4% 硼酸溶液漱口，鼓励患儿多饮水，防止继发感染。③腮腺肿胀处可局部冷敷，以减轻炎症充血及疼痛，亦可用中药湿敷。并发睾丸炎时，可用丁字带托起阴囊，局部间歇冷敷以减轻疼痛。

（2）维持正常体温　发热伴有并发症者建议卧床休息至体温正常，高热者遵医嘱药物降温。

（3）观察病情变化　注意有无脑膜炎、脑炎、睾丸炎、急性胰腺炎等临床征象，予以相应治疗和护理。

（4）预防感染传播　①管理传染源：隔离患儿至腮腺肿大完全消退，易感儿接触患儿后应隔离观察3周。②切断传播途径：居室定时通风并进行消毒，患儿物品暴晒2小时；限制探视，接触患儿前后应洗手；流行期间不带易感儿去人员密集的公共场所。③保护易感儿：易感儿可接种腮腺炎减毒活疫苗，可采用皮下接种、喷喉、喷鼻或气雾吸入等方法；接种麻疹－风疹－腮腺炎三联疫苗也具有良好的保护作用；流行期间应加强托幼机构的晨检。

（5）健康教育　腮腺炎传染性较强，并发症较多，应向家长说明隔离治疗的重要性，使其能积极配合。无并发症的患儿可在家中隔离治疗，指导家长做好隔离、发热、饮食、清洁口腔、用药等护理，学会观察病情，若有并发症表现及时送医院就诊。做好患儿和家长的心理护理，介绍减轻疼痛的方法，使患儿配合治疗。

三、支气管哮喘

1. 概述

支气管哮喘简称哮喘，是由嗜酸性粒细胞、肥大细胞和T淋巴细胞等多种细胞参与的气道慢性炎症性疾病。这种慢性炎症导致易感个体气道高反应性，当接触物理、化学、生物等刺激因素时，发生广泛多变的可逆性气流受限，从而引起反复发作的喘息、气促、胸闷或咳嗽，呈阵发性反复发作，以夜间和（或）晨起为重，发作前常有刺激性干咳、喷嚏、流泪、胸闷等先兆症状，随后出现咳嗽、喘息，接着咳大量白色黏痰，伴有呼气性呼吸困难和喘鸣声，发作间歇期多数患儿可无任何症状和体征。不典型症状者表现为运动或体力劳动时乏力、气促或胸闷，婴幼儿在哭闹或玩闹后出现喘息或喘鸣音，或仅有夜间和清晨的咳嗽。调查显示2010年我国儿童哮喘平均累计患病率为3.02%。学龄前及学龄儿童近年来患病率明显上升。

2. 护理

慢性持续期主要是教育患儿及家长掌握哮喘的基本防治知识，提高用药的依从性，避免各诱发因素，巩固治疗效果。急性期的护理措施如下：

（1）环境与休息　保持室内空气清新、温湿度适宜，避免有害气味及强光的刺激。给患儿提供一个安静、舒适的环境以利于休息，护理操作应尽可能集中进行。

（2）维持气道通畅，缓解呼吸困难　①使患儿取坐位或半卧位，以利于呼吸；给予鼻导管或面罩吸氧，定时进行血气分析，及时调整氧流量，保持动脉血氧分压（PaO_2）在 70～90mmHg（9.3～12.0kPa）。②遵医嘱给予支气管扩张剂和糖皮质激素，观察其效果和副作用。③给予雾化吸入，以促进分泌物的排出；对痰液多而无力咳出者，及时吸痰。④保证患儿摄入足够的水分，以降低分泌物的黏稠度，防止痰栓形成。⑤有感染者，遵医嘱给予抗生素。⑥教会并鼓励患儿做深而慢的呼吸运动。

（3）密切观察病情变化　监测生命体征，注意呼吸困难的表现及病情变化。若出现意识障碍、呼吸衰竭等及时给予机械通气。若患儿出现发绀、大汗、心率增快、血压下降、呼吸音减弱等表现，应及时报告医生并共同抢救。

（4）做好心理护理　哮喘发作时，守护并安抚患儿，鼓励患儿将不适及时告诉医护人员，尽量满足患儿合理的要求。允许患儿及家长表达感情；向家长解释哮喘的诱因、治疗过程及预后，指导他们以正确的态度对待患儿，并发挥患儿的主观能动性。采取措施缓解患儿的恐惧心理。

（5）健康教育　指导呼吸运动，以加强呼吸肌的功能。注意在执行呼吸运动前，应先清除呼吸道分泌物。①腹部呼吸运动方法：平躺，双手平放在身体两侧，膝弯曲，脚平放；用鼻连续吸气并放松上腹部，但胸部不扩张；缩紧双唇，慢慢吐气直到吐完；重复以上动作 10 次。②向前弯曲运动方法：坐在椅子上，背伸直，头向前向下低至膝部，使腹肌收缩；慢慢上升躯干并由鼻吸气，扩张上腹部；胸部保持挺直不动，由口将气慢慢吹出。③胸部扩张运动：坐在椅子上，将手掌放在左右两侧的最下方肋骨上；吸气，扩张下肋骨，然后由口吐气，收缩上胸部和下胸部；用手掌下压肋骨，可将肺底部的空气排出；重复以上动作 10 次。

介绍用药方法及预防知识。指导家长给患儿增加营养，多进行户外活动，多晒太阳，增强体质，预防呼吸道感染；指导患儿及家长确认哮喘发作的诱因，避免接触可能的过敏原，去除各种诱发因素（如避免寒冷刺激、避免食入鱼虾等易致过敏的蛋白质等）；教会患儿及家长对病情进行监测，辨认哮喘发作的早期征象、发作表现及掌握适当的处理方法；教会患儿及家长选用长期预防与快速缓解的药物，正确、安全用药（特别是吸入技术），掌握不良反应的预防和处理对策；在适当时候及时就医，以控制哮喘严重发作。

四、龋病

1. 概述

龋病是在以细菌为主的多种因素影响下，牙体硬组织发生慢性进行性破坏的一种疾病，是危害人类口腔健康最常见的疾病。龋病的流行受食物因素（如过多过频食糖、酸性饮料、不良饮食习惯等）、氟摄入量的影响。龋病的临床特征是牙体硬组织的色、形、质的改变，其病变过程是从牙釉质或牙骨质表面由浅入深逐渐累及牙本质，呈连续破坏过程。浅龋：龋蚀只限于牙齿的表面，即牙釉质或牙骨质。初期表现为龋损部位色泽变深，色素沉着区下方为龋白斑，呈白垩色改变，继之呈黄褐色或黑色，患儿无自觉症状，探诊有粗糙感，或有浅层龋洞形成。中龋：龋蚀已进展到牙本质浅层，形成龋洞。患儿对冷、热、酸、甜等刺激较为敏感，对冷的刺激尤其明显，去除外界刺激后症状即可消失。深龋：龋蚀进展到牙本质深层，临床上可看见较深的龋洞。由于深龋病变接近牙髓，对温度变化及化学刺激敏感，食物嵌入龋洞内压迫发生疼痛，探查龋洞时酸痛明显，但无自发性痛。由于龋病病程缓慢，不会影响患儿生命，因此不易受到患儿的重视。

2. 护理

（1）心理护理　热情接待患儿，耐心向患儿解释病情，介绍治疗方法，消除患儿对治疗的恐惧心理，使其能积极配合医生完成各项治疗。

（2）药物治疗的护理　进行药物治疗时遵医嘱备好所需药物，协助牵拉口角、隔湿、吹干牙面。涂氟化钠时使用橡皮障隔断措施，防止患儿吞入。用硝酸银涂时，需要使用还原剂，使其生成黑色或灰色沉淀。该药有较强的腐蚀性，操作时注意切勿损伤患儿口腔黏膜。

（3）修复性治疗的护理　充填术是修复龋病最常用的方法。方法是去除龋坏组织，制备一定洞形，然后选用适宜的修复材料修复缺损部位，以恢复牙齿的形态和功能。

（4）健康指导　向患儿宣传龋病的有关知识，增强其口腔健康保健意识。①保持口腔卫生，指导患儿采用正确的刷牙方法，养成早晚刷牙、饭后漱口的习惯。睡前刷牙尤为重要，可减少菌斑及食物残渣的滞留。控制和消除危险因素，在口腔医生的指导下，合理使用预防措施，如氟化物防龋、窝沟封闭防龋等。②定期口腔检查，一般 2～12 岁的儿童半年一次，12 岁以上 1 年一次，以便早发现龋病，及时治疗。③合理饮食，少吃糖果、饼干等精制糖类食物，鼓励多吃富含纤维的食物，如蔬菜等。尤其是幼儿，在临睡前不要吃甜食。平时可使用蔗糖代用品，如木糖醇、甘露醇等，防治和降低龋病的发生。

（张苏梅）

第五节　青春期青少年社区保健与护理

青春期指从第二性征出现到生殖功能发育成熟、身高停止增长的时期。一般女孩为 11～12 岁至 17～18 岁，男孩 13～14 岁至 18～20 岁。青少年体格生长发育再次加速，出现第二个生长高峰，生殖系统发育加速并趋于成熟。与其他年龄组相比，青少年的患病率和死亡率相对较低，但容易患结核病、沙眼、屈光不正、龋病、肥胖、缺铁性贫血、营养不良等疾病，可通过定期健康检查早期发现、早期治疗。同时，由于性激素、甲状腺激素、生长激素和体内各种激素分泌不稳定，青少年容易出现痤疮、自主神经功能紊乱等，其中女孩易出现月经不规则、痛经等。随着青少年接触社会增多，会遇到不少新问题，外界环境对其影响越来越大，常出现心理、行为、精神方面的问题。因此，此期除了要保证供给足够的营养以满足生长发育所需，加强体格锻炼和注意充分休息外，应及时进行生理、心理卫生和性知识的教育，使之树立正确的人生观和养成优良的道德品质，建立健康的生活方式。

一、单纯性肥胖

1. 概述

单纯性肥胖是由于长期能量摄入超过人体的消耗，使体内脂肪过度积聚，体重超过一定范围的一种营养障碍性疾病。肥胖可发生于任何年龄，但常见于婴儿期、5~6岁和青春期。青少年肥胖的诊断以体重超过同性别、同身高参照人群均值10%~19%者为超重，超过20%者为肥胖。其中超过20%~29%者为轻度肥胖，超过30%~49%者为中度肥胖，超过50%者为重度肥胖。肥胖青少年皮下脂肪丰满但分布均匀，常有疲劳感，用力时出现气短或腿痛。严重肥胖者，胸、腹、臀部及大腿皮肤出现皮纹，双下肢负荷过重可导致膝外翻和扁平足；因脂肪过度堆积而限制胸廓扩展及膈肌运动，导致肺通气不良，引起低氧血症、红细胞增多、发绀，严重时心脏扩大、心力衰竭甚至死亡，称肥胖-换气不良综合征。肥胖不仅影响青少年的健康，青少年肥胖还可延续至成年，增加患高血压、糖尿病、冠心病、胆石症、痛风等疾病的风险。

2. 护理

（1）饮食管理　在满足青少年基本营养及生长发育需要，避免影响其生长发育的前提下，为了达到减肥的目的，患者每日摄入的能量必须低于机体消耗的总能量。①推荐低脂肪、低糖类和高蛋白质食品，应保证膳食中微量营养素的供给，必要时可服用复合维生素片剂。②鼓励患者进食体积大、饱腹感强而能量低的蔬菜类食品，其纤维可减少糖类的吸收和胰岛素的分泌，并能阻止胆盐的肝肠循环，促进胆固醇排泄，且有一定的通便作用，如萝卜、胡萝卜、青菜、黄瓜、西红柿、莴苣、苹果、柑橘、竹笋等。③养成良好的饮食习惯，如少食多餐、避免过饱、不吃夜宵和零食、细嚼慢咽等。

（2）运动疗法　适量运动能促进脂肪分解，减少胰岛素分泌，使脂肪合成减少、蛋白质合成增加，促进肌肉发育。可选择既有效又易于坚持的运动，如晨间跑步、爬楼梯、跳绳、游泳等，每日坚持运动至少30分钟，运动量以运动后轻松愉快、不感到疲劳为度。

（3）行为矫正和心理支持　行为疗法在控制体重方面效果显著。对肥胖患者的行为治疗，家庭的参与至关重要。应经常鼓励患者坚持控制饮食及加强锻炼，增强减肥信心。鼓励患者多参加集体活动，改变其孤僻、自卑的心理，帮助患者建立健康的生活方式，具备自我管理的能力。

（4）健康教育　向家长讲述科学喂养知识，培养青少年良好的饮食习惯，改变家长"越胖越健康"这个陈旧观念，对患者实施生长发育监测，定期门诊观察。

二、结核病

1. 概述

结核病是由结核杆菌引起的慢性感染性疾病，全身各个脏器均可受累，但以肺结核最常见。原发性肺结核为结核杆菌初次侵入肺部后发生的原发感染，是青少年肺结核的主要类型。本病一般起病缓慢，可有低热、食欲缺乏、身体疲乏、盗汗等症状，多见于年龄较大的青少年。干咳和轻度呼吸困难是最常见的症状，部分患者可出现疱疹性结膜炎、皮肤结节性红斑和（或）多发性一过性关节炎。当胸内淋巴结高度肿大时，可产生压迫症状，出现喘鸣、声嘶、胸部静脉怒张、类似百日咳样痉挛性咳嗽等。结核杆菌涂片阳性患者是青少年结核病的主要传染源。接种卡介苗是预防青少年结核病的有效措施。青少年时期的结核感染往往是成人结核的诱因。

2. 护理

（1）提供充足的营养　给予患者高热量、高蛋白、高维生素、富含钙质的食物，以提高机体修复能力，使病灶尽快愈合。指导家长正确选择患者每天的食品种类和量，尽量提供患者喜爱的食品，注意变换食物制作的花样，以增加患者食欲。

（2）合理安排日常生活　规律作息，保证充足的睡眠时间，保持室内空气清新、阳光充足。根据病情适当进行户外活动，避免过度劳累。患者出汗多，注意皮肤清洁。患者呼吸道抵抗力差，应注意避免受凉引起上呼吸道感染。避免与开放性结核患者接触而导致重复感染。积极防治其他各种急性传染病，如麻疹、百日咳等，防止加重病情。

（3）病情观察　定时测量体温，并准确记录。注意观察咳嗽的性质，咽喉部有无充血、化脓等病变。

（4）预防感染的传播　原发性肺结核患者一般在家治疗护理，对活动性原发性肺结核患者严格按照呼吸道隔离。对患者呼吸道的分泌物、餐具、痰杯等用物应及时进行消毒处理。对原发性肺结核力求早诊断、早治疗、合理化疗。化疗期间应密切观察抗结核药物的副作用。

（5）指导合理用药　向患者及家长讲解抗结核药物的作用、使用方法及副作用，指导患者定期检查尿常规、肝肾功能等。使用链霉素的患者，需注意有无听神经损伤的表现，发现异常及时与医生联系。

（6）健康教育　向患者及家长介绍疾病相关知识，指导家长对居室、患者用具进行消毒；指导家长观察患者病情变化，监测体温，观察热型及热度；坚持化疗是治愈肺结核的关键，治疗期间指导全程规律服药；指导日常生活护理及饮食护理，注意定期复查。

三、沙眼

1. 概述

沙眼是由沙眼衣原体引起的一种慢性传染性结膜角膜炎，因患者睑结膜粗糙不平，形似沙粒，故名。沙眼是致盲性眼病之一。沙眼多发生于儿童及青少年时期，常双眼发病，起病缓慢，潜伏期 5～14 天，经过 1～2 个月急性期之后进入慢性期。慢性沙眼可反复感染，病程迁延数年至数十年。急性期患者有异物感、刺痒感、畏光、流泪、有少量黏性分泌物；慢性期症状不明显，若有角膜并发症，可出现不同程度的视力障碍及角膜炎症表现。重症沙眼会留下后遗症与并发症，如倒睫及睑内翻、上睑下垂与睑球粘连、慢性泪囊炎、结膜角膜干燥症、角膜混浊等。

2. 护理

（1）保持患眼清洁，分泌物多时可用生理盐水或3%硼酸溶液冲洗结膜囊。冲洗时头偏向患侧，避免冲洗液流入健眼，注意勿损伤角膜上皮。

（2）按医嘱选用抗生素眼药，教会患者正确滴眼药或涂眼膏的方法，用药时先点健侧再点患侧，观察用药疗效及不良反应，向患者强调坚持用药的重要性，提高其依从性。

（3）严格消毒患者接触过的医疗器械及患者的洗脸用具。

（4）健康指导。①向患者宣传沙眼的危害，引导其重视沙眼的防治，坚持用药；积极治疗并发症，做到早发现、早诊断、早治疗，尽量在疾病早期治愈。②指导患者和家长做好消毒隔离，接触患者分泌物的物品通常选用煮沸和75%酒精擦拭的方法消毒。③指导患者培养良好的卫生习惯，不与他人共用毛巾、脸盆，不用手揉眼，防止交叉感染。

四、痛经

1. 概述

痛经是指月经期出现的子宫痉挛性疼痛，下腹部疼痛是主要症状，可伴腰酸，或合并头痛、乏力、头晕、恶心等其他不适，严重者可影响生活和学习、工作质量。原发性痛经的发生主要与月经时子宫内膜前列腺素含量增高或失衡有关，还与精神神经因素、疼痛的主观感受及个体痛阈有关。疼痛多自月经来潮后开始，最早出现在经前12小时，以行经第1日疼痛最剧烈。疼痛常呈痉挛性，通常位于下腹部耻骨上，可放射至腰骶部和大腿内侧，持续2～3日后缓解，可伴有恶心、呕吐、腹泻、头晕、乏力等症状，严重时面色发白、出冷汗。原发性痛经在青春期多见，常在初潮后1～2年内发病。

2. 护理

（1）加强保健　进行月经期保健的教育工作，注意月经期清洁卫生、足够的休息和睡眠、充足的营养摄入、规律而适度的锻炼均对缓解疼痛有一定帮助。

（2）重视精神心理护理　讲解有关痛经的生理知识，阐明痛经是月经期常见的生理表现，关心并理解患者的不适和焦虑心理。

（3）缓解症状　腹部局部热敷，进食热的饮料如热汤、热茶，可缓解疼痛。增加患者的自我控制感，使身体放松，以缓解痛经。疼痛不能忍受时可遵医嘱服药。

（4）诊疗配合　治疗痛经的药物：①口服避孕药，通过抑制排卵、抑制子宫内膜生长、降低前列腺素和加压素水平来缓解疼痛；②前列腺素合成酶抑制剂，通过抑制前列腺素合成酶的活性减少前列腺素产生，防止过强子宫收缩和痉挛，从而减轻或消除痛经。常用药物有布洛芬、酮洛芬、甲氯芬那酸、双氯芬酸、甲芬那酸、萘普生等。

五、痤疮

1. 概述

痤疮是一种毛囊皮脂腺单位的慢性炎症性皮肤病，各年龄段人群均可患病，以青少年发病率为高。皮损好发于面颊、额部，其次是胸部、背部及肩部，多为对称性分布，常伴有毛孔粗大和皮脂溢出。各型皮损包括毛囊口处的粉刺、炎性丘疹、脓疱，以及结节、囊肿、瘢痕等。皮损初期多为与毛囊一致的圆锥形丘疹，皮损加重后可形成炎症丘疹，顶端可有小脓疱；继续发展可形成大小不等的红色结节或囊肿，挤压时有波动感，甚至可化脓形成脓肿，破溃后常形成窦道和瘢痕。本病患者一般自觉症状轻微，炎症明显时可有疼痛。痤疮的病程为慢性，时轻时重，多数患者病情至中年期逐渐缓解，部分可遗留红色印记和色素沉着、肥厚性或萎缩性瘢痕。治疗原则主要为去脂、溶解角质、杀菌、抗炎及调节激素水平。

2. 护理

（1）养成良好的生活卫生习惯　注意休息，保持良好的睡眠，充足的睡眠和良好的情绪可提高机体的免疫力，从而有助于痤疮的改善和恢复。大便干燥可促发和加重痤疮，因此，防止便秘，保持大便通畅，尽量保持每天大便一次，有利于痤疮的消退。

（2）皮肤护理　皮肤清洁是痤疮护理的重要环节，一般选择清水或合适的洁面产品，去除皮肤表面多余油脂、皮屑和细菌混合物。不要用温度较高的热水洗脸，因为热水刺激会使皮脂腺分泌增加，使痤疮加重；不要用洗面皂洗脸，用洗面皂洗脸会使出油现象更加严重。最根本的控制方法是调节皮脂腺的分泌，注意控油保湿，外用温和滋润乳。忌用手挤压痤疮，因为挤压会使细菌进入毛囊，引起继发性感染，造成瘢痕；若细菌进入血液，可导致菌血症甚至败血症，以及反复不愈的毛囊炎。

（3）注重饮食结构　痤疮的发生与过食肥腻、甘甜和辛辣刺激的食物有关。痤疮患者应注意日常饮食，多摄入维生素和膳食纤维，每天多吃绿色蔬菜和新鲜水果，适当限制油、辣、甜等食物，以及可能诱发或加重痤疮的高升糖指数食物和牛奶的摄入。

（4）心理护理 痤疮好发于颜面部位，患者容易产生心理负担，要对患者进行耐心的解释，告知患者痤疮是一种阶段性的皮肤炎症，可以治愈，在治疗过程中要保持心情舒畅和精神愉快，减轻心理压力，对治疗具有信心，积极配合治疗，从而达到最佳治疗效果。

（张苏梅）

第六节　社区儿童及青少年健康相关评估量表

一、儿童抑郁自评量表

（一）量表简介

儿童抑郁自评量表（depression self – rating scale for children，DSRSC）在 1981 年由 Birleson 编制而成，用以评估儿童抑郁症状。量表适用于 8～13 岁儿童，应用范围广泛，简便易操作。该量表在我国应用研究中的 Cronbach's α 系数为 0.73。

（二）应用方法

该量表包含 18 个条目，0 分为无此表现，1 分为有时有，2 分为经常有。量表中第 1、2、4、7、8、9、11、12、13、16 条采用反向计分，经常有为 0 分，有时有为 1 分，无此表现为 2 分。2003 年我国修订此量表中国城市常模，以 15 分为划界分。

（三）量表内容

以下条目主要是了解你最近 1 周的感觉，仅根据你的真实感受回答。如果你经常会有条目中类似的感受，就选"经常"；有时候会有，就选"有时"；没有就选"无"。依次在条目后的空格里画"√"，注意不要漏选。

条目	无	有时	经常
1. 我像平时一样盼望着许多美好的事物			
2. 我睡得很香			
3. 我感到我总是想哭			
4. 我喜欢出去玩			
5. 我想离家出走			
6. 我肚子痛			
7. 我精力充沛			
8. 我吃东西很香			
9. 我对自己有信心			
10. 我觉得生活没什么意思			
11. 我认为我所做的事都是令人满意的			
12. 我像平常那样喜欢各种事物			
13. 我喜欢和家里人一起交谈			
14. 我做噩梦			
15. 我感到非常孤单			
16. 遇到高兴的事我很容易高兴起来			
17. 我感到十分悲哀，不能忍受			
18. 我感到非常烦恼			

二、儿童社交焦虑量表

（一）量表简介

儿童社交焦虑量表（social anxiety scale for children，SASC）由 La Greca 研制，中文版 SASC 由马弘等人修订。该量表被用于筛选 7～16 岁儿童的社交焦虑，可作为辅助临床诊断、科研及流行病学调查的筛查工具。中文版 SASC 的 Cronbach's α 系数为 0.76。

（二）应用方法

SASC 共有 10 个条目，包括害怕否定评价（第 1、2、5、6、8、10 条）和社交回避及苦恼（第 3、4、7、9 条）两个维度。该量表采用 3 级评分法，0 ~ 2 分依次表示从不是这样、有时这样、一直这样。总分范围 0 ~ 20 分，分数越高，说明越焦虑。该量表在中国的城市常模为 8 分。量表总得分 ≥8 分表明可能有社交焦虑障碍。

（三）量表内容

请你仔细阅读每一个陈述，在最符合你实际情况的一个选项上画"√"。请不要漏掉任何一个陈述。

以下条目与你的相符程度	从不是这样	有时这样	一直这样
1. 我害怕在别的同学面前做没有做过的事情	0	1	2
2. 我担心被同学取笑	0	1	2
3. 我周围都是我不认识的同学时，我感到害羞	0	1	2
4. 我和同学一起时很少说话	0	1	2
5. 我担心别的同学会对我有意见	0	1	2
6. 我觉得同学们取笑我	0	1	2
7. 我和不认识的人说话时感到紧张	0	1	2
8. 我担心别的同学会说我坏话	0	1	2
9. 我只跟我熟悉的同学说话	0	1	2
10. 我担心别的同学会不喜欢我	0	1	2

三、儿童医疗恐惧量表

（一）量表简介

医疗恐惧是对医疗经历及其相关事件的情感反应，是住院儿童常见的心理反应。儿童医疗恐惧量表（child medical fear scale，CMFS）是由 Broom M. E. 于 1995 年开发，严谨等进行汉化修订而成的，用于测定儿童对医疗事件的恐惧。儿童医疗恐惧量表的 Cronbach's α 系数为 0.93，专家效度为 85%。

（二）应用方法

儿童医疗恐惧量表由医疗操作恐惧、医疗环境恐惧、人际关系恐惧、自我恐惧共 4 个项目组成，全量表共包括 17 个条目，每个条目均采用 3 级评分法进行评分，不恐惧计为 1 分，有些恐惧计为 2 分，非常恐惧计为 3 分。

（三）质量控制

受试者的年龄要求在 6~12 岁，研究者对照量表中的条目逐一读给受试者听，然后由受试者根据自己对相关内容的恐惧程度做出相应的回答。研究者对其如此回答的理由做进一步询问，以便获得更详尽的资料和保证资料的可靠性，如当受试者害怕打针时研究者就进一步询问原因。

（四）量表内容

指导语：小朋友好！下面的各个条目列出了本次住院你可能产生的心理状态。请你仔细想一想住院后的心理感受，请在最符合你心理情况的选项上面画"√"。注意不要多选或漏选。谢谢你的配合！

项目	条目	不恐惧	有些恐惧	很恐惧
医疗环境恐惧	离家			
	死亡			
	住院时间长			
	住院			
人际关系恐惧	耽误学习			
	把病传染给朋友或家人			
	被告知有不正常			
	对医疗措施不知情			
自我恐惧	受伤			
	出血			
	呕吐			
	受到伤害时哭鼻子			

续表

项目	条目	不恐惧	有些恐惧	很恐惧
	打针			
	扎手指采血			
医疗操作恐惧	压舌板放进嘴里			
	吃药			
	医生或护士检查喉咙			

四、儿童睡眠障碍量表

（一）量表简介

儿童睡眠障碍量表（sleep disturbance scale for children，SDSC）由意大利学者 Bruni 等于 1996 年编制，适用于评估 6～15 岁儿童的睡眠状况。

（二）应用方法

SDSC 包含 26 个条目，分为 6 个维度，为睡眠觉醒转换障碍、嗜睡、睡眠多汗、睡眠呼吸障碍、入睡及睡眠维持障碍、觉醒障碍。评分方法是患儿父母根据患儿某种行为出现的频率采用 Likert 5 级评分，1 分、2 分、3 分、4 分、5 分分别对应无、每月 1～2 次、每周 1～2 次、每周 3～5 次、总是。统计各维度得分的总和计算量表总分。分值越高，表明睡眠障碍越严重。Bruni 等研究将 39 分划分为临界值，大于 39 分高度怀疑患儿有睡眠障碍。应用 T 转换公式将量表得分进行转换，转换后分值 >70 分可认为睡眠障碍，转换后可以比较各维度得分。转换公式为 T score = 50 + （Value － Mean）/Standard Deviation × 10。Bruni 等研究发现该量表的内部一致性（0.71～0.79）良好，重测的信度为 0.71，诊断的精确度 0.91。具体维度划分包括：睡眠觉醒转换障碍（SWTD）为第 6、7、8、12、18、19 条；入睡及睡眠维持障碍（DIMS）为第 1、2、3、4、5、10、11 条；嗜睡（DOES）为第 22、23、24、25、26 条；觉醒障碍（DA）为第 17、20、21 条；睡眠多汗（SHY）为第 9、16 条；睡眠呼吸障碍（SBD）为第 13、14、15 条。

（三）量表内容

该量表将有助于医生对您孩子的睡眠觉醒节律以及睡眠行为问题有更好的了解，请在答题过程中结合孩子最近 6 个月的睡眠情况进行选择。请在您认为最接近的答案处画"√"，非常感谢您的帮助。

1. 大多数情况下，每晚孩子的睡眠时间有多少？

①9～11 小时　②8～9 小时　③7～8 小时　④5～7 小时　⑤＜5 小时

2. 通常您的孩子上床多长时间后才能睡着？

①小于 15 分钟　②15～30 分钟　③30～45 分钟　④45～50 分钟 ⑤大于 60 分钟

3. 孩子不愿上床睡觉？

①无　②偶尔（每月少于 1 或 2 次）　③有时（每月 1～2 次）　④经常（每月 3～5 次）　⑤总是（日常）

4～26 题选项与 3 题相同：

条目	①无　②偶尔　③有时　④经常　⑤总是
4. 晚上孩子入睡困难	
5. 孩子入睡会感到焦虑或恐惧	
6. 孩子入睡时会惊醒或抽动	
7. 孩子入睡时会出现重复动作，例如频繁摇头 或撞击	
8. 孩子入睡时会经历鲜明的梦境场景	
9. 孩子睡觉时会过度出汗	
10. 每晚孩子会醒来 2 次以上	
11. 晚上孩子醒后很难再入睡	
12. 孩子睡着后频繁出现腿部抽动或痉挛，或者 在深夜的时候经常改变睡姿或踢被子	
13. 深夜孩子会出现呼吸困难	
14. 孩子睡着的时候会上气不接下气或呼吸停止	
15. 孩子打鼾	
16. 孩子夜间过度出汗	
17. 您发现孩子会梦游	

续表

条目	①无　②偶尔　③有时　④经常　⑤总是
18. 您发现孩子说梦话	
19. 孩子睡觉时会磨牙	
20. 孩子会大叫而惊醒或在迷糊中您不能叫醒他，但是事后他不能记起	
21. 孩子夜间会尖叫醒来或迷迷糊糊，似乎您帮不到他，但第 2 天早上孩子不记得	
22. 孩子早上经常很难醒来	
23. 孩子早上醒来后感到疲乏	
24. 第 2 天醒来后孩子感到身体不能动	
25. 孩子会出现白天嗜睡	
26. 孩子会不分场合突然睡着	

五、儿童生存质量普适性核心量表

（一）量表简介

儿童生存质量普适性核心量表（generic core scale of the pediatric of quality of life inventory，PedsQL）的信度和效度较好，由家长填写。量表各个方面的 Cronbach's α 系数为 0.74～0.82。

（二）应用方法

PedsQL 包含 23 个条目，分为 4 个维度：生理功能（包含第 1～8 条，共 8 个条目）、情感功能（包含第 9～13 条，共 5 个条目）、社会功能（包含第 14～18 条，共 5 个条目）、角色功能（包含第 19～23 条，共 5 个条目）。每个条目都是询问最近 1 个月某一事情发生的频率。每个条目的回答选项分为 0～4 共 5 个等级，计分时相应转化为 0～100 分。各方面的分数为该方面下属各条目分数的总和除以所含条目数，总表的分数为各条目分数的总和除以全量表条目数。总分和各方面的分数为 0～100 分，分值越高，说明生存质量越好。

（三）量表内容

下面的条目是指最近 1 个月每个问题困扰您孩子的程度，共有 23 个。每个条目的答案选择包括从来没有、几乎没有、有时有、经常有、一直有。答案没有对错之分，请选出适合您孩子的答案。

条目	从来没有	几乎没有	有时有	经常有	一直有
1. 步行 200m 以上有困难	0	1	2	3	4
2. 跑步有困难	0	1	2	3	4
3. 参加体育运动有困难	0	1	2	3	4
4. 举重物有困难	0	1	2	3	4
5. 自己洗澡有困难	0	1	2	3	4
6. 自己收拾玩具有困难	0	1	2	3	4
7. 受伤或疼痛或不舒服	0	1	2	3	4
8. 体力不佳	0	1	2	3	4
9. 感到害怕或恐惧	0	1	2	3	4
10. 感到悲伤或沮丧	0	1	2	3	4
11. 感到气愤	0	1	2	3	4
12. 睡眠不好	0	1	2	3	4
13. 担心有什么事会发生在他身上	0	1	2	3	4
14. 与其他孩子相处有困难	0	1	2	3	4
15. 其他孩子不愿和他做朋友	0	1	2	3	4
16. 被其他孩子戏弄	0	1	2	3	4
17. 不能完成同龄儿童能胜任的事	0	1	2	3	4
18. 游戏时跟不上其他孩子	0	1	2	3	4
19. 上课时注意力不集中	0	1	2	3	4
20. 丢三落四	0	1	2	3	4
21. 学校活动中跟不上其他孩子	0	1	2	3	4
22. 因身体不适而缺课	0	1	2	3	4
23. 因看病或住院而缺课	0	1	2	3	4

六、儿童口腔健康相关生存质量量表

(一) 量表简介

儿童口腔健康相关生存质量量表（child oral health – related quality of life，OHRQL）由美国学者 Broder 等于 2007 年在 OHIP（oral health impact profile，口腔健康影响程度量表）基础上发展而来，针对 8 ~ 15 岁儿童进行测评。2017 年林起等学者对该量表进行汉化。该量表的 Cronbach's α 系数为 0.903，具有良好的结构效度。

(二) 应用方法

OHRQL 包含 34 个条目，分为 5 个维度：口腔症状（包括第 1 ~ 10 条，共 10 个条目）、口腔功能限制（包括第 11 ~ 16 条，共 6 个条目）、情感状态（包括第 17 ~ 24 条，共 8 个条目）、学校表现（包括第 25 ~ 28 条，共 4 个条目）、社交影响（包括第 29 ~ 34 条，共 6 个条目）。其中前 28 个条目是关于口腔健康的消极影响，后 6 个条目是关于积极影响。前 28 个条目答案赋值情况为：从来不为 0 分，几乎不为 1 分，有时为 2 分，经常为 3 分，几乎所有时间为 4 分。后 6 个积极条目答案赋值情况为：完全同意为 0 分，有点同意为 1 分，不同意为 2 分，有点不同意为 3 分，完全不同意为 4 分。理论得分范围为 0 ~ 136 分，得分越高表明被测试儿童的口腔健康相关的生存质量水平越低。

(三) 量表内容

请回忆 3 个月内，你由于牙齿、嘴唇或脸的原因出现下列条目的情况，并在选项上画"√"。

条目	从来不	几乎不	有时	经常	几乎所有时间
1. 牙齿疼痛					
2. 用嘴呼吸，或是睡觉时打呼噜					

续表

条目	从来不	几乎不	有时	经常	几乎所有时间
3. 牙齿变色，或是牙齿上有斑点					
4. 牙齿发生扭转，或是牙齿之间有缝隙					
5. 嘴唇周围或口内疼痛					
6. 感到呼吸不畅					
7. 牙龈出血					
8. 吃东西时食物粘在牙上或塞在牙缝中					
9. 当牙齿遇到冷热刺激时感到敏感或酸痛					
10. 口干或嘴唇干燥					
11. 啃咬和咀嚼苹果、瘦肉等食物时难以咬断嚼烂					
12. 吃东西时感到困难					
13. 睡不好觉					
14. 不能准确发出某些音					
15. 别人不能听清楚或理解我说的话					
16. 难以保持牙齿清洁					
17. 对自己的牙齿、嘴唇或脸感到不满意或难过					
18. 感到焦虑或担心					
19. 觉得不好意思或害羞					
20. 不喜欢对其他小朋友笑					
21. 觉得自己看起来不一样					
22. 担心别人对我的牙齿、嘴唇或脸有看法					
23. 当别人问起有关我口腔或脸的问题时，我觉得不舒服甚至焦虑					
24. 被其他小朋友欺负、取外号					
25. 不能去上学					
26. 无法集中精力学习					
27. 不愿意在课堂上发言					
28. 不想去上学					

续表

条目	完全 同意	有点 同意	不 同意	有点 不同意	完全 不同意
29. 对自己的牙齿、嘴唇或脸感到满意或自信					
30. 觉得自己的牙齿、嘴唇或脸长得漂亮					
31. 我的牙齿长得很好					
32. 自我感觉很良好					
33. 我相信，长大以后我的牙齿会长得很好					
34. 我相信，长大以后我的身体会很健康					

七、疫苗犹豫量表

（一）量表简介

对疫苗犹豫是指在能够接种疫苗的情况下，仍然选择拒绝或抵触接种疫苗的心理状态；也包括行为上接种了疫苗，但内心仍抱有疑虑或怀疑的心态。疫苗犹豫量表（vaccine hesitancy 5 point likert scale questions）是由 SAGE 团队开发的量表，国内学者徐毅飞等对该量表进行了汉化。中文版量表的 Cronbach's α 系数为 0.740，结构效度为 0.869。

（二）应用方法

该量表包括 10 个条目，采用 Likert 5 级评分，1 分、2 分、3 分、4 分、5 分分别对应绝对不同意、比较不同意、一般、比较同意、非常同意。疫苗犹豫量表得分越高，代表其疫苗犹豫程度越低。

（三）量表内容

以下是您对儿童接种疫苗的看法，请根据您的想法在相应的框内画"√"。

条目	绝对不同意	比较不同意	一般	比较同意	非常同意
1. 接种儿童疫苗对我的孩子的健康来说是重要的					
2. 接种儿童疫苗是有效的					
3. 给我的孩子接种疫苗，对社区其他人的健康是重要的					
4. 国家免疫规划提供的儿童疫苗都是有益的					
5. 新疫苗带来的风险要比旧疫苗大					
6. 我从国家免疫规划得到的有关疫苗的信息是可靠且值得信任的					
7. 接种疫苗是保障我的孩子不得疾病的好方法					
8. 总的来说，有关孩子接种疫苗的事宜，我会按照医务人员的建议去做					
9. 我担心接种疫苗的严重不良反应					
10. 我的孩子不需要接种疫苗来预防不再常见的疾病					

八、考试焦虑量表

（一）量表简介

考试焦虑量表（test anxiety scale，TAS）是华盛顿大学心理学家 Sarason 于 1978 年编制的，王才康等于 1999 年翻译修订，是目前国际上常用的考试焦虑量表之一。王才康（2001）经过实证研究，该量表的重测信度为 0.62（$n = 100$），Cronbach's α 系数为 0.64。

（二）应用方法

考试焦虑量表共有 37 个条目，属于两级"是或否"自我评价量表。其中，"是"得 1 分，"否"得 0 分。第 3、15、26、27、29、33 条为反向计分题。考试焦虑量表的统计总分是所有 37 个条目的得分的和。20 及 20 分以上表示高度焦虑，12~20 分表示中度焦虑，低于 12 分表示考试焦虑水平较低。

（三）量表内容

请根据您的真实情况在适合您的选项上画"√"。

条目	是	否
1. 当一次重大考试就要来临时，我总是在想别人比我聪明得多		
2. 如果我将要做一次智能测试，在做之前我会非常焦虑		
3. 如果我知道将会有一次智能测试，在此之前我感到很自信很轻松		
4. 参加重大考试时，我会出很多汗		
5. 考试期间，我发现自己总是在想一些和考试内容无关的事		
6. 当一次"突然袭击"式的考试来到时，我感到很害怕		
7. 考试期间我经常想到会失败		
8. 重大考试后我经常感到紧张，以致胃不舒服		
9. 我对智能考试和期末考试之类的事总感到发怵		
10. 在一次考试中取得好成绩似乎并不能增加我在第二次考试中的信心		
11. 在重大考试期间我有时感到心跳很快		
12. 考试结束后我总是觉得可以比实际上做得更好		
13. 考试完毕后我总是感到很抑郁		
14. 每次期末考试之前，我总有一种紧张不安的感觉		
15. 考试时，我的情绪反应不会干扰我考试		
16. 考试期间我经常很紧张，以致本来知道的东西也忘了		
17. 复习重要的考试对我来说似乎是一个很大的挑战		
18. 对某一门考试，我越努力复习越感到困惑		
19. 某门考试一结束，我试图停止有关担忧，但做不到		
20. 考试期间我有时会想我是否能完成大学学业		
21. 我宁愿写一篇论文，而不是参加一次考试，作为某门课程的成绩		
22. 我真希望考试不要那么烦人		
23. 我相信如果我单独参加考试而且没有时间限制的话，我会考得更好		
24. 想象我在考试中能得多少分，影响了我的复习和考试		
25. 如果考试能废除的话，我想我能学得更好		

续表

条目	是	否
26. 我对考试抱着"虽然我现在不懂，但我并不担心"的态度		
27. 我真不明白为什么有些人对考试那么紧张		
28. 我很差劲的想法会干扰我在考试中的表现		
29. 我复习期末考试并不比复习平时考试更卖力		
30. 尽管我对某门考试复习很好，但我仍然感到焦虑		
31. 在重大考试前，我吃不香		
32. 在重大考试前我发现我的手臂会颤抖		
33. 在考试前我很少有"临时抱佛脚"的需要		
34. 校方应认识到有些学生对考试较为焦虑，而这会影响他们的考试成绩		
35. 我认为考试期间似乎不应该搞得那么紧张		
36. 接触到发下来的试卷，我就觉得很不自在		
37. 我讨厌老师喜欢搞"突然袭击"式考试的课程		

九、中文版改良的耶鲁术前焦虑量表

（一）量表简介

中文版改良的耶鲁术前焦虑量表（China modified Yale preoperative anxiety scale，Cm – YPAS）由 Kain 等于 1995 年研制，于 1997 年改良，张鑫杰等将其进行汉化，用于评估 2～12 岁儿童术前焦虑状态，是一个观察性行为量表。该量表作为评估儿童围手术期焦虑状态的特异性量表在多个国外研究中得到运用。Cm – YPAS 的评定者间信度为 0.68～0.86，内部一致性信度为 0.63～0.90，校标关联效度为 0.79，具有良好的信度和效度，是评估儿童术前焦虑水平的特异工具。

（二）应用方法

Cm – YPAS 共包含 5 个部分 22 个条目，具体内容如下：①活动，包含 4 个条目；②发声，包含 6 个条目；③情绪表达，包含 4 个条目；④明显的警觉状态，包含 4 个条目；⑤对父母的依赖，包含 4 个条目。具体评分方法：比如发声部分，如患儿"大声哭泣或尖声喊'不'"，则该部分赋 5 分。依据各部分的条目数赋 1~4 分或 1~6 分，再换算为 100 分制。具体换算方法：每部分实际分数=（各部分条目得分数÷条目数）×（100÷部分数）。各部分实际分数的总和即为总分数，分数越高表明患儿的焦虑程度越高。在术前等待区由于有父母的陪伴，分值由 5 部分组成，总分范围是 23.33~100 分；其余 3 个时刻，因缺少父母的陪伴，分值由 4 部分组成，总分范围是 22.92~100 分。

（三）应用场景

评估者采取临床观察的形式进行调查，适用于手术儿童在术前等待区、走向手术室、进入手术室、麻醉诱导期 4 个时间点焦虑水平的评估。评估者依据该量表可以在 1 分钟之内对患儿的焦虑程度做出判断，可以在现场或通过视频来评估。

（四）量表内容

1. 活动

（1）在等待区或治疗室，环顾四周，好奇，玩玩具，阅读（或其他同年龄适当的行为）。

（2）对周围不关心，目光下垂，摆弄着手指，吸吮拇指（或其他随身物品）；等待时紧靠父母，寻找玩具或父母，也可能走向手术室设备；或玩耍时过于多动。

（3）注意力不集中，放下玩具去找父母；无目的乱动；烦躁不安地走动和玩耍，在手术床上乱动，扭动身体，挣脱口罩或黏着父母。

（4）试图离开，四肢挣扎或全身乱动；在等候室无目的地乱跑，不关注玩具，无法与父母分离，拼命抓住父母。

2. 发声

（1）阅读，不断提问和评价，自言自语，大笑，快速回答问题，态度平和，或由于年龄过小不适合社交或过于专注玩玩具而不做回应。

（2）回应大人很小声或仅仅点头。

（3）安静，不作声，对提问者无反应。

（4）啜泣，呻吟，嘟囔，无声哭泣。

（5）大声哭泣或尖声喊"不"。

（6）持续大哭、大声尖叫。（戴着面罩也能听见）

3. 情绪表达

（1）表现出明显的高兴、微笑，专注于玩耍。

（2）面无表情。

（3）焦虑到害怕、难过、担心，或泪眼汪汪。

（4）悲伤、哭泣、极度不安、可能睁大眼睛。

4. 明显的警醒状态

（1）警觉，偶尔四周张望，会注意或观察麻醉师在做什么。（可以放松）

（2）沉默寡言，独自安静地坐着，可能会吸吮手指或把脸埋入大人怀里。

（3）很警惕，迅速地环顾四周，可能会被周围的声音吓一跳，睁大眼睛，身体紧张。

（4）惊慌失措地啜泣；或大哭推开他人，转身跑开。

5. 对父母的依赖

（1）忙于玩耍、闲坐或与年龄相适应的活动，不需要父母；能够配合父母并与之互动。

（2）伸手去够父母，与安静的父母讲话，主动寻求安慰，可能还会靠倚父母。

（3）安静地看向父母，表面上注视着他们的行动，不主动寻求接触或安慰，但当父母主动给予时，会欣然接受，紧贴着父母。

（4）与父母保持一定距离或主动离开父母，可能会把父母推开；或极度紧黏着父母，不让他们离开。

十、学龄前儿童饮食行为量表

（一）量表简介

学龄前儿童饮食行为量表（Chinese preschoolers' eating behavior questionnaire，CPEBQ）由原第四军医大学尚磊教授课题组设计，对学龄前儿童饮食行为进行测量。该量表的 Cronbach's α 系数为 0.812，说明其信度较好。通过对该量表进行主成分分析，KMO = 0.860，巴特利特球形检验 $P <$ 0.001，说明该量表结构效度高。

（二）应用方法

学龄前儿童饮食行为量表共包括 38 个条目，分为 7 个维度。①挑食（food fussiness，FF）：第 1 ~ 7 条，反映因食物的气味、口味、外观、质地的原因，拒绝某些食物。②食物响应（food responsiveness，FR）：第 8 ~ 13 条，反映儿童对不同食物的喜好程度。③不良进食习惯（eating habit，EH）：第 14 ~ 18 条，反映进餐时玩耍、看电视、进餐时间长等不良进食习惯。④过饱响应（satiety responsiveness，SR）：第 19 ~ 23 条，反映儿童食量大小。⑤外因性进食（external eating，EXE）：第 24 ~ 28 条，反映因餐具、环境、饭菜花样的变化对进食行为的影响。⑥情绪性进食（emotional eating，EE）：第 29 ~ 33 条，反映高兴、生气或害怕等对进食行为的影响。⑦主动进食能力（initiative eating，IE）：第 34 ~ 38 条，反映儿童独立进食、主动进食的能力。量表中各个条目对应分值为 1 ~ 5 分，对应表述为从没、极少、有时、多数、总是，表示行为的符合程度，反向计分条目进行反向计分，由主要照护人根据最近 1 个月儿童的饮食行为情况选择作答。

（三）量表内容

说明：①本次调查是为了了解您孩子（3 ~ 6 岁）的饮食行为，分析结果可为指导家长正确喂养、培养儿童健康的饮食习惯提供依据。请您予以积极配合，如实填写。②填写时，请在您认为符合的选项上画"√"。

条目	从没	极少	有时	多数	总是
1. 我的孩子只吃自己选择的那些食物					
2. 我的孩子因为气味、口味、外观、质地的原因拒绝很多食物					
3. 我的孩子不吃以前没有吃过的食物					

续表

条目	从没	极少	有时	多数	总是

4. 吃饭时，大人给什么我的孩子就吃什么 *

5. 我的孩子会把不想吃的食物扔掉或吐出来

6. 我的孩子喜欢多种食物 *

7. 我的孩子常常因为饭菜发脾气

8. 不管什么时候给吃的东西，我的孩子都吃

9. 我的孩子看见食物或闻到食物香味时就想吃

10. 如果允许，我的孩子就会吃个不停

11. 我的孩子即使吃饱了，看到他喜欢的食物仍能吃下不少

12. 我的孩子总是要东西吃

13. 我每次给的食物好像都不够孩子吃

14. 我的孩子能乖乖地坐下吃完一顿饭 *

15. 我的孩子在吃饭时把饭菜含在嘴里很长时间不咽

16. 我的孩子吃饭时间长，超过半小时

17. 我的孩子吃饭时要看电视、玩玩具或讲故事

18. 我的孩子在正餐前吃零食或点心，而在正餐时不好好吃东西

19. 我的孩子胃口很好 *

20. 我的孩子吃几口就饱了

21. 我的孩子吃饭时会剩饭

22. 我的孩子比同龄小朋友吃得少

23. 吃饭时，大人给盛多少，孩子就吃多少 *

24. 我的孩子到餐馆或到别人家吃饭比在自家吃饭吃得多

25. 我的孩子喜欢和别人抢着吃东西

26. 饭菜变了花样，我的孩子吃得多

27. 用孩子喜欢的餐具盛饭，他就吃得多些

28. 和别的小朋友在一起吃饭时，我的孩子会受其影响

29. 我的孩子生气时吃得多一些

续表

条目	从没	极少	有时	多数	总是
30. 我的孩子担心、害怕时吃得多一些					
31. 我的孩子没事可做时吃得多一些					
32. 我的孩子犯错误后吃得多一些					
33. 我的孩子没人陪他玩的时候吃得多一些					
34. 我的孩子能独立进食					
35. 我的孩子吃饭要大人喂 *					
36. 吃饭时，我的孩子会给自己夹菜					
37. 我的孩子会主动要东西吃					
38. 我的孩子会自己找东西吃					

注：＊为反向条目。

十一、儿童和青少年情绪化进食量表

（一）量表简介

情绪化进食指在没有饥饿感的情况下，通过进食应对焦虑、抑郁、愤怒等负面情绪的行为，儿童、青少年普遍存在该进食行为。2007 年美国学者 Tanofsky – Kraff 等在成人版情绪化进食量表（emotional eating scale，EES）的基础上编制了儿童和青少年情绪化进食量表（emotional eating scale for children and adolescents，EES – C），用于测量 8～17 岁儿童和青少年在消极情绪下的进食行为，为自我报告量表。国内学者陈贵等对该量表进行了汉化，形成了包含抑郁、生气或愤怒、焦虑 3 个维度，共 18 个条目的中文版量表。中文版量表的 Cronbach's α 系数为 0.901，重测信度为 0.787，验证性因子分析显示模型拟合较好。

（二）应用方法

量表采用 5 级评分，被试依次选择在每种情绪状态下渴望进食的程度，从"完全没有"到"非常强烈"，完全没有计 1 分，非常强烈计 5

分；抑郁得分等于第 1~7 条之和，生气或愤怒得分等于第 8~13 条之和，焦虑得分等于第 14~18 条之和。3 个维度之和即为情绪化进食的总分，得分范围 18~90 分，得分越高表明其在消极情绪下渴望进食的程度越高。

（三）量表内容

请根据你的真实情况在适合你的选项上画"√"。

条目	程度					该情绪影响进食的天数（1 周）							
当我有这种情绪时，吃东西的欲望程度	完全没有	有一点	一般	强烈	非常强烈	0天	1天	2天	3天	4天	5天	6天	7天
1. 低落的	1	2	3	4	5	0	1	2	3	4	5	6	7
2. 孤独的	1	2	3	4	5	0	1	2	3	4	5	6	7
3. 脆弱的	1	2	3	4	5	0	1	2	3	4	5	6	7
4. 沮丧的	1	2	3	4	5	0	1	2	3	4	5	6	7
5. 悲伤的	1	2	3	4	5	0	1	2	3	4	5	6	7
6. 无助的	1	2	3	4	5	0	1	2	3	4	5	6	7
7. 气馁的	1	2	3	4	5	0	1	2	3	4	5	6	7
8. 狂怒的	1	2	3	4	5	0	1	2	3	4	5	6	7
9. 敌对的	1	2	3	4	5	0	1	2	3	4	5	6	7
10. 激惹的	1	2	3	4	5	0	1	2	3	4	5	6	7
11. 愤怒的	1	2	3	4	5	0	1	2	3	4	5	6	7
12. 生气的	1	2	3	4	5	0	1	2	3	4	5	6	7
13. 急切的	1	2	3	4	5	0	1	2	3	4	5	6	7
14. 担心的	1	2	3	4	5	0	1	2	3	4	5	6	7
15. 内疚的	1	2	3	4	5	0	1	2	3	4	5	6	7
16. 紧张不安的	1	2	3	4	5	0	1	2	3	4	5	6	7
17. 郁闷的	1	2	3	4	5	0	1	2	3	4	5	6	7
18. 心烦的	1	2	3	4	5	0	1	2	3	4	5	6	7

十二、青少年生活事件量表

（一）量表简介

刘贤臣等于 1987 年编制了青少年自评生活事件量表（adolescent self - rating life events check list，ASLEC），可用于精神科临床、心理卫生咨询和心理卫生研究，对研究青少年心理应激程度、特点及其与心身发育和心身健康的关系有十分重要的理论意义和应用价值。经过对 1473 名中学生的测试，证明该量表有较好的信度和效度，Cronbach's α 系数为 0.85，Spearman - brown 校正分半信度系数为 0.88，适用于青少年尤其是中学生和大学生生活事件发生频度和应激强度的评定。

（二）应用方法

ASLEC 为自评量表，由 27 项可能给青少年带来心理反应的负性生活事件构成，用于评定青少年生活事件的发生与否及其影响程度。评定期限依研究目的而定，可为最近 3 个月、6 个月、9 个月或 12 个月。勾柏频等将 27 个条目归入 5 个因子：人际关系因子（第 1、2、4、7、10、15、25 条）、学习压力因子（第 3、6、9、16、18、22 条）、受惩罚因子（第 17、19、20、21、23、24 条）、丧失因子（第 12、13、14 条）、健康适应因子（第 5、8、11、26、27 条）。统计指标包括事件发生的频度和应激量两部分，事件未发生按无影响统计，累计各事件评分为总应激量。若进一步分析可分 6 个因子进行统计。对每个事件的回答方式应先确定该事件在限定时间内发生与否，若未发生过仅在未发生栏内画"√"；若发生过则根据事件发生时的心理感受分 5 级评定，0 分为未发生事件，1 分为无影响，2 分为轻度，3 分为中度，4 分为重度，5 分为极重度。要求被试回答在过去 12 个月，本人和家庭中是否发生过条目中所列事件及其影响程度评分，得分越高，反映生活压力对其影响程度越高。

（三）量表内容

以下条目在过去 1 年与你相符的程度，请根据你的真实情况在适合你的选项上画"√"。

条目	未发生	无影响	轻度	中度	重度	极重度
1. 被人误会或错怪						
2. 受人歧视、冷漠						
3. 考试失败或成绩不理想						
4. 与同学或好友发生纠纷						
5. 生活规律（作息、饮食等）明显变化						
6. 不喜欢上学						
7. 恋爱不顺利或失恋						
8. 长期远离家人不能团聚						
9. 学习负担重						
10. 与老师关系紧张						
11. 本人患极重病						
12. 亲友患极重病						
13. 亲友死亡						
14. 被盗或丢失东西						
15. 当众丢面子						
16. 家庭经济困难						
17. 家庭内部有矛盾						
18. 预期的评选（三好学生等）落空						
19. 受批评或处分						
20. 转学或休学						
21. 被罚款						
22. 升学压力						
23. 与人打架						
24. 遭父母打骂						
25. 家庭给你施加学习压力						
26. 意外惊吓、事故						
27. 其他的挫折事件						

十三、青少年心理韧性量表

(一) 量表简介

心理韧性 (resilience) 是个人面对生活逆境、创伤、悲剧、威胁或其他生活重大压力时的良好适应,它意味着面对生活压力和挫折的"反弹能力"。青少年心理韧性量表由胡月琴等人于 2008 年基于心理韧性的过程模型,通过访谈法开发的适合我国青少年群体的心理韧性测量工具。量表的 Cronbach's α 系数为 0.83。

(二) 应用方法

青少年心理韧性量表共 27 个条目,含目标专注 (第 3、4、11、20、24 条,共 5 个条目)、情绪控制 (第 1、2、5、21、23、27 条,共 6 个条目)、积极认知 (第 10、13、14、25 条,共 4 个条目)、家庭支持 (第 8、15、16、17、19、22 条,共 6 个条目)、人际协助 (第 6、7、9、12、18、26 条,共 6 个条目) 5 个维度,且在我国被广泛应用来评估青少年心理韧性,被证实量表信、效度良好。量表采用 5 级评分,1~5 分表示完全不符合至完全符合,其中第 1、2、5、21、27、15、16、17、6、9、12、26 条为反向计分。总分越高则心理韧性水平越高。

(三) 量表内容

请你认真阅读下面的条目,从"1"完全不符合到"5"完全符合,根据你自己的真实态度,在后面相应的答案位置上画"√"。

条目	完全不符合	比较不符合	说不清	比较符合	完全符合
1. 失败总是让我感到气馁	1	2	3	4	5
2. 我很难控制自己的不愉快情绪	1	2	3	4	5
3. 我的生活有明确的目标	1	2	3	4	5

续表

条目	完全 不符合	比较 不符合	说不清	比较 符合	完全 符合
4. 经历挫折后我一般会更加成熟有经验	1	2	3	4	5
5. 失败和挫折会让我怀疑自己的能力	1	2	3	4	5
6. 当我遇到不愉快的事情时，总是找不到合适的倾诉对象	1	2	3	4	5
7. 我有一个同龄朋友，可以把我的困难讲给他听	1	2	3	4	5
8. 父母很尊重我的意见	1	2	3	4	5
9. 当我遇到不愉快的事情时，我不知道该去找谁	1	2	3	4	5
10. 我觉得与结果相比，事情的过程更能帮助人成长	1	2	3	4	5
11. 面临困难，我一般会订一个计划和解决方案	1	2	3	4	5
12. 我习惯把事情憋在心里而不是向人倾诉	1	2	3	4	5
13. 我认为逆境对人有激励作用	1	2	3	4	5
14. 逆境有时候是对成长的一种帮助	1	2	3	4	5
15. 父母总是喜欢干涉我的想法	1	2	3	4	5
16. 在家里，我说什么总是没人听	1	2	3	4	5
17. 父母对我缺乏信心和精神上的支持	1	2	3	4	5
18. 我有困难的时候会主动找别人倾诉	1	2	3	4	5
19. 父母从来不苛责我	1	2	3	4	5
20. 面对困难时，我会集中自己的全部精力	1	2	3	4	5
21. 我一般要过很久才能忘记不愉快的事情	1	2	3	4	5
22. 父母总是鼓励我全力以赴	1	2	3	4	5
23. 我能够很好地在短时间内调整情绪	1	2	3	4	5
24. 我会为自己设定目标，以推动自己前进	1	2	3	4	5
25. 我觉得任何事情都有其积极的一面	1	2	3	4	5
26. 心情不好也不愿意跟别人说	1	2	3	4	5
27. 我情绪波动很大，容易大起大落	1	2	3	4	5

十四、一般自我效能感量表

（一）量表简介

一般自我效能感量表（general self efficacy scale，GSES）由德国临床与健康心理学家 Schwarzer 等研制。GSES 的中文版由王才康等人引进，在我国学生的广泛调查研究中证明具有良好的信、效度，在大学生、中小学生中均有验证，表明该量表适合研究的人群。中文版量表研究的 Cronbach's α 系数为 0.87。

（二）应用方法

GSES 共有 10 个条目，单个维度，采用 Likert 4 级评分，每个条目均为 1~4 分，GSES 总分范围为 10 ~ 40 分，GSES 总分越高一般自我效能感越高。

（三）量表内容

请你认真阅读下面的陈述，根据你自己的真实情况，在后面相应的答案位置上画"√"。

条目	完全不正确	有点正确	多数正确	完全正确
1. 如果我尽力去做的话，我总是能够解决问题的				
2. 即使别人反对我，我仍有办法取得我所要的				
3. 对我来说，坚持理想和达成目标是轻而易举的				
4. 我自信能有效地应对任何突如其来的事情				
5. 以我的才智，我定能应对意料之外的情况				
6. 如果我付出必要的努力，我一定能解决大多数的难题				
7. 我能冷静地面对困难，因为我信赖自己处理问题的能力				
8. 面对一个难题时，我通常能找到几个解决方法				
9. 有麻烦的时候，我通常能找到一些应对的方法				
10. 无论什么事在我身上，我都能应对自如				

十五、羞怯量表

（一）量表简介

Cheek 及 Buss（1981）将羞怯定义为在他人面前感到不自在及受抑制。因此，羞怯量表既评价社交焦虑又评价行为抑制。原始的羞怯量表（shyness scale，Cheek 及 Buss，1981）共有 9 个条目，但目前广泛应用的是一个有 13 个条目的修订量表（Cheek，1983）。该量表的 Cronbach's α 系数为 0.9。

（二）应用方法

羞怯量表由 13 个条目组成，其中反向题 4 个条目（第 3、6、9、12条）。量表采用 Likert 5 级评分〔1 分为非常不相符，2 分为不相符，3 分为中性（介于 2 分和 4 分之间），4 分为相符，5 分为非常相符〕。反向题转换后，所有条目的粗分求平均，分数越高代表羞怯水平越高。13 个条目量表的总分范围从 13 分（羞怯程度最低）到 65 分（羞怯程度最高）。

（三）量表内容

请仔细阅读下面的条目，判断与你的感受及行为符合的程度。根据下面的说明在每一条目旁的空格里填上适当的数字。

条目	非常不相符（1 分）	不相符（2 分）	中性（3 分）	相符（4 分）	非常相符（5 分）
1. 当同不太熟悉的人在一起时我感到紧张					
2. 我在社交方面相当差劲					
3. 对向别人打听些事情我不觉得困难					
4. 我在聚会或其他社交活动中经常感到不自在					

续表

条目	非常 不相符 (1分)	不 相符 (2分)	中性 (3分)	相符 (4分)	非常 相符 (5分)
5. 当处于一群人之中时，我很难找到合适的交谈 话题					
6. 我并不需要很长的时间来克服我在新环境里的 羞怯					
7. 与陌生人一起时，我很难表现得自然					
8. 与有权威的人谈话时，我感到紧张					
9. 我对我的社交能力毫不置疑					
10. 我难以正视面前的人					
11. 我在社交场合里感到很受限制					
12. 我并不觉得同陌生人谈话有什么困难					
13. 我在与异性交往时更加羞怯					

十六、自尊量表

（一）量表简介

自尊量表（the self – esteem scale，SES）是 Rosenberg 等于 1965 年研制的。SES 最初是设计用以评定青少年关于自我价值和自我接纳的总体感受。该量表的 Cronbach's α 系数为 0.781。

（二）应用方法

SES 由 10 个条目组成，分 4 级评分，1 分表示非常符合，2 分表示符合，3 分表示不符合，4 分表示很不符合。其中，第 3、5、8、9、10 条为反向计分。总分范围是 10~40 分，分值越高，自尊程度越高。

（三）量表内容

请你认真阅读下面的陈述，根据你自己的真实情况，在后面相应的答案位置上画"√"。

条目	非常符合	符合	不符合	很不符合
1. 我感到我是一个有价值的人，至少与其他人在同一水平上				
2. 我感到我有许多好的品质				
3. 归根结底，我倾向于觉得自己是一个失败者				
4. 我能像大多数人一样把事情做好				
5. 我感到自己值得自豪的地方不多				
6. 我对自己持肯定态度				
7. 总的来说，我对自己是满意的				
8. 我希望我能为自己赢得更多尊重				
9. 我确实时常感到毫无用处				
10. 我时常认为自己一无是处				

十七、罗森伯格量表

（一）量表简介

罗森伯格量表由 Rosenberg 于 1965 年编制，最初用以评定青少年关于自我价值和自我接纳的总体感受，是世界上最常用的测量个人自信心的量表。它共有 10 个条目，用以测量个人对自我感觉的好坏程度。该量表简单易懂、操作方便、可信度高。

（二）应用方法

该量表由 5 个正向计分和 5 个反向计分的条目组成。量表分 4 级评分，非常同意计 4 分，同意计 3 分，不同意计 2 分，非常不同意计 1 分，第 1、2、4、6、7 条正向计分，第 3、5、8、9、10 条反向计分，总分范围是 10 ~ 40 分，分值越高，自尊程度越高。

（三）量表内容

下面有 10 句话，请根据自己的实际情况做出选择。

条目	非常同意	同意	不同意	非常不同意
1. 总的来说，我对自己很满意				
2. 我有时认为自己一点也不好				
3. 我认为自己有很多好品质				
4. 我能像大多数人一样做事				
5. 我认为自己没有什么值得自豪的地方				
6. 我有时感到自己没有用				
7. 我认为自己还行，至少同别人一样				
8. 我希望自己能得到更多的尊重				
9. 我总是倾向于认为自己是个失败者				
10. 我对自己抱着积极的态度				

十八、Wallace 自我概念量表

（一）量表简介

根据 1997 年美国出版的《教育与社会科学测验与量表手册》的英文版，王才康和杨晓燕将 Wallace 自我概念量表（Wallace self – concept scale，WSCS）翻译为中文版并进行了修订。中文版 WSCS 的 Cronbach's α 系数为 0.88。

（二）应用方法

该量表由 15 个双相形容词组成，其中涉及个人对"我是怎样的一个人"的感知，采用 7 分量表，每个条目的得分为 1~7 分。分数范围为 15~105 分，分数越高则个人对自己各个方面的自我认知就越好。

（三）量表内容

看一看下面的形容词，想一想"我是怎样的一个人"，然后在中间选择一个合适的数字，并在上面画"√"。注意：数字表示相像的程度，越靠近左边就越像左边的形容词，越靠近右边就越像右边的形容词。

1. 热心的	1	2	3	4	5	6	7	冷漠的
2. 被动的	1	2	3	4	5	6	7	主动的
3. 苛刻的	1	2	3	4	5	6	7	易通融的
4. 主动参与的	1	2	3	4	5	6	7	消极回避的
5. 无精打采的	1	2	3	4	5	6	7	精力充沛的
6. 有力的	1	2	3	4	5	6	7	无力的
7. 消极的	1	2	3	4	5	6	7	积极的
8. 勤奋的	1	2	3	4	5	6	7	懒惰的
9. 讨人厌的	1	2	3	4	5	6	7	有吸引力的
10. 敏锐的	1	2	3	4	5	6	7	迟钝的
11. 不愉快的	1	2	3	4	5	6	7	愉快的
12. 无用的	1	2	3	4	5	6	7	有用的
13. 开心的	1	2	3	4	5	6	7	伤心的
14. 悲观的	1	2	3	4	5	6	7	乐观的
15. 丑的	1	2	3	4	5	6	7	美的

十九、自我接纳问卷

（一）问卷简介

自我接纳问卷（the self acceptance questionnaire，SAQ）由丛中、高文凤于 1999 年编制，应用自尊的概念对自我接纳进行量化评估，可广泛应用于对正常人的自尊、自卑心理以及神经症患者的自我接纳心理特征进行评定，也可作为自卑及神经症心理治疗疗效评定的重要参考指标。本问卷的 Cronbach's α 系数为 0.745。

（二）应用方法

该问卷分为自我接纳因子和自我评价因子。每项因子包括 8 个条目，共 16 条，第 1、4、7、8、11、13、14、16 条为自我接纳因子，第 2、3、5、

6、9、10、12、15 条为自我评价因子。该问卷采用 4 级评分，非常不符合为 1 分，不符合为 2 分，基本符合为 1 分，非常符合为 4 分。其中，第 1、4、7、8、11、13、14、16 条为反向计分，反向评分为 4、3、2、1 分。问卷总分为 16～64 分，得分越高，自我接纳水平越高，反之则越低。

（三）问卷内容

以下列出了一些反映自我情感、态度或行为的陈述，请仔细阅读每一个条目，考虑一下它与你近 3 个月以来的实际情况是相同还是相反。尽量真实准确地回答，请注意你的第一反应，不要在各题上做过多思考。请在你选择的答案上画"√"。

条目	非常不符合	不符合	基本符合	非常符合
1. 我内心的愿望从不敢说出来 *				
2. 我几乎全是优点和长处				
3. 我认为异性肯定会喜欢我				
4. 我总是因害怕做不好而不敢做事 *				
5. 我对自己的身材和相貌感到很满意				
6. 总的来说，我对自己很满意				
7. 做任何事情只有得到别人的肯定我才放心 *				
8. 我总是担心会受到别人的批评或指责 *				
9. 学新东西时我总是比别人学得快				
10. 我对自己的口才感到很满意				
11. 做任何事情之前我总是预想到自己会失败 *				
12. 我能做好自己所有的事情				
13. 我认为别人都不喜欢我 *				
14. 我总担心自己会惹别人不高兴 *				
15. 我很喜欢自己的性格特点				
16. 我总是担心别人会看不起我 *				

注：*代表反向计分。

二十、手机依赖指数量表

（一）量表简介

手机依赖指数量表（mobile phone addiction index，MPAI）由 Leung 等编制，是在 Bianchi 等编制的手机问题使用量表（mobile phone problem use scale，MPPUS）基础上做了进一步修订与精简而成的。我国学者黄海等将其翻译成中文。该量表的中文版具有较好的信、效度，各维度的 Cronbach's α 系数均在 0.8 以上。

（二）应用方法

该量表包括失控性（7 个条目）、戒断性（4 个条目）、逃避性（3 个条目）和低效性（3 个条目），共 4 个维度 17 个条目。均采用 5 级评分，从"从不"至"总是"分别赋值 1~5 分。总分为 17~85 分，得分越高表明个人手机依赖程度越高。失控性为第 1、2、3、4、5、6、7 条，戒断性为第 8、9、10、11 条，逃避性为第 12、13、14 条，低效性为第 15、16、17 条。

（三）量表内容

请仔细阅读下面的句子，按 1~5 分选择填写最符合你情况的数字。答案无正确、错误或好坏之分，请按照你的真实情况来描述你自己。

条目	从不	很少	有时	经常	总是
1. 周围的人（家人、朋友）常说我花在手机上的时间太长					
2. 常有人（家人、朋友）抱怨我使用手机					
3. 曾向家人、朋友或他人说谎以隐瞒自己花在手机上的时间					
4. 每次在手机上实际所花的时间比计划的要长					
5. 从来没感觉到用在手机上的时间够过					
6. 多次尝试减少手机使用时间，但没有成功					

续表

条目	从不	很少	有时	经常	总是
7. 由于过多时间浪费在使用手机上，而导致睡眠不足					
8. 如果一段时间手机不在手边，我常担心错过电话					
9. 如果一段时间没看手机信息或打开手机，我会感到焦虑					
10. 关机对我来说很困难					
11. 没有手机我会坐立不安					
12. 当我感到被孤立时，我会在手机上与他人聊天					
13. 当我感到孤独时，我会在手机上与他人聊天					
14. 当我感到失落时，手机能使我感觉好些					
15. 我常因专心玩手机没有完成本应该干的事，而出现麻烦					
16. 由于花太多的时间在手机上，导致工作效率降低					
17. 我经常宁愿玩手机也不愿处理其他更紧急的事					

二十一、简式父母教养方式问卷中文版

（一）问卷简介

父母教养方式问卷（egna minnen av barndoms uppfostran，EMBU）于1980 年由瑞典 Umea 大学精神医学系 C. Perris 等人共同编制，用以评价父母教养态度和行为，通过让被试回忆成长过程中父母对待自己的方式来考察父母亲的教养方式。标准版的 EMBU 包括 4 个核心维度：拒绝、情感温暖、过度保护和偏爱被试。问卷由父亲和母亲 2 个部分组成，各 81 个条目，条目内容完全一致。1999 年，Arrndell 等人从标准版 EMBU 中抽取出 46 个条目，形成简式父母教养方式问卷（short egna minnen av bamdams uppfostran，sEMBU），从而成功简化了标准版 EMBU。蒋奖等人于 2010 年在 sEMBU基础上进行修订，形成了简式父母教养方式问卷中文版（sEMBU - C）。该问卷的信、效度良好，父母版 3 个维度的 Cronbach's α 系数均在 0.74 ~

0.84，10 周后重测信度为 0.70~0.81。

（二）应用方法

sEMBU–C 包含情感温暖、拒绝和过度保护 3 个维度，分为父亲版和母亲版，每个版本各有 21 个条目且条目相同，其中拒绝（rejection）维度包含 6 个条目（第 1、4、7、12、14、19 条），情感温暖（emotional warmth）维度包含 7 个条目（第 2、6、9、11、13、17、21 条），过度保护（over protection）维度包含 8 个条目（第 3、5、8、10、15、16、18、20 条）。采用 Likert 4 级评分，从不计 1 分，偶尔计 2 分，经常计 3 分，总是计 4 分。第 15 条为反向计分。问卷采用多重计分的方式，由儿童或青少年作答，被试所在维度的得分越高代表父母更多采取该教养方式。本研究中将父亲情感温暖和母亲情感温暖评定为父母积极教养方式，父母拒绝与过度保护评定为父母消极教养方式。

（三）问卷内容

请你回想父母在日常生活中与你相处的方式，每个条目的答案均有 4 个等级，请分别在最符合父母行为描述的数字上画"√"。父母对待你的方式可能是相同的，也可能是不同的，请分别回答。

条目		从不	偶尔	经常	总是
1. 父/母亲常常在我不知道原因的情况下对我大发脾气	父	1	2	3	4
	母	1	2	3	4
2. 父/母亲赞美我	父	1	2	3	4
	母	1	2	3	4
3. 我希望父/母亲对我正在做的事不要过分担心	父	1	2	3	4
	母	1	2	3	4
4. 父/母亲对我的惩罚往往超过我应受的程度	父	1	2	3	4
	母	1	2	3	4
5. 父/母亲要求我回到家里必须得向其说明我在外面做了什么事	父	1	2	3	4
	母	1	2	3	4

续表

条目		从不	偶尔	经常	总是
6. 我觉得父/母亲尽量使我的青少年时期的生活更有意义和丰富多彩	父	1	2	3	4
	母	1	2	3	4
7. 父/母亲经常当着别人的面批评我既懒惰又无用	父	1	2	3	4
	母	1	2	3	4
8. 父/母亲不允许我做一些其他孩子可以做的事情，因为害怕我会出事	父	1	2	3	4
	母	1	2	3	4
9. 父/母亲总试图鼓励我，使我成为佼佼者	父	1	2	3	4
	母	1	2	3	4
10. 我觉得父/母亲对我可能出事的担心是夸大的、过分的	父	1	2	3	4
	母	1	2	3	4
11. 当遇到不顺心的事时，我能感到父/母亲在尽量鼓励我使我得到安慰	父	1	2	3	4
	母	1	2	3	4
12. 我在家里往往被当作"替罪羊"或"害群之马"	父	1	2	3	4
	母	1	2	3	4
13. 我能通过父/母亲的言谈、表情感受到其很喜欢我	父	1	2	3	4
	母	1	2	3	4
14. 父/母亲常以一种使我很难堪的方式对待我	父	1	2	3	4
	母	1	2	3	4
15. 父/母亲常常允许我到我喜欢去的地方，而又不会过分担心	父	1	2	3	4
	母	1	2	3	4
16. 我觉得父/母亲干涉我做的任何一件事	父	1	2	3	4
	母	1	2	3	4
17. 我觉得与父/母亲之间存在一种温暖、体贴和亲热的感觉	父	1	2	3	4
	母	1	2	3	4

条目		从不	偶尔	经常	总是
18. 父/母亲对我该做什么、不该做什么都有严格的限制而且绝不让步	父	1	2	3	4
	母	1	2	3	4
19. 即使是很小的过错，父/母亲也惩罚我	父	1	2	3	4
	母	1	2	3	4
20. 父/母亲总是左右我该穿什么衣服或该打扮成什么样子	父	1	2	3	4
	母	1	2	3	4
21. 当我做的事情取得成功时，我觉得父/母亲很为我自豪	父	1	2	3	4
	母	1	2	3	4

二十二、儿童家长的预防接种知识量表

（一）量表简介

儿童家长的预防接种知识量表由徐毅飞等编制，用于测量儿童家长对预防接种知识的了解情况。该量表的 Cronbach's α 系数为 0.809。

（二）应用方法

该量表共包括 19 个条目，回答正确计 1 分，回答错误或不知道计 0 分，总分为 0~19 分，得分越高，反映家长对预防接种知识掌握越好。量表包括 3 个维度：预防接种证与疫苗分类知识维度（包含 5 个条目，第 1~5条），得分范围为 0~5 分；对儿童疫苗的认识维度（包含 7 个条目，第 6~12 条），得分范围为 0~7 分；预防接种注意事项（包含 7 个条目，第 13~19 条），得分范围为 0~7 分。其中，第 7、10、12、15 条选择"否"得 1 分。

（三）量表内容

以下是关于预防接种的了解程度，请在您认为正确的选项上画"√"，若您不知道答案则选"不知道"。

条目	是 否 不知道
1. 在社区卫生服务中心或乡镇卫生院能办理（含补办）预防接种证	
2. 持预防接种证，全国均可享受接种服务	
3. 儿童入托、入学时，学校查验预防接种证	
4. 我国疫苗分为免疫规划疫苗（一类）和非免疫规划疫苗（二类）	
5. 免疫规划疫苗必须接种	
6. 接种疫苗是预防传染病的最有效方法	
7. 打完疫苗可以获得终身免疫	
8. 需要分多次接种的疫苗，在接种完最后针次后才能有效预防疾病	
9. 儿童接种疫苗应严格按照计划，在规定时间进行接种	
10. 儿童 6 岁后无须接种任何疫苗	
11. 在传染病流行时或流行季节，应优先接种流行病疫苗	
12. 儿童接种联合疫苗比接种单种疫苗的副作用更大	
13. 接种前要告诉接种人员孩子的健康状况	
14. 接种后应在预防接种门诊或留观室内至少留观 30 分钟	
15. 注射疫苗后 24 小时内，可以给孩子洗澡	
16. 口服疫苗前后 30 分钟不能吃热食（包括奶）	
17. 根据儿童健康状况会有不宜接种或暂缓接种的情况	
18. 儿童接种疫苗后，发热低于 38℃ 属于正常现象	
19. 儿童接种疫苗后（卡介苗除外），出现接种部位溃疡、化脓性感染等情况，应立即就医	

二十三、儿童哮喘控制测试问卷

（一）问卷简介

儿童哮喘控制测试（childhood asthma control test，C‑ACT）是根据患儿近 4 周临床症状来评估哮喘控制情况的一个简单问卷，2006 年由刘恩梅等共同开发完成，2007 年 C - ACT 完成汉化工作。经验证中文版 C - ACT 信、效度良好并在国内大量应用。该问卷的 Cronbach's α 系数为 0.774。

（二）应用方法

C - ACT 由 7 个条目组成。第一部分第 1~4 条由患儿作答，按哮喘症状程度不同分 0~3 分；第二部分第 5~7 条由家长作答，来评估哮喘患儿近 4 周的临床症状，按症状出现频率不同分 0~5 分。该问卷由患儿及家长共同完成，条目所得分数累加，满分 27 分，总分≥23 分表示哮喘完全控制，20~22 分表示哮喘得到部分控制，≤19 分表示哮喘未控制。

（三）注意事项

让患儿回答前面的 4 个问题（第 1~4 条）。如果患儿需要帮助，家长可以帮助患儿阅读或理解这些问题，但要让患儿自己选择答案。家长回答剩下的 3 个问题（第 5~7 条），但注意不要受患儿答案的影响。答案没有对错之分。将每个问题中所选答案的数字写在评分框中。将每个评分框中的分数加起来，得出总分。

（四）问卷内容

1. 今天你的哮喘怎么样？

（0）很差　　（1）差　　（2）好　　（3）很好

2. 当你在跑步、锻炼或运动时，哮喘是个多大的问题？

（0）这是个大问题，我不能做我想做的事

（1）这是个问题，我不喜欢它

（2）这是个小问题，但我能应对

（3）没问题

3. 你会因哮喘而咳嗽吗？

（0）一直都会　　（1）大部分时候会　　（2）有些时候会

（3）从来不会

4. 你会因为哮喘而在夜里醒来吗？

（0）一直都会 （1）大部分时候会 （2）有些时候会

（3）从来不会

请家长回答下面的问题（不要让您孩子的回答影响您的回答）：

5. 在过去4周（1个月），您的孩子有多少天有日间哮喘症状？

（5）没有 （4）1～3天 （3）4～10天 （2）11～18天

（1）19～24天 （0）每天

6. 在过去4周，您的孩子有多少天因为哮喘在白天出现喘息声？

（5）没有 （4）1～3天 （3）4～10天 （2）11～18天

（1）19～24天 （0）每天

7. 在过去4周，您的孩子有多少天因为哮喘而在夜里醒来？

（5）没有 （4）1～3天 （3）4～10天 （2）11～18天

（1）19～24天 （0）每天

二十四、服药依从性问卷

（一）问卷简介

服药依从性问卷由叶晓青等人编制，被国内学者广泛应用于慢性病患儿服药依从性的调查研究。在以往研究中该问卷信、效度良好。

（二）应用方法

该问卷共4个条目，从按次、按量、按时及坚持服药4个方面评价。该问卷采用 Likert 4 级评分：前3条"根本做不到"为1分，"偶尔做得到"为2分，"基本做得到"为3分，"完全做得到"为4分；第4条"中止服药"为1分，"断断续续服药"为2分，"自行减量但从不间断"为3分，"从不间断服药"为4分。由患儿作答，总分越高说明服药依从性越好。单个方面得分为1分或2分被定义为依从性差，3分或4分被定义为依从性好。4个方面得分均为4分者，被定义为总服药依从性好。

（三）问卷内容

以下4个句子是关于你平时服用哮喘控制药物的情况，请根据实际情况，在合适的选项上画"√"。

1. 你是否按照医生要求每天服药的次数服药

（1）根本做不到

（2）偶尔做得到

（3）基本做得到

（4）完全做得到

2. 你能否按照医生要求的量服药

（1）根本做不到

（2）偶尔做得到

（3）基本做得到

（4）完全做得到

3. 你能否按照医生要求的时间服药

（1）根本做不到

（2）偶尔做得到

（3）基本做得到

（4）完全做得到

4. 你是否按照医生的要求长期坚持服药从不间断

（1）中止服药

（2）断断续续服药

（3）自行减量但从不间断

（4）从不间断服药

（张苏梅）

第七节 社区儿童及青少年健康服务记录表

一、新生儿家庭访视记录表

姓名：　　　　　　　　　　　　　　　　　　　　　编号□□-□□□□□

性别	0 未知的性别　1 男　2 女　□ 9 未说明的性别	出生日期	□□□□ □□ □□
身份证号		家庭住址	

父亲	姓名	职业	联系电话	出生日期
母亲	姓名	职业	联系电话	出生日期

出生孕周＿＿＿＿周	母亲妊娠期患病情况 1 糖尿病　2 妊娠高血压　3 其他	□
助产机构名称＿＿＿＿	出生情况　1 顺产　2 头吸　3 产钳　4 剖宫 5 双多胎　6 臀位　7 其他	□/□
新生儿窒息　1 无　2 有　（轻　中　重）		□
是否有畸形　1 无　2 有＿＿＿＿		□
新生儿听力筛查　1 通过　2 未通过　3 未筛查		
新生儿出生体重＿＿＿＿kg	出生身长＿＿＿＿cm	喂养方式　1 纯母乳 2 混合　3 人工	□
体温＿＿＿＿℃	呼吸频率＿＿＿＿次/分	
脉率＿＿＿＿次/分	面色　1 红润　2 黄染　3 其他	
前囟＿＿＿＿cm×＿＿＿＿cm　1 正常　2 膨隆　3 凹陷　4 其他＿＿＿＿		□
眼　1 未见异常　2 异常＿＿＿＿□	四肢活动度　1 未见异常　2 异常＿＿＿＿	□
耳　1 未见异常　2 异常＿＿＿＿□	颈部包块　1 无　2 有＿＿＿＿	□
鼻　1 未见异常　2 异常＿＿＿＿□	皮肤　1 未见异常　2 湿疹　3 糜烂 4 其他	□
口腔　1 未见异常　2 异常＿＿＿＿□	肛门　1 未见异常　2 异常＿＿＿＿	□
心肺　1 未见异常　2 异常＿＿＿＿□	外生殖器　1 未见异常　2 异常＿＿＿＿	□
腹部　1 未见异常　2 异常＿＿＿＿□	脊柱　1 未见异常　2 异常＿＿＿＿	□
脐带　1 未脱　2 脱落　3 脐部有渗出　4 其他＿＿＿＿		□
转诊　1 无　2 有 原因＿＿＿＿	机构及科室＿＿＿＿	□
指导　1 喂养指导　2 母乳喂养　3 护理指导　4 疾病预防指导		□/□/□/□
本次访视日期　　　年　　月　　日	下次随访地点	
下次随访日期　　　年　　月　　日	随访医生签名	

填表说明：

1. 姓名：填写新生儿的姓名；如没有取名则填写母亲姓名＋之男或之女。

2. 出生日期：按照年（4位）、月（2位）、日（2位）顺序填写，如19490101。

3. 身份证号：填写新生儿身份证号；若无，可暂时空缺，待户口登记后再补填。

4. 父亲、母亲情况：分别填写新生儿父母的姓名、职业、联系电话、出生日期。

5. 出生孕周：指新生儿出生时母亲怀孕的周数。

6. 新生儿听力筛查：询问是否做过新生儿听力筛查，若做过，询问是否通过；若未做，建议家长带新生儿到有资质的医疗卫生机构做新生儿听力筛查，并及时随访和记录筛查结果。

7. 查体：

眼：外观无异常，婴儿有目光接触，眼球能随移动的物体移动，结膜无充血、溢泪、溢脓，判断为未见异常；否则为异常。

耳：外耳无畸形、外耳道无异常分泌物，婴儿能对摇铃声（或击掌声）做出反应，判断为未见异常；否则为异常。

鼻：外观正常且双鼻孔通气良好，判断为未见异常；否则为异常。

口腔：无唇腭裂、高腭弓，无口炎或鹅口疮，判断为未见异常；否则为异常。

心肺：未闻及心脏杂音，心率和肺部呼吸音无异常，判断为未见异常；否则为异常。

腹部：肝、脾触诊无异常，判断为未见异常；否则为异常。

四肢活动度：上下肢活动良好且对称，判断为未见异常；否则为异常。

皮肤：无色素异常，无黄疸、发绀、苍白、皮疹、包块、硬肿、红肿等，腋下、颈部、腹股沟部、臀部等皮肤皱褶处无潮红或糜烂，判断为未见异常；否则为其他相应异常。

肛门：肛门完整无畸形，判断为未见异常；否则为异常。

外生殖器：男孩无阴囊水肿、隐睾，女孩无阴唇粘连，外阴颜色正常，判断为未见异常；否则为异常。

8. 指导：做了哪些指导请在对应的选项上画"√"，可以多选，未列出的其他指导请具体填写。

9. 下次随访日期：根据儿童情况确定下次随访的日期，并告知家长。

（严琴琴）

二、1 岁以内婴儿健康检查记录表

姓名：   编号□□-□□□□□

	项目	满月	3 月龄	6 月龄	8 月龄
	随访日期				
	体重/kg	___上中下	___上中下	___上中下	___上中下
	身长/cm	___上中下	___上中下	___上中下	___上中下
体格检查	面色 1 红润　2 黄染　3 其他				
	皮肤 1 未见异常　2 异常				
	前囟　1 闭合 2 未闭____ cm×____ cm				
	眼　1 未见异常　2 异常				
	耳　1 未见异常　2 异常				
	出牙数（颗）	—			
	心肺　1 未见异常　2 异常				
	腹部　1 未见异常　2 异常				
	脐部　1 未见异常　2 异常				
	四肢　1 未见异常　2 异常				
	佝偻病症状 1 无　2 夜惊　3 多汗　4 烦躁	—			
	佝偻病体征 1 无　2 颅骨软化　3 方颅 4 枕秃　5 肋串珠　6 肋外翻 7 肋软骨沟　8 鸡胸　9 手镯征 10 O 形腿　11 X 形腿	—			
	肛门/外生殖器 1 未见异常　2 异常				—
	血红蛋白值（g/L）	—	—		
	户外活动_____小时/日				
	服用维生素 D _____ IU/d	—			
	发育评估　1 通过　2 未通过				
	两次随访间患病情况 1 未患病　2 患病				
	其他				

续表

项目	满月	3月龄	6月龄	8月龄
转诊	1无 2有 □ 原因____ 机构及科室 _____	1无 2有 □ 原因____ 机构及科室 _____	1无 2有 □ 原因____ 机构及科室 _____	1无 2有 □ 原因____ 机构及科室 _____
指导	1 喂养指导 2 母乳喂养 3 疾病预防	1 喂养指导 2 母乳喂养 3 疾病预防	1 喂养指导 2 母乳喂养 3 疾病预防	1 喂养指导 2 预防意外伤害 3 疾病预防
下次随访日期				
随访医生签名				

填表说明：

1. 填表时，按照项目栏的文字表述，将分类数字填写在相应的检查月龄中。若有其他异常，请具体描述。"—"表示本次随访时该项目不用检查。

2. 体重、身长：指检查时实测的具体数值，并根据原卫生部《中国7岁以下儿童生长发育参照标准》判断儿童体格发育情况，在相应的"上""中""下"上画"√"。

3. 体格检查：

（1）满月时：皮肤、眼、耳、鼻、心肺、腹部、脐部、四肢、肛门/外生殖器的未见异常判定标准同新生儿家庭访视。

（2）3月龄时：

皮肤：无皮疹、湿疹、增大的体表淋巴结等，判断为未见异常；否则为异常。

眼：无斜视、结膜炎、泪囊炎，判断为未见异常；否则为异常。

耳：耳道无异常分泌物，无外耳湿疹，判断为未见异常；否则为异常。

出牙数：按实际出牙数填写。

心肺：未闻及心脏杂音，肺部呼吸音也无异常，判断为未见异常；否则为异常。

腹部：肝、脾触诊无异常，判断为未见异常；否则为异常。

脐部：无脐疝，判断为未见异常；否则为异常。

四肢：上下肢活动良好且对称，判断为未见异常；否则为异常。

外生殖器：男孩无阴囊水肿、睾丸下降不全，女孩无阴唇粘连，判断为未见异常；否则为异常。

（3）6月龄和8月龄时：皮肤、眼、耳、出牙数、心肺、腹部、脐部、四肢、外生殖器的判断标准同3月龄。

4. 户外活动：询问家长儿童在户外活动的平均时间后填写。

5. 服用维生素 D：填写具体的维生素 D 名称、每日剂量，按实际补充量填写；未补充，填写"0"。

6. 发育评估：按照《儿童生长发育监测图》的运动发育指标进行评估。每项发育指标至箭头右侧月龄通过的，为通过；否则为未通过。

7. 两次随访间患病情况：填写上次随访（访视）到本次随访间儿童所患疾病情况；若有，填写具体疾病名称。

8. 指导：做了哪些指导请在对应的选项上画"√"，可以多选，未列出的其他指导请具体填写。

9. 下次随访日期：根据儿童情况确定下次随访日期，并告知家长。

三、1~2 岁儿童健康检查记录表

姓名：　　　　　　　　　　　　　　　　　编号□□-□□□□□

项目		12 月龄	18 月龄	24 月龄	30 月龄
随访日期					
体重/kg		___上中下	___上中下	___上中下	___上中下
身长/cm		___上中下	___上中下	___上中下	___上中下
体格检查	面色　1 红润　2 其他				
	皮肤　1 未见异常　2 异常		—	—	—
	前囟　1 闭合 2 未闭____ cm × ____ cm			—	—
	眼　1 未见异常　2 异常				
	耳　1 未见异常　2 异常				
	出牙数（颗）				
	心肺　1 未见异常　2 异常				
	腹部　1 未见异常　2 异常				
	四肢　1 未见异常　2 异常				
	步态　1 未见异常　2 异常				
	佝偻病体征 1 无　2 颅骨软化　3 方颅 4 枕秃　5 肋串珠　6 肋外翻 7 肋软骨沟　8 鸡胸　9 手镯征 10 O 形腿　11 X 形腿				
	血红蛋白值（g/L）		—		—

续表

项目	12 月龄	18 月龄	24 月龄	30 月龄
户外活动_____小时/日				
服用维生素 D _____IU/d				
发育评估　1 通过　2 未通过				—
两次随访间患病情况 1 未患病　2 患病				
其他				
转诊	1 无　2 有 □ 原因_____ 机构及科室 _____	1 无　2 有 □ 原因_____ 机构及科室 _____	1 无　2 有 □ 原因_____ 机构及科室 _____	1 无　2 有 □ 原因_____ 机构及科室 _____
指导	1 喂养指导 2 意外伤害 3 预防疾病	1 喂养指导 2 意外伤害 3 预防疾病	1 膳食指导 2 意外伤害 3 预防疾病	1 膳食指导 2 意外伤害 3 预防疾病
下次随访日期				
随访医生签名				

填表说明：

1. 填表时，按照项目栏的文字表述，将分类数字填写在相应的检查月龄中。若有其他异常，请具体描述。"—"表示本次随访时该项目不用检查。

2. 体重、身长：指检查时实测的具体数值。并根据原卫生部《中国 7 岁以下儿童生长发育参照标准》判断儿童体格发育情况，在相应的"上""中""下"上画"√"。

3. 体格检查：

（1）12 月龄时：皮肤、眼、耳、出牙数、心肺、腹部、四肢/外生殖器的检查标准同 8 月龄。

（2）18 月龄时：

眼：无发炎、流泪或有分泌物，无沙眼、结膜炎、泪囊炎，判断为未见异常；否则为异常。

耳：耳道无异常分泌物，无外耳湿疹，判断为未见异常；否则为异常。

心肺：未闻及心脏杂音，肺部呼吸音也无异常，判断为未见异常；否则为异常。

腹部：肝、脾触诊无异常，判断为未见异常；否则为异常。

四肢：四肢活动自如，且对称，判断为未见异常；否则为异常。

步态：无跛行，判断为未见异常；否则为异常。

（3）24 月龄和 30 月龄时：眼、耳、心肺、腹部、四肢、步态的检查标准同 18 月龄。

4. 前囟：如果未闭，请填写具体的数值。

5. 出牙数：请填写具体数目；若未出牙，填写"0"。

6. 户外活动：询问家长儿童在户外活动的平均时间后填写。

7. 服用维生素 D：填写具体的维生素 D 名称、每日剂量，按实际补充量填写；未补充，填写"0"。

8. 发育评估：按照《儿童生长发育监测图》的运动发育指标进行评估。每项发育指标至箭头右侧月龄通过的，为通过；否则为未通过。

9. 两次随访间患病情况：填写上次随访到本次随访间儿童所患疾病情况；若有，填写具体疾病名称。

10. 指导：做了哪些指导请在对应的选项上画"√"，可以多选，未列出的其他指导请具体填写。

11. 下次随访日期：根据儿童情况确定下次随访的日期，并告知家长。

四、3 岁儿童健康检查记录表

姓名：　　　　　　　　　　　　　　　　编号□□-□□□□□

随访日期	_____年_____月_____日	
体格发育	体重_____kg（上　中　下）	身长_____cm（上　中　下）
体格发育评价	1 正常　2 低体重　3 消瘦　4 发育迟缓　5 肥胖　　　　　□	
体格检查	面色　　　　　　　　　　　　□ 1 红润　　　　2 异常_____	步态　　　　　　　　　　□ 1 正常　　　　2 异常_____
	眼　　　　　　　　　　　　　□ 1 未见异常　2 异常_____	耳　　　　　　　　　　　□ 1 未见异常　2 异常_____
	心肺　　　　　　　　　　　　□ 1 未见异常　2 异常_____	肝、脾　　　　　　　　　□ 1 未见异常　2 异常_____
发育评估	行为　　　　　　　　　　　　□ 1 通过　　　　2 未通过_____	社交　　　　　　　　　　□ 1 通过　　　　2 未通过_____
幼儿期 患病情况	1 无　2 肺炎_____次　3 麻疹　4 贫血　5 营养不良　6 佝偻病 7 因腹泻住院_____次　8 因外伤住院_____次　9 其他 　　　　　　　　　　　　　□/□/□/□/□/□/	
过敏史	1 无　2 有_____　　　　　　　　　　　　　　　　　　□	
其他		

续表

转诊	1 无 2 有＿＿＿＿＿＿＿＿＿＿＿＿＿＿＿＿＿＿＿ □	
	原因＿＿＿＿＿＿＿＿＿＿＿＿＿＿＿＿＿＿＿＿＿	
	机构及科室＿＿＿＿＿＿＿＿＿＿＿＿＿＿＿＿＿＿	
指导	1 膳食指导 2 预防意外伤害 3 疾病预防＿＿＿＿＿ □/□/□	
随访医生签名		

填表说明：

1. 体重、身长：指检查时实测的具体数值。并根据原卫生部《中国 7 岁以下儿童生长发育参照标准》判断儿童体格发育情况，在相应的"上""中""下"上画"√"。

2. 步态：有跛行判断为异常。

3. 眼：无发炎、流泪或分泌物，无沙眼、结膜炎、泪囊炎，判断为未见异常；否则为异常。

4. 耳：耳道无异常分泌物，无外耳湿疹，判断为未见异常；否则为异常。

5. 心肺：未闻及心音异常及心脏杂音，肺呼吸音无异常，判断为未见异常；否则为异常。

6. 肝、脾：腹部触诊，未触及肝、脾异常增大，判断为未见异常；否则为异常。

7. 行为：能交替脚步上楼梯，会骑三轮车，会临摹圆圈，会扣上和解开扣子，判断为通过；否则为未通过。

8. 社交：当知道自己的性别、名字、年龄和地址，能识别主要颜色（红、黄、蓝），判断为通过；否则为未通过。

9. 其他：当有表格上未列入事宜，但须记录时，在"其他"栏目上填写。

10. 指导：做了哪些指导请在对应的选项上画"√"，可以多选，未列出的其他指导请具体填写。

五、预防接种卡

姓名＿＿＿＿＿＿＿＿＿＿＿＿＿ 编号□□-□□□□□

性别：＿＿＿＿＿ 出生日期：＿＿＿年＿＿月＿＿日

监护人姓名：＿＿＿＿＿＿＿＿＿ 与儿童关系：＿＿＿＿＿ 联系电话：＿＿＿＿＿

家庭现住址：＿＿＿＿＿＿县（区）＿＿＿＿＿乡镇（街道）

户籍地址：1 同家庭地址 2 ＿＿省＿＿市＿＿县（区）＿＿乡镇（街道）

迁入时间：＿＿＿年＿＿月＿＿日 迁出时间：＿＿＿年＿＿月＿＿日

迁出原因：＿＿＿＿＿＿＿＿＿＿＿＿＿＿＿＿＿＿＿＿＿

疫苗异常反应史：＿＿＿＿＿＿＿＿＿＿＿＿＿＿＿＿＿＿

接种禁忌：＿＿＿＿＿＿＿＿＿＿＿＿＿＿＿＿＿＿＿＿＿

传染病史：＿＿＿＿＿＿＿＿＿＿＿＿＿＿＿＿＿＿＿＿＿

建卡日期：＿＿＿年＿＿月＿＿日 建卡人：＿＿＿＿＿＿

续表

疫苗与剂次		接种日期	接种部位	疫苗批号	有效日期	生产企业	接种医生	备注
乙肝疫苗	1							
	2							
	3							
卡介苗								
脊灰疫苗	1							
	2							
	3							
	4							
百白破疫苗	1							
	2							
	3							
	4							
白破疫苗								
麻风疫苗								
麻腮风疫苗	1							
	2							
麻腮疫苗								
麻疹疫苗	1							
	2							
A 群流脑疫苗	1							
	2							
A＋C 群流脑疫苗	1							
	2							
乙脑（减毒）活疫苗	1							
	2							
乙脑灭活疫苗	1							
	2							
	3							
	4							
甲肝减毒活疫苗								
甲肝灭活疫苗	1							
	2							
二类疫苗								

填表说明：

1. 姓名：根据儿童居民身份证的姓名填写；可暂缺，儿童取名后应及时补充记录。

2. 出生日期：按照年（4位）、月（2位）、日（2位）顺序填写，如19490101。

3. 监护人姓名：只填写一个，并在"与儿童关系"中注明母亲、父亲或其他关系。

4. 家庭现住址：只填写至乡级。

5. 户籍住址：若同家庭现住址，则在"同家庭现住址"前的数字1上画"√"；若不同，请具体填写至乡级。

6. 疫苗异常反应史、接种禁忌和传染病史：在每次接种前询问后填写。

7. 每次完成接种后，接种医生应将接种日期、接种部位、疫苗批号、生产企业、接种单位等内容登记到预防接种证中，并及时签名；同时将接种日期、接种部位、疫苗批号、有效日期、生产企业、接种医生等内容登记到儿童预防接种卡中。其中，"接种部位"只填写注射用疫苗的接种部位：左侧用1表示，右侧用2表示；"有效日期"指有效截止日期。

8. "备注"栏用于记录某疫苗某剂次接种的其他重要信息，例如接种乙肝疫苗的种类（酵母苗/CHO苗）、接种百白破疫苗的种类（全细胞苗/无细胞苗）、特殊情况下的不同接种剂量等。

9. 接种二类疫苗时，按上述内容进行登记。

（严琴琴）

第二章　社区女性保健与护理

第一节　青春期女性社区保健与护理

青春期是由儿童期向性成熟期过渡的一段快速生长时期，是女性生殖器、内分泌、体格逐渐发育成熟的时期。世界卫生组织（WHO）提出青春期为 10～19 岁。女性青春期第一性征的变化是在促性腺激素作用下，卵巢增大、卵泡开始发育并分泌雌激素；外生殖器从幼稚型变为成人型。此时虽已初步具有生育能力，但整个生殖系统的功能尚未完善。第二性征发生变化，如音调变高、乳房发育、胸肩部脂肪增多等，呈现出女性特征。

一、护理评估

青春期按照顺序先后经历以下阶段，即乳房萌发、肾上腺功能初现、生长加速和月经初潮。各阶段有重叠，共需约4.5年。

1. 乳房萌发

乳房萌发是女性第二性征的最初特征。一般女性接近 10 岁时乳房开始发育，经过约3.5年时间发育为成熟型。

2. 肾上腺功能初现

青春期肾上腺雄激素分泌增加，引起阴毛、腋毛的生长，称肾上腺功能初现。

3. 生长加速

由于雄激素、生长激素和胰岛素样生长因子－1分泌增加，11～12 岁青春期少女体格生长呈直线加速，平均每年生长9cm，月经初潮后生长速度减缓。

4. 月经初潮

女性第一次月经来潮称月经初潮，是青春期的重要标志。月经初潮提示卵巢产生雌激素已经达到一定水平，能引起子宫内膜变化而产生月经。但此时中枢对雌激素的正反馈机制尚未成熟，即使卵泡发育成熟也不能排卵，故月经周期常不规律，经 2~4 年建立规律性周期性排卵后，月经逐渐正常。月经初潮年龄为 11~18 岁，多数为 13~15 岁。

5. 心理变化

青春期女性心理变化较明显，初现性意识，情绪和智力发生明显变化，易激动，想象力和判断力明显增强。

二、常见健康问题及护理

1. 乳房发育不良及病变

乳房发育过程中可能出现乳房发育不良、乳房过小或过大、两侧乳房不对称、乳房畸形及乳房肿块等问题。

2. 痛经

痛经是行经前后或月经期出现下腹疼痛、下腹坠胀、腰酸，可合并头痛、乏力、头晕、恶心等其他不适，严重者可影响生活和工作质量。痛经分为原发性和继发性两类。青少年阶段多见原发性痛经，其疼痛与子宫肌肉活动增强所导致的子宫张力增加和过度痉挛性收缩有关。

（1）月经期下腹痛是主要症状，疼痛多位于下腹中线或放射至腰骶部、外阴与肛门。疼痛多自月经来潮后开始，最早出现在经前 12 小时。行经第 1 日疼痛最剧烈，持续 2~3 日后疼痛即可缓解，可伴随恶心、呕吐、腹泻、头晕、乏力等症状，严重时面色发白、出冷汗。

（2）腹部可局部热敷和进食热饮，如热汤、热茶。疼痛不能忍受时应遵医嘱使用非麻醉性镇痛治疗。若每次月经期都习惯服用止痛剂，应防止成瘾。

（3）应重视精神心理治疗及护理。

3. 外阴炎

外阴炎与阴道分泌物增多、不注意皮肤清洁、大小便污染、穿着紧身化纤内裤、月经期使用卫生巾致局部通透性差和局部潮湿等有关。

（1）表现为外阴皮肤及黏膜瘙痒、疼痛、烧灼感，于活动、性交、排尿及排便时加重。严重者形成溃疡或湿疹。

（2）指导青春期女性注意个人卫生，保持外阴部清洁、干燥，穿纯棉内裤并经常更换，做好月经期卫生管理；勿饮酒，少辛辣饮食；局部严禁搔抓以免皮肤破损，勿用刺激性药物或肥皂擦洗。

4. 心理变化

女性青春期生理、心理变化很大。她们既认为自己已成熟，能独立处事，不喜欢别人的管束；又胆怯、依赖；加之青春期女性生理上发生了较大的变化，且不同个体间有较大的差异，导致她们产生不同的心理反应，如产生自卑感或焦虑情绪，而且容易与周围的事物发生冲突。因此，社会、教师和家长应教育、引导她们理性地对待这些特征，使她们理解这些解剖、生理知识，接受自身变化，并给予护理关照和心理疏导。

三、护理

青春期是一个身心发育的特殊时期，此时的健康对未来的学习、工作和生活具有决定性的意义。青春期女性生理保健主要围绕健康生活行为方式指导、乳房护理、月经期保健、会阴部卫生四个方面。另外，性健康关系到女性一生，不同年龄阶段女性均应接受有针对性的性健康教育。青少年是性健康教育的关键阶段，应向其传授科学的性知识，纠正与性有关的认识和行为偏差。

1. 健康生活行为方式指导

青春期是形成良好行为习惯和心理健康的时期。加强健康教育，使青春期女性了解自己生理、心理特点，懂得自爱，学会自我保护，培养良好的个人生活习惯，合理安排生活和学习，注意劳逸结合；合理营养，注意营养成分的搭配，提供足够的热量，定时定量，三餐有度；体育锻炼对身体健康成长十分重要，应有适当的运动和正常的娱乐。

2. 乳房保健

青春期乳房的发育标志着青春期女性开始成熟。隆起的乳房也体现了女性成熟体形所特有的曲线美和健康美，并为日后哺育婴儿做准备。因此，乳房的保护与保健是女性青春期卫生的主要方面。

（1）青春期女性不应束胸　束胸对青春期女性的发育和健康有害。第一，束胸时心脏、肺和大血管受到压迫，从而影响器官的正常工作。第二，束胸会影响呼吸功能。正常情况下，胸式呼吸和腹式呼吸两种呼吸动作协调配合进行，才能保证人体正常的气体交换；而束胸影响胸式呼吸，使胸部不能充分扩张，肺组织不能充分扩张，吸入空气量减少，影响了氧气的供应。第三，束胸压迫乳房，使血液循环不畅而引起乳房胀痛等不适，甚至造成乳头内陷、乳房发育不良，影响健美，也为将来哺乳带来困难。因此，我们要反复宣传束胸的危害。要鼓励女孩子把乳房发育的情况告诉母亲，以便及时得到必要的保健指导。

（2）佩戴合适的胸罩　青春期女性乳房发育基本定型后，要指导其及时选戴合适的胸罩。青春期女性在 15 岁左右乳房发育基本定型（但个体差异性较大）后，即可佩戴胸罩。

戴胸罩有以下好处：第一，支托乳房，防止下垂；第二，可预防乳房血液淤滞引起的乳房疾患；第三，减轻心脏的局部压力，促进血液循环畅通，有利乳房发育；第四，减轻由于体育运动或体力劳动造成的乳房振动，还可防止乳房受伤；第五，保护乳头，减少擦伤或碰疼；第六，在秋冬季有保暖作用。由于体形不同，乳房大小也各不相同，必须选择尺寸合适的胸罩，佩戴后要感到舒适且无紧束感。还要根据身体发育中的胖瘦变化，随时更换胸罩。千万不要片面追求体形美而勉强戴不适合的胸罩。胸罩要柔软吸水，注意勤洗勤换、保持清洁，晚上睡觉时把胸罩取下。

（3）乳房的卫生　青春期的女性由于内分泌的原因，每当月经周期前后，可能出现乳房胀痛、乳头痒痛现象。这时切勿随便挤捏乳房、抠剔乳头，以免造成破口而发生感染。可以经常用清水清洗乳头、乳晕、乳房皮肤，保持乳房的清洁卫生。

（4）乳房发育不良　若出现乳房过小或过大、双侧乳房发育不对称、乳房不发育、乳房畸形及乳房包块等现象，一是可通过健美运动促进胸肌发达，使乳房显得丰满；二是在医生指导下进行适当调治。青春期女性要到身体发育定型、完全性成熟才能确定乳房是否发育不良，不要过早下结论。

3. 月经期保健

月经是指伴随卵巢周期性变化而出现的子宫内膜有规律的周期性脱落及出血。青春期女性对首次阴道出血往往会感到惊恐不安，当了解到是正常的月经初潮后，又可能对如何处理月经束手无策。在月经期，女性生殖系统自然防御功能受到破坏，如不注意卫生，病原体容易上行侵入生殖道，造成炎症。月经期，大脑兴奋性降低，全身抵抗力有所下降，机体容易疲劳，也容易受凉感冒或患其他病症。所以，应指导女性在月经期注意以下几方面保健。

（1）保持外阴清洁、干燥　在月经期应每天清洗外阴，更换内裤。对女性进行外阴清洁及预防疾病知识的教育，不穿化纤内裤和紧身衣，着棉质内衣裤。

（2）保持乐观和稳定的情绪　在月经期，女性往往因身体的不适如乳胀、腰酸、小腹坠胀、头痛而情绪烦躁、易怒或抑郁，情绪波动反过来又影响月经。保持心情舒畅，自我调节情绪，可以减轻月经的不适感觉。

（3）适当控制运动量　月经期要注意休息，避免剧烈的体育运动和重体力劳动，保持充足的睡眠，以增强机体抵抗力。

（4）注意保暖　月经期身体抵抗力下降，盆腔充血，要注意保暖。要避免淋雨、涉水、游泳，以及用冷水洗澡、洗头、洗脚。夏天不要喝过多的冷饮，以免受寒、着凉，刺激盆腔血管收缩，导致月经减少或突然停经，引发其他疾病。

（5）注意饮食卫生，加强营养　月经期间可进食营养丰富、易消化和吸收的食物，如蛋类、瘦肉、豆制品、蔬菜、水果，同时还要多喝温开水，增加排尿次数，冲洗尿道，以预防炎症。不吃生冷及辛辣刺激性食物，保持大便通畅，减少盆腔充血。

（6）做好月经周期的记录　通过记录可观察月经是否规律，也便于做好经前的准备。如果月经没按日期来潮，应当就诊，以便及时发现原因。

4. 会阴部的卫生

青春期女性处于代谢旺盛阶段，皮脂腺、汗腺分泌物较多，会阴部皮肤湿润，大小阴唇皱襞部位容易积存污垢，较胖的青春期女性更是如此。此外，由于青春期卵巢功能活跃，阴道分泌物增多，加之阴道离肛门和尿道口很近，易受尿液和粪便污染。上述因素可能导致外阴瘙痒，甚至引起继发性感染和毛囊炎。长期的瘙痒刺激可能造成失眠、焦虑和紧张。因此，做好会阴部的卫生管理十分重要。

第一，每天用温水清洗外阴并更换内裤，内裤要选用透气性好、吸湿性强的棉织品；第二，注意月经期卫生；第三，若白带量多且有异味或有血色时，要及时去医院检查和治疗。

5. 性健康宣传

对进入青春期的女性，应进行性教育使其了解基本性生理和性心理卫生知识，注意月经期卫生，正确对待和处理性发育过程中的各种问题，以减少非意愿妊娠率，预防性传播疾病。

（高　苗）

第二节　妊娠期女性社区保健与护理

妊娠是女性一生中可能经历的一段特殊生理时期，是胚胎和胎儿在母体内发育成长的过程。成熟卵子受精是妊娠的开始，胎儿及其附属物自母体排出是妊娠的终止。妊娠全过程平均为 40 周。妊娠期时，在胎盘产生的激素作用下，母体各系统发生了一系列适应性的解剖和生理变化，并调整其功能，以满足胎儿生长发育和分娩的需要，同时为产后的哺乳做好准备。

一、护理评估

了解妊娠期母体的变化，有助于护理人员帮助孕妇了解妊娠期的解剖及生理方面的变化；减轻孕妇及其家庭由于相关知识缺乏而引起的焦虑；识别潜在的或现存的非正常的变化；帮助孕妇及其家庭做好分娩前准备，促进母婴健康，迎接新生命的到来。

妊娠期女性的生理及心理变化主要表现在以下几个方面：

1. 生殖系统

（1）子宫

子宫体：逐渐增大、变软。早期子宫略呈球形且不对称；妊娠 12 周后，增大子宫逐渐均匀对称并超出盆腔；妊娠晚期子宫多呈不同程度的右旋，与盆腔左侧有乙状结肠占据有关。宫腔容积由非妊娠时约 10ml 增加至妊娠足月时约 5000ml。子宫肌壁厚度由非孕时约 1cm，至妊娠中期逐渐增厚达 2.0 ~ 2.5cm，至妊娠末期又逐渐变薄，妊娠足月时厚度为 1.0 ~ 1.5cm。随着子宫增大和胎儿、胎盘的发育，子宫循环血量逐渐增加。子宫动脉由非妊娠时的屈曲至妊娠足月时变直，以适应胎盘内绒毛间隙血流量增加的需要。妊娠足月时子宫血流量为 500 ~ 700ml/min，比非孕时增加 4 ~ 6 倍，宫缩时子宫血流量明显减少。

妊娠 12 ~ 14 周时，子宫开始出现不规则无痛性收缩，可由腹部检查时触知，孕妇有时也能感觉到。特点为稀发、不规律和不对称。尽管其幅度和频率随妊娠进展而逐渐增加，可以直到妊娠晚期，但宫缩时宫腔内压力通常为 10 ~ 25mmHg，持续时间不足 30 秒，这种无痛性宫缩称为 Braxton Hicks 收缩。

子宫峡部：子宫体和子宫颈之间最狭窄的部分。非妊娠期长约 1cm，随着妊娠进展，峡部逐渐伸展拉长变薄，成为宫腔的一部分，临产时伸展至 7 ~ 10cm，成为产道的一部分，此时称为子宫下段。

宫颈：妊娠早期因宫颈黏膜充血及组织水肿，致使宫颈外观肥大，呈紫蓝色及质地变软。宫颈管内腺体肥大，宫颈黏液增多，形成黏稠黏液栓，有保护宫腔免受外来感染侵袭的作用。宫颈鳞柱上皮交接部外移，宫颈表面出现糜烂，称假性糜烂。近临产时，宫颈管变短并轻度扩张。

（2）卵巢 妊娠期卵巢略增大，排卵和新卵泡产生均停止。一侧卵巢可见妊娠黄体，于妊娠 6 ~ 7 周前分泌雌激素及孕激素以维持妊娠。妊娠 10 周时黄体开始萎缩，其功能由胎盘取代。

（3）输卵管 妊娠期输卵管伸长，但肌层并不增厚，黏膜上皮细胞变扁平，在基质中可见蜕膜细胞。

（4）阴道 妊娠期阴道黏膜变软，水肿充血呈紫蓝色且皱襞增多，伸展性增加。阴道脱落细胞及分泌物增多呈白色糊状。阴道上皮细胞含糖原增加，乳酸含量增多，使阴道 pH 值降低，不利于一般致病菌生长，有利于防止感染。

（5）外阴 妊娠期外阴部充血，皮肤增厚，大小阴唇色素沉着，大阴唇内血管增多且结缔组织松软，故伸展性增加。小阴唇皮脂腺分泌增多。

2. 乳房

妊娠早期乳房开始增大，充血明显。乳头增大、颜色加深，更易勃起。

乳晕颜色加深，其外围的皮脂腺肥大形成散在的结节状隆起称为蒙氏结节。孕妇自觉乳房发胀，有触痛及麻刺感，为早期妊娠诊断的体征之一。随着乳腺增大，皮肤下的浅静脉明显可见。随着乳腺腺泡增生导致乳腺增大并出现结节。其间虽有大量的多种激素参与乳腺发育，为泌乳做好准备，但妊娠期间并无乳汁分泌。于妊娠末期，尤其在接近分娩期挤压乳房时，可有数滴淡黄色稀薄液体溢出，称为初乳。初乳内含有丰富的营养及抗体，利于新生儿生长发育。正式分泌乳汁在分娩后新生儿吸吮乳头时。

3. 循环系统

（1）心脏 妊娠后期因膈肌升高，心脏向左、向上、向前移位，更贴近胸壁，心尖搏动左移，心浊音界稍扩大。由于心脏移位使大血管轻度扭曲，加之血流量增加及血流速度加快，多数孕妇在心尖区可闻及柔和的吹风样收缩期杂音，产后逐渐消失。心脏容量至妊娠末期增加约10%，心率于妊娠晚期休息时每分钟增加 10～15 次。

（2）心输出量和血容量 心输出量增加对维持胎儿生长发育极为重要。心输出量自妊娠 10 周开始增加，至妊娠 32～34 周达高峰，维持此水平直至分娩。临产后在第二产程期间心输出量显著增加。血容量自妊娠 6 周起开始增加，至妊娠 32～34 周时达高峰，增加40%～45%，之后维持此水平直至分娩。血浆的增加多于红细胞，使血液稀释出现生理性贫血。

（3）血压 妊娠早期及中期血压偏低，妊娠晚期血压轻度升高。因外周血管扩张、血液稀释及胎盘循环的建立，使得舒张压稍有降低，收缩压无明显变化，所以脉压稍增大。血压受体位影响，坐位稍高于仰卧位。如果孕妇长时间仰卧位，可引起回心血量减少、心输出量降低、血压下降，称仰卧位低血压综合征。表现为孕妇从卧位迅速站立时，会出现头晕、头痛，甚至昏厥等症状。因此，妊娠中晚期鼓励孕妇侧卧位休息。

（4）静脉压 妊娠对上肢静脉压无影响。股静脉压自妊娠 20 周升高，加之右旋增大的子宫压迫下腔静脉使血液回流受阻，孕妇下肢、外阴及直肠静脉压增高，导致下肢水肿、痔、静脉曲张的发生率增加，同时深静脉血栓发生的风险增加。

（5）血容量及血液成分

血容量：循环血容量于妊娠 6～8 周开始增加，至妊娠 32～34 周达高峰，血浆增加多于红细胞增加，出现生理性血液稀释。骨髓造血增加，网织红细胞轻度增加。

红细胞：妊娠期骨髓不断产生红细胞，但由于血液稀释，红细胞计数为 $3.6 \times 10^{12}/L$，血红蛋白值约为 $110g/L$，出现生理性贫血。为适应红细胞增加、胎儿生长及孕妇各器官生理变化的需要容易缺铁，应在妊娠中晚期开始补充铁剂，以防缺铁性贫血。

白细胞：妊娠期白细胞稍增加，为 $(5 \sim 12) \times 10^9/L$，有时可达 $15 \times 10^9/L$，主要为中性粒细胞增多，而单核细胞和嗜酸性粒细胞几乎无改变。

凝血因子：妊娠期凝血因子 Ⅱ、Ⅴ、Ⅶ、Ⅷ、Ⅸ、Ⅹ 均增加，仅凝血因子 Ⅺ 和 Ⅻ 降低，使血液处于高凝状态，对预防产后出血有利。血小板数无明显变化。妊娠期红细胞沉降率加快，可达 $100mm/h$。血小板数量无明显改变。

血浆蛋白：由于血液稀释，血浆蛋白在妊娠早期即开始降低，妊娠中期血浆蛋白值为 $60 \sim 65g/L$，主要是白蛋白减少，约为 $35g/L$，以后维持此水平至分娩。

4. 泌尿系统

由于孕妇及胎儿代谢产物增多，肾脏负担加重。肾血浆流量及肾小球滤过率于妊娠早期均增加，并在整个妊娠期维持高水平。肾血浆流量及肾小球滤过率受体位影响，孕妇仰卧位尿量增加，故夜尿量多于日尿量。由于肾小球滤过率增加，肾小管对葡萄糖的再吸收能力不能相应增加，故约15%的孕妇饭后可出现糖尿，应注意与真性糖尿病相鉴别。妊娠早期，由于增大的子宫压迫膀胱，引起尿频。妊娠 12 周以后子宫体高出盆腔，压迫膀胱的症状消失。妊娠末期，由于胎先露进入盆腔，孕妇再次出现尿频，甚至腹压稍增加即出现尿液外溢现象。此现象产后可逐渐消失，孕妇无须减少液体摄入量来缓解症状。

受孕激素影响，泌尿系统平滑肌肌张力降低。自妊娠中期肾盂及输尿管轻度扩张，输尿管增粗及蠕动减弱，尿流缓慢，且右侧输尿管受右旋子宫压迫，孕妇易发生急性肾盂肾炎，且以右侧多见，可用左侧卧位预防。

5. 呼吸系统

妊娠期由于母体代谢作用的增加，以及胎儿生长发育的需要，孕妇耗氧量增加 10% ~ 20%。呼吸道黏膜充血水肿，孕妇易感到呼吸困难，易发生鼻出血，易发生感染。声带水肿而声音嘶哑。膈肌上升，胸廓前后径和横径均加宽，肋膈角增宽，肋骨向外扩展，使胸廓周径增大。孕妇有过度通气现象，有利于提供孕妇及胎儿所需的氧气。妊娠晚期，由于子宫增大，腹肌活动减少，孕妇以胸式呼吸为主。妊娠期孕妇呼吸次数变化不大，约 20 次/分，但呼吸较深。

6. 消化系统

妊娠早期，约有半数女性出现不同程度的恶心，或伴呕吐，尤以清晨起床时更为明显。食欲与饮食习惯也有改变，如食欲不振、喜食酸咸食物、厌油腻，甚至偏食等，称早孕反应，一般于妊娠 12 周左右自行消失。

由于妊娠期大量雌激素影响，牙龈充血、水肿和增生，晨间刷牙时易有牙龈出血；孕妇常有唾液增多，有时流涎。

由于雌激素的影响，胃肠平滑肌肌张力降低，使蠕动减少、减弱，胃排空时间延长，易有上腹部饱胀感。妊娠中晚期，由于胃部受压及幽门括约肌松弛，胃内酸性内容物可回流至食管下部，产生灼热感。肠蠕动减弱，易便秘，常引起痔疮或使原有痔疮加重。

7. 内分泌系统

妊娠期，许多内分泌腺体都有所改变。

（1）垂体　妊娠期腺垂体增大 1 ~ 2 倍。垂体分泌的催乳素随妊娠进展逐渐增量，于妊娠末期达高峰。催乳素有促进乳腺发育的作用，为产后泌乳做准备。由于胎盘分泌的大量雌激素和孕激素的负反馈作用，使促性腺激素分泌减少，故孕期无卵泡发育成熟，无排卵。

（2）甲状腺　妊娠期甲状腺血管增多，血运丰富，腺体增生，可有轻度肿大。血中甲状腺素水平虽增多，但游离的三碘甲腺原氨酸（T_3）、甲状腺素（T_4）均无变化，主要是胎儿和孕妇组织代谢增加而引起的，孕妇无甲状腺功能亢进（简称甲亢）表现。如若发生孕期甲亢，由于放射性碘可很快通过胎盘，且胎儿甲状腺对碘有特别的亲和力，可能导致胎儿畸形，因此孕妇不能用放射性碘来治疗甲亢。

（3）肾上腺　肾上腺皮质变厚，明显增大。妊娠期，血中游离的或结合的皮质醇及醛固酮水平均有所增加（皮质醇水平会影响糖代谢，醛固酮对水、电解质平衡有重要作用）。但其中起活性作用的游离皮质醇和游离醛固酮很少，故孕妇也没有肾上腺皮质功能亢进表现。

8. 皮肤

妊娠期垂体分泌促黑素细胞激素增加，使黑色素增加，加之增多的雌、孕激素有黑色素细胞刺激效应，使孕妇面颊、乳头、乳晕、腹白线及外阴等处出现色素沉着。面颊呈蝶形分布的褐色斑，习称妊娠黄褐斑，于产后自行消退。随着妊娠子宫增大，腹壁皮肤弹力纤维过度伸展而断裂，使腹部皮肤出现紫色或淡红色不规则平行略凹陷的条纹，称妊娠纹。其产后变为银白色，持久不退。

9. 新陈代谢

（1）基础代谢率　妊娠早期稍下降，妊娠中期逐渐增高，至妊娠晚期可增高 15%～20%。

（2）体重　于妊娠 13 周前无明显变化，以后平均每周增加 350g，正常不应超过 500g，至妊娠足月时共增加约 12.5kg，包括胎儿、胎盘、羊水、子宫、乳房、血液、组织间液和脂肪沉积等。

（3）三大营养物质　妊娠期间对蛋白质的需要量增加，呈正氮平衡。孕妇体内储备的氮，除供给胎儿生长发育、子宫增大、乳房发外，还要为分娩期消耗做准备。

妊娠期肠道吸收脂肪能力增强，血脂升高，脂肪能较多积存。妊娠期能量消耗多，糖原储备减少。遇到能量消耗过多时，体内动用大量脂肪使血中酮体增加发生酮血症。在妊娠剧吐或分娩产程过长、能量过度消耗时，尿中也可出现酮体。

妊娠期胰岛功能旺盛，胰岛素分泌增加，血液中胰岛素增加，故孕妇空腹血糖略低于非孕女性，糖耐量试验显示血糖增幅大且恢复延迟。

（4）水代谢　妊娠期间，机体水分增加，但由于水、钠潴留与排泄比例适应而不引起水肿；至妊娠晚期因组织间液增加 1～2L，可导致水肿发生。

（5）矿物质　胎儿生长发育需要大量的钙、磷、铁。胎儿骨骼及胎盘的形成，需要较多的钙，近足月妊娠的胎儿体内含钙约 25g、磷 24g，绝大部分是在妊娠末期 2 个月内积累的，故应于妊娠后 3 个月补充维生素 D 及钙，以提高血钙含量。胎儿造血及酶的合成需要较多铁，多数孕妇体内储存铁量不足，需要在妊娠中晚期补充铁剂，否则会因血清铁下降而发生缺铁性贫血。

10. 心理

妊娠期可以看作家庭成长的一个重要阶段，是家庭生活的转折点。在此期间，准父母的家庭和社会角色发生重新定位和认同。原有的生活形态和互动情形也发生改变。准父母要做好迎接新成员到来的准备，并要学习如何为人父母，妊娠也会对原有夫妻感情产生影响，夫妻双方要不断调整以适应家庭的成长。

妊娠早期的心理变化：孕妇在此期常伴有矛盾、焦虑和情绪不稳定等心理变化。妊娠早期，多数孕妇认为没有为妊娠准备好而存在矛盾心理。由于妊娠早期的征象仅限于停经和妊娠试验阳性等，因此孕妇把注意力过多地放在自己身上，如乳房的变化、体重增加和早孕反应等，同时也担心整个妊娠能否顺利进行。妊娠早期的一些不适，虽然属于正常反应，但许多孕妇及其家人却担心这些不适会对妊娠造成不利影响而产生焦虑感。在此期间护理人员应向孕妇适当说明和介绍妊娠期生理知识，缓解其焦虑和矛盾心理。

妊娠中期的心理变化：妊娠中期后，早期的不适渐渐消失，孕妇逐渐接受怀孕的现实，同时开始关心体内的胎儿，对与妊娠、分娩有关的信息感兴趣，更由于胎动的出现增加了对胎儿的幻想和期望，并感到兴奋和骄傲，从而建立起母子一体的亲密感。在此期间护理人员应向孕妇提供与妊娠和分娩有关的知识，以及与胎儿有关的信息，分享孕妇的感受并消除其疑虑，同时应针对个体需要给予适当建议。

妊娠晚期的心理变化：进入妊娠晚期后，孕妇腹部逐渐增大，行动和控制力较差，容易疲倦，同时，焦虑感也会随身体不适的增加而增加。由于接近分娩，对分娩的恐惧，对胎儿及自身健康的忧虑，是一种普遍存在的现象，从而加重孕妇的焦虑感。

过度的压力、焦虑、恐惧及紧张会使肾上腺素和去甲肾上腺素分泌增加。肾上腺素可使心跳加快、心排血量及血压上升；去甲肾上腺素可使周围血管收缩。这些作用将影响子宫的血液供应，间接影响胎儿、胎盘和子宫肌层的血氧供应，最终导致子宫收缩不良、产程延长及胎儿宫内窘迫等状况的发生。妊娠晚期孕妇心理压力最大，护理人员应给予更多的支持和安慰，帮助孕妇更好地适应。

二、常见健康问题

1. 恶心、呕吐

60%左右的女性在妊娠6周左右出现早孕反应，如畏寒、头晕、乏力、嗜睡、流涎、喜食酸物或厌食油腻、恶心、呕吐等，多于12周左右自行消失。在此期间应避免长时间空腹或过饱，每天可少量多餐，两餐之间进食液体；宜摄入清淡、蛋白质丰富及纤维素含量高的食物，如蔬菜、水果、蛋类、鱼类等；避免进食会引起不适或难以消化的食物。如妊娠12周以后仍继续呕吐，甚至影响孕妇营养时，应考虑妊娠剧吐的可能，需住院治疗，纠正水、电解质紊乱。对偏食者，在不影响饮食平衡的情况下，可不做特殊处理。

2. 尿频、尿急

尿频、尿急常发生在妊娠最初3个月及末3个月。孕妇无须减少液体摄入量来缓解症状，有尿意时应及时排空，不可忍住。此现象产后可逐渐消失。

3. 白带增多

白带增多于妊娠初3个月及末3个月明显，是妊娠期正常的生理变化。嘱孕妇排除霉菌、滴虫、淋菌、衣原体等感染，保持外阴部清洁，每日清洗外阴或经常洗澡以避免分泌物刺激，严禁阴道冲洗。穿透气性好的棉质内裤，经常更换。如分泌物过多，可用卫生巾并经常更换，以增加舒适感。

4. 下肢水肿

孕妇在妊娠后期易发生踝部及小腿下半部轻度水肿，经休息后可消退，属正常现象。如下肢水肿明显，呈凹陷性或经休息后不消退者，应及时诊治，警惕妊娠高血压综合征、合并肾脏疾病或其他并发症的发生。此外，嘱孕妇左侧卧位休息，解除右旋增大的子宫对下腔静脉的压迫，下肢稍垫高，水肿多可减轻。避免长时间站立或久坐。需长时间站立时，两侧下肢轮流休息。适当限制孕妇对盐的摄入，但不必限制水分。

5. 下肢、外阴静脉曲张

静脉曲张因妊娠次数增多逐渐加重。于妊娠末期应尽量避免长时间站立，穿弹力袜或裤，睡眠时应适当垫高下肢以促进血液回流。

6. 便秘

妊娠期间肠蠕动及肠张力减弱，排空时间延长，水分被肠壁吸收增加，加之孕妇活动量减少，便秘就成了妊娠期常见的症状之一，尤其是妊娠前已有便秘情况者。嘱孕妇养成每日定期排便的习惯，多吃新鲜蔬菜、水果等含纤维素多的食物，同时增加每日饮水量，注意适当的活动。未经医生允许不可随便使用大便软化剂或轻泻剂。

7. 腰背痛

妊娠期间由于关节韧带松弛，增大的子宫向前突使躯体中心后移，腰椎前突使背伸肌处于持续紧张状态，孕妇常出现轻微腰背痛。可指导孕期穿平跟鞋，在俯拾或抬举物品时，保持上身直立，弯曲膝盖，用双下肢力量抬起。如工作要求长时间弯腰，妊娠期间应适当调整。疼痛严重者，必须卧床休息（硬床垫），局部热敷或就医诊治。产后 6~8 周，腰背痛会自然消失。

8. 下肢肌肉痉挛

下肢肌肉痉挛于妊娠后期多见，常在夜间发作。指导孕妇增加食物中钙的摄入，避免腿部疲劳、受凉，伸腿时避免脚趾尖伸向前，走路时脚跟先着地。下肢肌肉痉挛发作时，嘱孕妇背曲足背或站直前倾，或局部热敷按摩，痉挛多能迅速缓解。已出现下肢肌肉痉挛的孕妇，尽早遵医嘱补充钙剂。

9. 仰卧位低血压综合征

妊娠末期，孕妇如较长时间取仰卧姿势，由于增大的妊娠子宫压迫下腔静脉，回心血量及心输出量骤然减少，出现低血压。此时可改为侧卧位，下腔静脉血流通畅后症状可自然消失，不必紧张。

10. 失眠

每日坚持户外活动，如散步。睡前用梳子梳头、温水洗脚，或喝热牛奶帮助入睡。

11. 贫血

孕妇应适当增加含铁食物的摄入，如动物肝脏、瘦肉、蛋黄、豆类等。

如病情需要补充铁剂时，可用温水或水果汁送服，以促进铁的吸收，且应在餐后 20 分钟服用，以减轻对胃肠道的刺激。向孕妇解释，服用铁剂后粪便可能变黑，或可能导致便秘或轻度腹泻，不必担心。

三、护理

1. 异常症状的判断

孕妇出现下列症状应立即就诊：阴道出血、妊娠 3 个月后仍持续呕吐、寒战、发热、头痛、眼花、胸闷、心悸、气短、腹部疼痛、突然自阴道流出液体或胎动计数突然减少等。

2. 个人卫生与衣着

孕妇养成良好的刷牙习惯，每次进食后均刷牙，且用软牙刷；孕期排汗增多，要勤淋浴，勤换内衣。孕妇衣服应宽松、柔软、舒适，冷暖适宜，不宜穿紧身衣或裤等，以免影响血液循环和胎儿发育、活动。胸罩的选择宜以舒适、合身、足以支托增大的乳房为标准。避免穿高跟鞋，以防腰背痛及身体失衡。

3. 活动与休息

一般孕妇可坚持工作到 28 周，28 周后可适当减轻工作量，避免长时间站立或重体力劳动。接触射线或有毒物质的工作人员，妊娠期应予以调离。妊娠期孕妇因身心负荷加重，易感疲劳，需要充足的休息与睡眠。每日应有 8 小时睡眠，午休 1～2 小时。卧床时宜左侧卧位，以增加胎盘血供。居室内保持安静，空气流通。

4. 胎教

胎教是指有目的、有计划地为胎儿的生长发育实施的最佳措施：①对胎儿进行抚摸训练，刺激胎儿的活动积极性；②对胎儿进行音乐训练。

5. 孕期自我监护

胎心音计数和胎动计数是孕妇自我监护胎儿宫内情况的一种重要手段。教会家庭成员听胎心音并做记录。嘱孕妇每日早、中、晚各数 1 小时胎动，每小时胎动数不少于 3 次，12 小时胎动累计数不得少于 10 次。凡 12 小时内胎动累计数少于 10 次，或逐日下降 >50% 而不能恢复者，均应视为子宫胎盘功能不足，胎儿缺氧，应及时就诊。

6. 性生活指导

妊娠前 3 个月及末 3 个月避免性生活，以防流产、早产及感染。其间性生活需调整姿势和频率。

7. 药物的使用

许多药物可通过胎盘进入胚胎内，影响胚胎发育。尤其是妊娠最初 2 个月的胚胎器官发育形成期，用药更应注意。若病情需要，应在医生指导下服用，以免对母儿不利。

8. 分娩先兆的判断

临近预产期的孕妇，如出现阴道血性分泌物或规律宫缩（间歇 5～6 分钟，持续 30 秒）为临产，应尽快到医院就诊。如阴道突然有大量液体流出，应嘱孕妇平卧，由家属送往医院，以防脐带脱垂危及胎儿生命。

（高　苗）

第三节　产褥期女性社区保健与护理

从胎盘娩出至产妇全身各器官（除乳腺外）恢复或接近正常未孕状态所需的时期称为产褥期，一般为 6 周。这一阶段是产妇身体和心理恢复的关键时期，了解产褥期母体变化及适应过程，对做好产褥期保健，保证母婴身心健康具有重要的意义。

一、护理评估

产褥期女性的生理及心理变化主要表现在以下几个方面：

1. 子宫

子宫在产褥期变化最大。胎盘娩出后，子宫立即产生强力收缩，约产后 6 周可恢复到怀孕前大小和形状。这个过程称为子宫复旧。

子宫体：主要表现为子宫体肌纤维缩复和子宫内膜再生。子宫复旧不是肌细胞数目的减少，而是肌细胞体积的缩小，即肌细胞细胞质中的蛋白质被分解排出，细胞质减少导致肌细胞缩小。随着肌纤维不断缩复，子宫体积逐渐缩小，产后 1 周缩小至妊娠 12 周大小；产后 10 日左右子宫降至骨盆腔内，腹部检查触不到子宫底；产后 6 周，子宫恢复到正常大小。整个子宫的新生内膜缓慢修复，约于产后第 3 周，除胎盘附着处外，子宫腔表面均由新生的内膜修复。胎盘附着部位约于产后 6 周修复。产后随子宫蜕膜的脱落，血液、坏死蜕膜组织及宫颈黏液等自阴道排出，称恶露。这一过程需 4~6 周。

子宫颈：分娩后子宫颈松软，壁薄皱起如袖口；产后 2~3 日，宫口仍可通过 2 指；产后 7 日宫颈内口关闭；产后 4 周时宫颈完全恢复正常形态。

2. 阴道及外阴

由于阴道、外阴外口和阴唇在分娩时都受到强力的伸展，产后阴道皱褶便减少甚至消失。产后 3 周左右阴道重新出现黏膜皱襞，但不能恢复到未孕时的紧张状态；分娩后的外阴轻度水肿，于产后 2~3 日逐渐消退。

3. 乳房

乳房的主要功能是泌乳。母乳喂养对母儿均有益。母乳中含有丰富的营养物质，尤其是初乳中富含的大量抗体，有助于新生儿抵抗疾病的侵袭。对于母体，哺乳有利于生殖器官及有关组织器官更快恢复。

产后 7 日内所分泌的乳汁，称初乳。初乳较成熟乳汁含有更多的蛋白质和矿物质，尤其是分泌型免疫球蛋白 A（SIgA），以及较少的脂肪和乳糖，极易消化，是新生儿早期最理想的天然食物。产后 7~14 日分泌的乳汁为过渡乳，蛋白质含量逐渐减少，脂肪和乳糖含量逐渐增多；产后 14 日以后所分泌的乳汁为成熟乳，呈白色。初乳及成熟乳均含有大量免疫抗体。由于多数药物可经母血渗入乳汁中，故产妇于哺乳期用药时，应考虑药物对新生儿有无不良影响。

4. 循环系统

妊娠期血容量增加，胎盘娩出后，由于子宫缩复和胎盘循环停止，大量血液从子宫涌入体循环，以及妊娠期间过多的组织间液重吸收，可使血容量在产后 2~3 日内明显增加，原有心脏病的产妇容易发生心力衰竭，特别是产后 24 小时。在产后 2~3 周血容量恢复至孕前水平。产褥早期血液仍处于高凝状态，有利于胎盘剥离面形成血栓，减少产后出血量；纤维蛋白原、凝血酶、凝血酶原于产后 2~4 周降至正常。

5. 消化系统

妊娠期胃肠肌张力及蠕动减弱，胃液分泌减少，尤其是胃液中的盐酸分泌减少，产后需 1~2 周逐渐恢复。产妇因分娩时能量的消耗及体液的大量流失，产后 1~2 日内常感口渴，喜进流质或半流质饮食，但食欲不佳，以后逐渐好转。产褥期卧床时间长，缺乏运动，腹肌及盆底肌松弛，加之肠蠕动减慢，易发生便秘。

6. 泌尿系统

妊娠期潴留于体内的大量水分主要经肾排出，故产后最初数日尿量增多。由于分娩过程中膀胱受压造成黏膜水肿、充血、肌张力降低，以及会阴伤口疼痛和不习惯卧床排尿等原因，容易发生尿潴留。

7. 内分泌系统

分娩后，产妇的内分泌系统也会发生一系列变化，雌激素及孕激素水平急剧下降，至产后 1 周已降至未孕时水平。不哺乳产妇通常在产后 6~10 周月经复潮，10 周左右恢复排卵。哺乳产妇的月经复潮延迟，有的哺乳期月经一直不来潮，平均在产后 4~6 个月恢复排卵。产后较晚恢复月经者，首次月经来潮前多有排卵，故哺乳产妇有未见月经来潮却受孕的可能。

8. 生命体征

分娩 24 小时之内体温略有升高，排乳不畅时体温也可升高，一般在 38℃ 以内；脉搏较慢，一般为 60~70 次/分；血压正常。

9. 心理

怀孕和分娩是女性一生当中的重大改变，经过漫长的十月怀胎与产房的呻吟挣扎后的恢复、接纳家庭新成员的需要，以及呵护无助新生命的哺育之责的适应过程称之为心理调适。产妇必须面对身体和心理的改变、潜意识的内在冲突及经历着不同的感受（高涨的热情、希望、幸福感、乐观、压抑及焦虑），为人母所需的情绪调整、家庭关系的改变、经济来源的需求及不是全家期盼的性别或有缺陷等因素将使母亲的调适面临更大的困难。产妇可能因为需要承担母亲的责任而感到恐惧，还可能因为丈夫注意力转移至新生儿而感到失落。一个新的家庭需要在多个方面调整，渐进完成心理和社会的适应；同时，家中增添了一个新成员，对较年长的孩子而言也是一种压力。因此，护理人员在产后提供的指导和支持是相当重要的。

产褥期的心理调适一般经历三个阶段：

第一阶段：依赖期，一般在产后 3 日内，产妇表现出十分依赖的特性，特别需要睡眠，显得疲倦；喜欢谈过去的事情，尤其喜欢谈论自己的妊娠和分娩的感受。用言语来表达对孩子的关心，非常注意食物及婴儿的饮食，情绪较为欣快和波动。在依赖期，丈夫及家人的关心和帮助，以及医务人员的关心和指导都很重要。

第二阶段：依赖－独立期，一般在产后 3～14 日。这时期产妇显得活跃，可能会有睡眠不足的现象；容易产生压抑，与分娩后产妇感情脆弱、太多有关母亲责任的学习及自己身体功能的恢复有关，情绪上显得焦虑、不平静和不耐烦。同时，产妇会表现出较为独立的行为，依赖期中接受特别照顾和关心的状态有所改变，主动参与护理自己的孩子，可自己哺乳而无须他人帮助。根据本期特点，及时的护理、指导和帮助能纠正产妇的不良情绪；帮助提供婴儿喂养和护理知识，并耐心指导，进行良好的沟通交流，给予充分的关心、爱护，有利于提高产妇的自信心和自尊感，促进产妇接纳孩子，从疲劳中恢复，以愉悦的心情进入第三阶段。

第三阶段：独立期，一般在产后 2～4 周。在这一阶段，产妇已逐渐适应了自身的角色以及新家庭和新生活，并自成体系，与丈夫共同照顾孩子并分享欢乐和责任，逐步恢复产前生活状态；同时，也承受着压力，如爱好与需要、抚养孩子、承担日常家务及夫妻关系等。

二、临床表现及常见问题

1. 生命体征

体温多在正常范围。由于分娩过程体力消耗较大及脱水，产后 24 小时内体温可略有升高，但不超过 38℃；如乳房极度充盈可有低热，一般在 12 小时内自行恢复。产后由于循环血量相对增加，心排血量不能迅速下降，故反射性引起心率减慢，为 60～70 次/分，于产后 1 周恢复正常。产后膈肌下降，呼吸深而慢，为 14～16 次/分。血压一般无变化。如为患妊娠高血压的产妇，其血压于产后明显降低。

2. 产后宫缩痛

产后宫缩痛是在产褥早期因子宫收缩引发的不舒适感觉，下腹部阵发性剧烈疼痛，于产后 1~2 日出现，持续 2~3 日自然消失。经产妇比初产妇多见。哺乳时反射性缩宫素分泌增加可使疼痛加重。

3. 恶露

产后随子宫蜕膜的脱落，血液、坏死蜕膜组织及宫颈黏液等自阴道排出，称恶露。①血性恶露：量多，色鲜红，含有大量血液（有时有小血块）、少量胎膜及坏死的蜕膜组织，又称红色恶露，持续 3~4 日。②浆液性恶露：色淡红，含有少量血液、较多的坏死蜕膜、宫颈黏液、阴道排液及细菌，持续 10 日左右。③白色恶露：含有大量白细胞、坏死蜕膜、表皮细胞及细菌，黏稠而颜色较白，约持续 3 周。

4. 会阴切开创口

会阴切开创口多见于经阴道分娩的初产妇。3 日内切口活动时有疼痛和水肿，切口拆线后自行好转。如创口出现疼痛加重、局部红肿、硬结及分泌物，应考虑伤口感染的可能。

5. 胃纳

产后由于肠蠕动减弱，胃液分泌减少，胃肠肌张力降低，加之产时疲劳，造成产妇食欲不振，喜进流食、半流食等清淡饮食，约 10 天恢复。也有产妇因产程中进食少、产后腹压降低而食欲增加。

6. 排泄

褥汗：产褥早期，皮肤排泄功能旺盛，排出大量汗液，以夜间睡眠和初醒时明显，产后 1 周自行好转。

泌尿增多和排尿困难：妊娠期潴留在体内的水分，在产后数天内排出，故尿量增多，但因分娩过程中膀胱受压导致黏膜水肿、充血和肌张力降低，以及产后疲劳、外阴伤口疼痛和不习惯床上排尿等原因，易发生尿潴留及尿路感染。

便秘：产褥期产妇因卧床多活动少、肠蠕动减弱、饮食中缺乏纤维素、腹直肌及盆底肌松弛、会阴伤口疼痛等因素，常有便秘。

7. 乳房胀痛

多因产后乳腺管不通畅或哺乳延迟或没有及时排空乳房导致乳汁淤积，导致产妇乳房胀痛，触摸时有坚硬感。

8. 乳头皲裂

哺乳期产妇，尤其是初产妇因孕期乳房护理不良或哺乳方法不当，或在乳头上使用肥皂及干燥剂等，容易发生乳头皲裂，表现为乳头红、裂开，有时出血，哺乳时疼痛。

9. 体重减轻

产时胎儿及胎盘的娩出、失血及羊水排泄，产后恶露、汗液及尿液大量排出，均可造成体重下降。

10. 产后抑郁

产后抑郁的发生与产妇体内的雌激素和孕激素水平急剧下降、产后心理压力及疲劳有关。

三、护理

1. 产褥期保健知识宣教

（1）生命体征　产后应密切观察产妇生命体征的变化，每日测 2 次体温、脉搏、呼吸，如体温超过 38℃ 应注意观察，如出血多者应密切观察血压变化。

（2）饮食　产后 1 小时可让产妇进流食或清淡半流质饮食，以后可进普食。食物应富含营养、足够热量和水分。若哺乳，应多进蛋白质和多食汤汁食物，并适当补充维生素和铁剂，应少量多餐。

（3）休息与活动　经阴道自然分娩的产妇，产后 6~12 小时内即可起床做轻微活动，产后第 2 日可在室内随意走动，再按时做产后健身操。行会阴后-侧切开或剖宫产的产妇，可适当推迟活动时间。待拆线后伤口不感疼痛时，也应做产后健身操。出院后继续进行直至产后 6 周，6 周后酌情选择新的锻炼方式。尽早适当活动及做产后健身操，既有利于补充产褥早期活动的不足和帮助体力恢复；还可以促进子宫复旧、恶露排出及大小便通畅，避免或减少静脉栓塞的发生率；促进腹壁、盆底肌肌张力的恢复，防止尿失禁、膀胱直肠膨出及子宫脱垂。

产后健身操应包括能增强腹部肌张力的抬腿、仰卧起坐动作，锻炼盆底肌及筋膜的缩肛动作，锻炼腰肌的腰肌回转运动。产妇做健身操时，应注意运动量由小到大、强度由弱到强，循序渐进地进行。

要避免重体力劳动或长时间站立及蹲位，以防子宫脱垂。保证产妇有足够的睡眠。

产褥期保健操：

①腹式呼吸：屈膝仰卧位，通过鼻腔深吸气，保持胸腔不动，使腹部向上扩张。腹部肌肉收缩时慢慢匀速呼气，保持3～5秒，放松。

②腹式呼吸和骨盆摇摆结合：屈膝仰卧位，当深吸气时，放平后背，使骨盆向后推动。缓慢匀速呼气，同时收紧腹部肌肉和臀部。呼气时保持3～5秒，放松。

③触及膝部运动：屈膝仰卧位，吸气时下颌尽量触及胸部，呼气时慢慢抬起头和肩部，双手伸直触及膝盖。背部自然弯曲，腰部不要离开床面，然后慢慢回到起始姿势，放松。

④抬臀运动：仰卧，双臂放两侧，屈膝，双脚平放，慢慢抬起臀部，弓背，然后慢慢恢复到起始姿势。

⑤双膝摇摆运动：屈膝仰卧位，保持双肩平放，双脚不动，慢慢摆动双膝向左接触地面或床面，慢慢将双膝向右侧摆动，接触到地面或床面，然后回到起始姿势，放松。

⑥单膝摇摆运动：平躺，右腿伸直，左腿屈膝，保持双肩平放，缓慢平稳地摆动左膝向右触及地板或床面，然后回到起始姿势。换腿，右膝向左触及地板或床面，然后回到起始姿势，放松。

⑦腿部摇摆运动：双腿伸直平躺，保持双肩平放和双腿伸直，缓慢抬起左腿，并向右侧旋转，接触到地面或床面，然后回到起始姿势，右腿重复向左侧旋转，放松。

⑧举臂运动：平躺，两臂上举与身体呈90°，双手接触，然后慢慢放低。

（4）排尿　产后2～4小时应鼓励产妇排尿，以免膀胱膨胀影响子宫收缩。如不能自行排尿，可用热敷、暗示及针灸等方法，必要时导尿。

（5）清洁卫生及休养环境　因产妇出汗多，应指导其经常擦浴，勤换内衣及床单；卧室应清洁温暖，舒适安静，空气流通，适于母婴生活与休息。

2. 哺乳知识指导

（1）向产妇及家属宣传母乳喂养的优点和必要性，指导喂养方法，应早开奶，一般于产后半小时内开始哺乳。每次哺乳前应清洁乳房并洗净双手，最初哺乳时间 3 ~ 5 分钟，以后逐渐增加为 15 ~ 20 分钟。哺乳期限以 10 个月至 1 年为宜。

哺乳时，母亲及新生儿均应选择舒适的体位，姿势要正确，母婴应紧密相贴，需使新生儿将乳头和大部分乳晕含在口中，母亲用手托扶乳房协助乳汁外溢。注意乳房不要堵住新生儿的鼻孔。新生儿吸空一侧乳房后再吸另一侧。哺乳结束后，用示指轻轻向下按压婴儿下颏，避免在口腔负压下拉出乳头引起局部疼痛或皮肤损伤。每次哺乳后，应将新生儿抱起轻拍背部 1 ~ 2 分钟，排出胃内空气，以防吐奶。哺乳后，挤出少许乳汁涂在乳头和乳晕上。

（2）教会产妇乳房按摩护理技术，从乳房边缘向乳头中心按摩，使乳腺通畅。若发生乳胀，可指导产妇用温热毛巾湿热敷，用吸奶器将剩余的乳汁吸尽，并进行乳房按摩。

3. 缓解疼痛

（1）乳房胀痛　多因乳腺管不通致使乳房形成硬结，一般于产后 1 周乳腺管通畅后自然消失，也可用以下方法缓解：①鼓励并协助产妇产后半小时内哺乳，促进乳腺管通畅。②哺乳前热敷乳房，并从乳房边缘向乳头中心按摩，使乳腺管通畅；在两次哺乳间冷敷乳房以减少局部充血肿胀。哺乳时先哺乳患侧，婴儿饥饿时吸吮力强，有利于吸通乳腺管。③每次哺乳应充分吸空乳汁，在哺乳同时按摩患侧乳房，增加喂哺次数，哺乳后充分休息，提倡清淡饮食。④佩戴乳罩，托扶乳房，减少胀痛。⑤口服维生素 B_6 或散结通乳中药。

（2）会阴伤口肿痛　应以 95% 乙醇纱布湿敷，或 50% 硫酸镁纱布温热敷，或进行理疗如红外线照射等。

4. 预防感染

（1）观察恶露　每日测量子宫底的高度，了解子宫逐日复旧过程；每日观察恶露量、颜色及气味，记录宫底高度及恶露的质和量。若子宫复旧不全，恶露增多，应给予宫缩剂；若合并感染，应给予抗生素控制感染。

（2）保持外阴清洁、干燥　仔细评估会阴部切口有无渗血、血肿和水肿等，如有异常及时通知医生。每日用 1∶5000 高锰酸钾液或者 1∶1000 苯扎溴铵液擦洗外阴 2 ~ 3 次。

5. 心理调适指导

了解产妇对孩子及新家庭的想法，尊重风俗习惯，提倡科学的产褥期生活方式，让产妇在充分休息的基础上，培养母子亲情，建立良好关系，保持心情愉快，帮助产妇尽快进入母亲角色。进行产褥期自我护理及新生儿护理知识教育，培养技能，鼓励和指导产妇的丈夫及家人参与新生儿护理活动，培养新家庭观念，使产妇心情愉快地适应环境和身体的变化，顺利度过产褥期。

6. 计划生育指导

产后42天内禁止性生活。一般产后42天经复查后才确定是否可以开始性生活并注意落实避孕措施，指导产妇选择适当的避孕方法：哺乳者应以工具避孕为宜，不宜口服避孕药，因避孕药会影响乳汁分泌；不哺乳者口服避孕药或工具避孕均可。

7. 产后检查

产后检查包括产后访视和产后健康检查两部分。

（1）产后访视　产妇出院后，可由社区医疗保健人员分别在产后的第3天、第7天、第14天和第28天进行产后访视，主要了解产妇及新生儿健康状况，内容包括：了解产褥期女性饮食、睡眠、大小便情况；检查两侧乳房，了解哺乳情况；观察子宫复旧及恶露；观察会阴伤口、剖宫产腹部伤口；了解新生儿健康状况；等等。若发现异常应及时给予指导。

（2）产后健康检查　产褥期女性应在产后第42天去医院做产后健康检查，包括全身检查及妇科检查。前者主要测血压、脉搏，查血、尿常规，了解哺乳情况，若有内科合并症或产科合并症应做相应检查；后者主要观察盆腔内生殖器是否已经恢复至非孕状态。

（高　苗）

第四节　围绝经期女性社区保健与护理

绝经是每个女性生命进程中必然发生的生理过程。绝经提示卵巢功能衰退、生殖功能终止。1994 年，世界卫生组织将卵巢功能开始衰退至绝经后 1 年内的时期定义为围绝经期。围绝经期可始于 40 岁左右，随着生活条件的改善，绝经相关的生理变化可以延缓到 50 岁以后。绝经指月经完全停止 1 年以上，只能回顾性地确定。我国城市女性的平均绝经年龄为 49.5 岁，农村女性为 47.5 岁。我国女性人均预期寿命已超过 70 岁，50 岁左右绝经的女性还有 1/3 的生命历程要在缺乏雌激素的情况下度过。据统计，2000 年，我国 50 岁以上女性高达 1.2 亿，2030 年将要达到 2.8 亿，绝经后出现骨质疏松症及心脑疾病等已成公共卫生问题。

一、护理评估

卵巢功能衰退呈渐进性。围绝经期女性由于卵巢功能逐渐减退，雌激素水平降低，容易出现潮热、出汗、失眠、抑郁或烦躁等血管舒缩障碍和神经精神症状，称为围绝经期综合征，以往称更年期综合征，多发生在 45 ~ 55 岁，有人可持续至绝经后 2 ~ 3 年，少数人可持续到绝经后 5 ~ 10 年症状才有所减轻或消失。

二、临床表现及常见问题

围绝经期女性的生理及心理变化主要有以下几个方面：

1. 月经改变

绝经前半数以上女性出现月经紊乱，有 4 种表现。①月经频发：月经周期短于 21 日，常常伴有经前点滴出血及出血时间延长；②月经稀发：月经周期超过 35 日；③不规则子宫出血：排卵停止而发生功能性子宫出血；④闭经：子宫内膜不再增殖和脱落。多数女性经历不同类型和时期的月经改变后，逐渐进入闭经，少数女性可能突然闭经。

2. 全身症状

（1）潮红、潮热　为围绝经期最常见且典型的症状，主要表现为潮热，是血管舒缩功能不稳定所致。患者经常感受到自胸部向颈及面部扩散的阵阵上涌的热浪，同时上述部位皮肤有弥散性或片状发红，伴有出汗，汗后又畏寒。持续时间短者 30 秒，长则 5 分钟，一般潮红与潮热同时出现，多发生在凌晨乍醒时、黄昏或夜间、活动及进食时、穿衣或盖被过多等热量增加的情况下，情绪激动时亦容易发作，影响情绪、工作和睡眠，患者感到异常痛苦。此种血管舒缩症状可历时 1 年，有时长达 5 年甚至更久。

（2）精神症状　其临床特征是围绝经期首次发病，多伴有性功能衰退，主要精神症状包括忧郁、焦虑和多疑等，可有兴奋型和抑郁型两种表现：①兴奋型表现为情绪烦躁、易激动、失眠、注意力不集中、多言多语或大声哭闹等神经质样症状；②抑郁型多表现为烦躁、焦虑和内心不安，甚至惊慌、恐惧；还可有记忆力减退、缺乏自信和行动迟缓；严重者对外界冷淡、丧失情绪反应，甚至发展成严重的抑郁性神经官能症。

（3）心血管系统　雌激素对女性心血管系统有保护作用，雌激素通过对脂代谢的良性作用改善心血管功能并抑制动脉粥样硬化。围绝经期女性可有：①血压升高或血压波动；②假性心绞痛，有时伴心悸、胸闷等。症状发生常受精神因素影响，且易变多样。绝经后女性易发生动脉粥样硬化、心肌缺血、心肌梗死、高血压和脑卒中。

（4）泌尿及生殖系统　乳房萎缩、下垂；外阴、阴道干燥，性交困难，性交痛；尿频、尿急、尿痛、排尿困难、尿失禁，易反复发生尿路感染。

（5）骨质疏松症　骨质疏松主要指骨小梁减少，最后可能引起骨骼压缩、身材变矮，严重者可导致骨折，桡骨远端、股骨颈或椎体等部位易发生。骨折将引起一系列问题，如疼痛或残疾。雌激素具有保护骨矿含量的作用，是女性一生维持骨矿含量的关键激素，作用机制主要与雌激素对骨生成的直接作用及对抗甲状旁腺的骨吸收作用有关。绝经后女性雌激素下降，骨质吸收速度快于骨质生成，骨质丢失而出现骨质疏松症。50 岁以上女性半数以上会发生绝经期后骨质疏松症。

（6）阿尔茨海默病（Alzheimer's disease，AD）　近来研究发现，雌激素缺乏对发生阿尔茨海默病可能有潜在风险。绝经后期女性比老年男性患病风险高，主要表现为痴呆、记忆丧失、失语和失认、定向计算判断障碍，以及性格、行为和情绪改变。

（7）皮肤和毛发的变化　皮肤皱纹增多且加深；皮肤变薄、干燥，甚至皲裂；皮肤色素沉着，出现斑点；皮肤营养障碍，易发生围绝经期皮炎、瘙痒、多汗、水肿及烧灼痛；暴露区皮肤经常受到日光刺激易发生皮肤癌。绝经后大多数女性出现毛发分布的改变，通常是口唇上方毫毛消失，代之以恒久毛，形成轻度胡须；阴毛和腋毛有不同程度丧失；躯体和四肢毛发增多或减少，偶有轻度脱发。

（8）性欲改变　围绝经期女性常常自述性欲下降，少数女性性欲亢进。

三、护理

1. 向围绝经期女性及其家属介绍绝经是一个正常的生理过程，绝经发生的原因及绝经前后身体将发生的变化，帮助患者消除绝经变化产生的恐惧心理，并对将发生的变化做好心理准备。

2. 介绍减轻绝经前后症状的方法，以及预防围绝经期综合征的措施。例如：适当摄取钙质和维生素 D，将减少因雌激素降低所致的骨质疏松症；规律的运动，如散步或骑自行车等，可以促进血液循环，维持肌肉良好的张力，延缓老化的速度，还可以刺激骨细胞的活动，延缓骨质疏松症的发生；还包括正确对待性生活等。

3. 设立女性围绝经期门诊，以利咨询、指导和加强护理。

（1）合理安排生活，重视蛋白质、维生素和微量元素的摄入，保持心情舒畅，注意锻炼身体。

（2）保持外阴部清洁，预防萎缩的生殖器发生感染；防治绝经过渡期月经失调，重视绝经后阴道出血。

（3）体内支持组织及韧带松弛，易发生子宫脱垂及压力性尿失禁，应行肛提肌锻炼，加强盆底组织的支持力。

（4）此期是妇科肿瘤和乳腺肿瘤的好发年龄，应每年定期进行防癌体检。

（5）对围绝经期女性的性要求和性生活等方面给予关心和指导；虽然此期生育能力下降，但仍应避孕至月经停止 12 个月以后。

（6）积极防治围绝经期女性常见病、多发病，如糖尿病、高血压、冠心病、肿瘤和骨质疏松症。

4. 心理护理。与围绝经期女性交往时，通过语言、表情、态度和行为等去影响患者的认识、情绪和行为，发挥护理人员和患者双方的积极性，相互配合，达到缓解症状的目的。

5. 使其家人了解围绝经期女性可能出现的症状并给予同情、安慰和鼓励。

6. 指导用药。帮助患者了解用药的目的、药物剂量、适应证、禁忌证及用药时可能出现的反应等，督促长期使用性激素者接受定期随访。指导患者用药期间注意观察，若子宫不规则出血，应做妇科检查并进行诊断性刮宫，刮出物送病理检查以排除子宫内膜病变。雌激素剂量过大时可引起乳房胀痛、白带增多、阴道出血、头痛、水肿或色素沉着等。孕激素的副作用包括抑郁、易怒、乳房痛和水肿。雄激素有导致发生高脂血症、动脉粥样硬化及血栓栓塞性疾病的风险，大量应用可出现体重增加、多毛及痤疮，口服时影响肝功能。

（高　苗）

第五节　社区女性健康相关评估量表

一、中文版月经症状量表

（一）量表简介

中文版月经症状量表是由张永爱、李小妹等在韩文版月经症状量表（menstrual distress questionnaire，MDQ）的基础上翻译修订的，具有较好的信、效度，可以作为国内关于经前期综合征（PMS）或女性月经方面的症状测量，以及干预性研究治疗前后对照和疗效评定等研究进行评估。该量表的总体 Cronbach's α 系数为 0.937，重测信度为 0.861。各维度否定情绪、行为改变、自主神经系统反应、注意力下降、疼痛、水和钠潴留的 Cronbach's α 系数分别为 0.862、0.803、0.842、0.665、0.757、0.652。因此，能够稳定可靠地评价育龄女性的经前期综合征症状。

（二）应用方法

中文版 MDQ 经主成分分析提取 6 个因子，各因子的条目载荷均≥0.6，共同因子累计总变异的解释率为 63.474%，结构效度良好，包括疼痛、注意力下降、行为变化、自主神经系统反应、水和钠潴留、否定情绪6个维度共30个条目。其中疼痛相关症状5条（第1、2、3、4、5条），注意力下降2条（第6、8条），行为变化8条（第7、9、10、11、12、13、15、17条），自主神经系统反应7条（第14、16、18、19、20、21、22条）、水和钠潴留2条（第23、24条）、否定情绪6条（第25、26、27、28、29、30条）。采用Likert 5级评分，每项1~5分，总分30~150分，分数越高，说明症状越严重。

（三）量表内容

请在您认为符合实际情况的选项上画"√"。

序号	月经期或月经前期症状	符合您的症状程度				
		根本没有	几乎没有	常有	比较严重	非常严重
1	下腹部疼痛或有不舒服的感觉					
2	腰痛					
3	头痛					
4	肌肉强直、变硬					
5	浑身疼痛					
6	不容易集中精神					
7	痛得不容易入睡					
8	经常出现小差错					
9	想一个人待着					
10	不想说话，也不想动弹					
11	因为疼痛影响上课					
12	因为疼痛影响体育活动					
13	因为疼痛有迟到、早退、旷课的时候					
14	恶心或者呕吐					
15	出冷汗					
16	眩晕或者脑子发木					
17	没有食欲					
18	便秘或者腹泻					
19	尿频					

序号	月经期或月经前期症状	符合您的症状程度				
		根本没有	几乎没有	常有	比较严重	非常严重
20	疲乏无力					
21	手脚冰凉					
22	变得很敏感					
23	乳房胀痛					
24	水肿					
25	变得抑郁					
26	爱发脾气					
27	感到不安					
28	有倦怠感					
29	很茫然且心情不好					
30	莫名其妙地爱发脾气					

二、月经态度问卷

（一）问卷简介

月经态度问卷（menstrual attitude questionnaire，MAQ）由 Brooks 开发并经 Kim 修订，主要调查女性对月经的看法和态度。该问卷的 Cronbach's α 系数为 0.7。

（二）应用方法

该问卷包括 5 个维度共 30 个条目，即月经属烦恼事件（5 条）、影响身心健康事件（10 条）、月经属自然现象（4 条）、可预测之事（5 条）、影响女性的行为（6 条）。每个条目采用 Likert 5 级评分，很不同意为 1 分，不同意为 2 分，同意为 3 分，较同意为 4 分，非常同意为 5 分，总分为 30 ~ 150 分。结果判断：总分≤60 分为月经态度积极，61 ~ 90 分为月经态度中立，>90 分为月经态度消极。

（三）问卷内容

请在您认为符合实际情况的选项上画"√"。

序号	条目	您的态度				
		很不同意	不同意	同意	较同意	非常同意
1	月经期参加运动会会有影响					
2	月经期一般比平时容易感到疲乏					
3	月经期生理上的反应是正常的					
4	月经可以影响女性的正常运动					
5	月经期我的感觉是和平常一样健康 *					
6	我不觉得月经影响我参加日常活动					
7	月经期一般要避免参加特殊的活动为好					
8	比起平时，我在月经前期或月经期更容易感到心烦					
9	月经不会影响我学习 *					
10	我觉得月经期对自己的期望值不要太高					
11	月经期是需要自己忍受的					
12	男人不像女人每月受月经的干扰，这对男人来说是有利的一面					
13	我期待着自己的月经期很快就结束					
14	月经唯一的好处是告知人们没有怀孕					
15	月经使人注意自己的身体状况					
16	月经使人周期性地确认自己是女人					
17	女性更好地认识自己的身体状况					
18	月经是展示自己生机勃勃的身体的规律之一					
19	每月有月经是显示女性健康的标志					
20	我一般通过乳房胀痛、腰痛或者其他一些症状，知道月经即将来潮					
21	我一般通过经前情绪的变化知道月经即将来潮					
22	我的情绪不会因为月经周期而受影响 *					

序号	条目	您的态度				
		很不同意	不同意	同意	较同意	非常同意
23	比起平时，我在月经前期或月经期容易情绪不稳					
24	大部分女性在月经前期或月经期体重增加					
25	月经期痉挛是越发注意才成问题					
26	对于即将来潮的月经变得不稳定是神经性的					
27	我感觉不到和月经有关的任何生理变化					
28	对月经发牢骚的女性只是想把它当作借口					
29	经前期紧张和不稳定都是出自女性自己的心理					
30	大部分女性把月经期轻微生理变化想得过于严重					

注：＊是反向计分的条目。

三、月经应对方式量表

（一）量表简介

月经应对方式量表是由 Billings 和 Moos（1981）开发，经 Kim（1993）修订，张永爱等翻译成中文并进一步修订而成的，通过预实验分析其重测信度和内部一致性信度，Cronbach's α 系数为 0.89，Guttman 分半系数为 0.79，重测信度为 0.75。

（二）应用方法

该量表包括 4 个维度共 24 个条目：关于月经周期的一般应对项目（8条）、积极行为应对项目（5条）、积极认知应对项目（4条）、消极应对项目（7条）。选择"是"为 1 分，选择"否"为 0 分，总分 0~24 分。分数越高，说明被测者采取该种类的应对方式越多。

（三）量表内容

请在您认为符合实际情况的选项上画"√"。

序号	处理方法	实行与否	
		是	否
1	摄取 B 族维生素		
2	休息或者睡觉		
3	服用止痛药		
4	把热水袋放到下腹部或腰上		
5	洗热水澡		
6	听轻音乐		
7	常喝温开水		
8	自己调节情绪		
9	运动		
10	常变换体位（如膝胸卧位）		
11	忙忙碌碌地度过一天		
12	按摩疼痛部位		
13	把注意力转移到其他地方（如读书、绘画等）		
14	安慰自己能忍受痛苦		
15	和朋友谈论月经状况		
16	得到朋友的支持		
17	想着疼痛是生理性的，也是暂时性的		
18	抽烟		
19	喝酒		
20	喝可乐或咖啡等含有咖啡因的饮料		
21	吃得很少或不吃		
22	自己一个人待着		
23	比平时吃得多		
24	把愤怒的情绪发泄到别的地方		

四、经前期综合征量表

（一）量表简介

经前期综合征量表（premenstrual syndrome scale）由 John Bancroft 编制，Cronbach's α 系数为 0.85。

（二）应用方法

该量表包括身体和情绪异常 2 个方面，涵盖偏头痛、腹胀、腹泻、易激动、坐立不安、注意力不集中、抑郁、嗜睡等 12 个条目，以末次月经前 14 天至月经期出现上述症状中的 5 条，其中情绪异常症状必须具有 1 条（如紧张、抑郁、焦虑、坐立不安、注意力不集中、易激动）为诊断标准。每项症状按 4 级评分：0 分表示无症状；1 分表示症状轻微；2 分表示症状影响生活、学习和工作，但能忍受；3 分表示症状严重影响生活、学习和工作，需要治疗。总分是每项症状得分之和，总分 <6 分为无症状者，总分为 6~10 分为轻度 PMS，总分为 11~20 分为中度 PMS，总分 >20 分为重度 PMS。

（三）量表内容

请回答下列问题。在末次月经前 14 天至末次月经期这段时间内是否有以下症状发生？症状程度如何？在您认为符合实际情况的选项上画"√"。

条目	无症状	症状轻微	症状影响生活、学习和工作，但能忍受	症状严重影响生活、学习和工作，需要治疗
易激动				
抑郁				
焦虑				
腹胀、腹泻				
注意力不集中				
嗜睡				

续表

条目	无症状	症状轻微	症状影响生活、学习和工作，但能忍受	症状严重影响生活、学习和工作，需要治疗
紧张				
坐立不安				
偏头痛				
失眠				
手脚肿胀				
神经质				

五、孕妇生活事件量表

（一）量表简介

孕妇生活事件量表（life events scale for pregnant women，LESPW）由国内学者高延等结合社会再适应评定量表（SSRS）、生活事件量表（LES）及孕妇群体的特殊性所编制，是针对我国妊娠期女性制定的量表，能够较全面地评价在妊娠过程中的应激情况，可从多角度准确反映孕妇的应激水平，将生活事件的影响量化。量表包含 53 条生活事件，内容涵盖日常生活中经常发生的和有代表性的事件。该量表的信、效度良好，总量表的 Cronbach's α 系数为 0.96，4 个分量表的 Cronbach's α 系数分别为 0.7756、0.8796、0.8924、0.9024。

（二）应用方法

妊娠期应激水平由总分及各分量表得分情况体现，应激水平和得分呈正相关。该量表是适用于妊娠各个时期的自评量表，包含的生活事件涉及工作学习、家庭生活、社会关系等方面，事件代表不同的应激量。量表内 53 条生活事件分主观事件（subjective event，SE，第 5、10、14、26、30、33、36 条）和客观事件（objective event，OE）。按客观事件的应激强度从小到大共得到 3 个分量表，分别是正性客观事件 OE1（第 1、13、18、22、34、35、37、41、43、45、47 条）、负性客观事件 OE2（第 2、3、4、6、7、

9、12、21、23、24、27、32、38、40、44、46、48、52 条）、社会关系负性事件 OE3（第 8、11、15、16、17、19、20、25、28、29、31、39、42、49、50、51、53 条），与总分一起全面评价孕期生活事件对孕妇的影响。在实测中被测者在量表中选出发生的生活事件计为阳性，得分越高，应激水平越高。

SE：主观生活事件，指主观感受的事件，如担心胎儿发育受到工作影响、担心孩子性别不满意、有时感到莫名其妙的烦恼等。

OE1：正性客观事件，指客观存在，对孕妇起到鼓励、支持作用的事件，如得到奖励提升、改善了夫妻及家人之间的关系等。

OE2：负性客观事件，指客观存在，具有消极作用的事件，如被人误会或歧视、本人生病或受伤、事故或自然灾害等。

OE3：社会关系负性事件，指客观存在，与社会关系有关的事件，主要指与孕妇本人及亲朋好友有关的事情对孕妇心理产生的影响，如丈夫在工作中遇到不顺心的事情、丈夫下岗或被解雇、家庭成员受伤或患病、婆媳关系不好等。

（三）量表内容

下面列出的生活事件，如果有发生在您怀孕期间的，请在该事件后面的□内画"√"。

生活事件名称	评价	生活事件名称	评价
1. 搬家	□	9. 多次流产或多年不孕	□
2. 扣奖金、罚款或处分	□	10. 担心胎儿发育受到工作影响（如噪声、射线等）	□
3. 本人受伤或生病	□	11. 丈夫施加暴力	□
4. 被人误会、歧视、诬告、议论	□	12. 检查发现胎儿发育异常	□
5. 对目前工作不满意	□	13. 工作内容的变化或工作时间、地点的调整	□
6. 受到惊吓	□	14. 家庭经济困难	□
7. 与父母不和	□	15. 得知丈夫有外遇	□
8. 为生活琐事与人争吵或无端发火	□	16. 睡眠、饮食、穿着等生活习惯的改变	□

续表

生活事件名称	评价	生活事件名称	评价
17. 介入法律纠纷	☐	36. 有时感到莫名其妙的烦恼	☐
18. 家庭、个人收入显著增加	☐	37. 改善了夫妻关系	☐
19. 夫妻分居（因感情）	☐	38. 失窃、财产损失	☐
20. 家庭成员受伤或患病	☐	39. 家庭成员受到刑事处罚	☐
21. 发觉自己信赖的人对自己撒谎	☐	40. 邻里关系紧张	☐
22. 得到家庭成员以外的人的帮助和照顾	☐	41. 取得突出的个人成绩	☐
23. 好友去世	☐	42. 配偶去世	☐
24. 两地分居（因工作）	☐	43. 减轻了工作负担	☐
25. 与家庭其他成员关系不好	☐	44. 下岗或被解雇	☐
26. 怕工作、学习会因怀孕受影响	☐	45. 受到家人更多关心	☐
27. 事故或自然灾害	☐	46. 与好友决裂	☐
28. 离婚	☐	47. 丈夫受到奖励或提升	☐
29. 丈夫下岗或被解雇	☐	48. 中等负债	☐
30. 学习或工作压力大	☐	49. 发现丈夫患有性传播疾病	☐
31. 婆媳关系不好	☐	50. 丈夫在工作中遇到不顺心的事情	☐
32. 对别人撒谎	☐	51. 家庭成员死亡（丈夫除外）	☐
33. 担心孩子性别不满意	☐	52. 在单位人际关系不好	☐
34. 改善了与家人的紧张关系（丈夫除外）	☐	53. 家庭成员对选择生小孩的方式有意见分歧	☐
35. 得到奖励、提升	☐		

六、妊娠压力量表

（一）量表简介

为了分析孕妇及其配偶不同的压力来源和程度，陈彰惠等编制了专用于孕妇及其配偶压力的妊娠压力量表（pregnancy pressure scale，PPS）。该量表含有30条有关妊娠压力事件的陈述句。其主要包括3个因子，即"为认同父母角色而引发的压力感"包括15个条目（第1～15条），"为确保母子健康和安全而引发的压力感"包括 8 个条目（第 16～23 条），"为身体外形和身体活动的改变而引发的压力感"包括 4 个条目（第 24～27 条）；此外还有 3 个条目（第 28～30 条）未归入任何因子，分析时将其作为其他因子。潘颖丽等报告该量表的信、效度较高，孕妇妊娠压力量表的 Cronbach's α 系数为 0.84，各因子间的 α 系数为 0.83～0.94；配偶压力量表的 Cronbach's α 系数为 0.85，各因子间的 α 系数为 0.77～0.89；信度值均大于 0.7，信度较高。

（二）应用方法

该量表采用 Likert 4 级评分：1 分代表存在或者完全没有压力，2 分代表轻度压力，3 分代表中度压力，4 分代表重度压力。量表得分为量表实际总得分除以所有条目数，因子得分为因子实际得分除以因子条目数。0.001～1.000 分表示轻度压力水平，1.001～2.000 分表示中度压力水平，2.001～3.000 表示重度压力水平。得分越高，表明妊娠期女性的妊娠压力越大。

（三）量表内容

下面所列的是在您（您妻子）怀孕期间可能遇到的会使您产生压力的情况，每个条目有 4 个选项，分别为 1、2、3、4。1 表示此种情况不存在或完全没有给您造成压力；2 表示此种情况存在，给您造成低等程度的压力；3 表示此情况给您造成中等程度的压力；4 表示此种情况给您造成重度的压力。请根据您的实际情况选择一个答案，并在相应的数字上画"√"。

序号	条目	选项			
1	准备婴儿的衣服有困难	1	2	3	4
2	找到一个满意的保姆有困难	1	2	3	4
3	选定坐月子的地方有困难	1	2	3	4
4	很难给孩子取名	1	2	3	4
5	担心重要的他人不能接受孩子	1	2	3	4
6	给婴儿做身体检查有困难	1	2	3	4
7	担心有孩子之后妻子被迫放弃工作	1	2	3	4
8	在分娩期间不能安排好家务	1	2	3	4
9	担心得不到足够的心理支持	1	2	3	4
10	决定婴儿喂养方式有困难	1	2	3	4

续表

序号	条目	选项			
11	担心婴儿的性别不是期望的那样	1	2	3	4
12	担心影响性生活	1	2	3	4
13	担心孩子不惹人喜欢	1	2	3	4
14	担心孩子将来的抚养问题	1	2	3	4
15	担心生孩子之后自由的时间会减少	1	2	3	4
16	担心婴儿能否安全分娩	1	2	3	4
17	担心婴儿不正常	1	2	3	4
18	担心妻子分娩是否安全	1	2	3	4
19	担心早产	1	2	3	4
20	担心胎儿的体重	1	2	3	4
21	担心分娩可能出现不正常情况或剖宫产	1	2	3	4
22	担心分娩时医生不能及时赶到	1	2	3	4
23	害怕妻子疼痛厉害	1	2	3	4
24	担心妻子体形改变	1	2	3	4
25	担心妻子脸上出现妊娠斑	1	2	3	4
26	担心妻子变得太胖	1	2	3	4
27	担心妻子不能控制笨拙的身体	1	2	3	4
28	担心不能照顾好婴儿	1	2	3	4
29	担心有孩子后会影响夫妻感情	1	2	3	4
30	担心不能给孩子提供良好的生活条件	1	2	3	4

七、爱丁堡产后抑郁量表

(一) 量表简介

爱丁堡产后抑郁量表 (Edinburgh postnatal depression scale, EPDS) 是全球使用较为普遍的抑郁评估筛查工具。英文原版是由 Cox 等人于 1987 年编制的症状自评量表,用于产后抑郁的初步筛查,其评定时间跨度为最近 1 周。其灵敏性、特异性好,条目较少,评分简单,在国际上应用广泛,具有较好的信、效度。1998 年 Lee 教授等汉化编译了中文版 EPDS,共 10 个条目,每条目计分 0~3 分,总分范围为 0~30 分,总得分越高抑郁越严重。

本文介绍的量表是由郭秀静等于 2007 年在原量表基础上对各条目的语言表达方式进行本土化后的 EPDS 中文版，并将原版的选项从 4 句话简化为 4 个词语（从不、偶尔、经常、总是），使其更加简洁明了，分别赋值 0～3 分（第 1、2 条为反向计分），总分范围仍为 0～30 分。经研究证实其表达方式更符合中国人的语言习惯，具有良好的灵敏度和特异度。

（二）应用方法

EPDS 为自评量表，共 10 个条目，分别涉及心境、乐趣、自责、焦虑、恐惧、失眠、应对能力、悲伤、哭泣和自伤等。测量要求：近 1 周（包括今天）的感觉。根据症状出现的频率每个条目的描述分为 4 级：从不、偶尔、经常和总是。按其所显示的症状严重程度从无到极重，分别赋值 0～3 分：0 分（从不）、1 分（偶尔）、2 分（经常）、3 分（总是）。得分范围 0～30 分。推荐以总分为 9 分作为筛查偏执型人格障碍（PPD）患者的临界值，以总分为 12 分作为筛查严重 PPD 患者的临界值，以总分≥13 分为抑郁症状，以 10～12 分为抑郁可疑，≤9 分为无抑郁症状。

（三）量表内容

下面的条目是想了解一下您最近 1 周（7 天）的心理状况。请仔细阅读每一个条目，按照实际情况选择最符合您的答案并画"√"，答案没有对与错之分，请放心填写。

条目	从不	偶尔	经常	总是
1. 我开心，也能看到事物有趣的一面				
2. 我对未来保持乐观的态度				
3. 当事情出错时，我毫无必要地责备自己				
4. 我无缘无故地焦虑或担心				
5. 我无缘无故地感到恐惧或惊慌				
6. 事情发展到我无法应对的地步				
7. 我因心情不好而影响睡眠				
8. 我感到悲伤或悲惨				
9. 我因心情不好而哭泣				
10. 我有伤害自己的想法				

（四）简版爱丁堡产后抑郁量表

EPDS 是全球范围内应用最为普遍的抑郁评估筛查工具，大量既往研究表明该筛查工具可用于产前抑郁测评。由于完成该量表的要求很高，纽约大学的 Daphna Harel 等将 10 条目的 EPDS 缩成 5 条目（A5 – item short form of the EPDS，EPDS – Dep – 5），成为简版 EPDS（由 EPDS 的条目 1、2、8、9、10 组成，共 5 条目），包含心境、乐趣、悲伤、哭泣和自杀等。EPDS – Dep – 5 与 EPDS 相当，几乎未损失量表的内容效度，信、效度较好，且 EPDS – Dep – 5 保持与 EPDS 相似的敏感性和特异性，同时保持可比较的测量特性和筛查准确性，有助于减轻孕妇负担，并减少管理量表所需时间，而不会显著降低量表测评抑郁症状的能力。肖菊兰等通过对 EPDS – Dep – 5 在中国孕妇人群中信、效度进行评价和信、效度检验，得出结论：中文版 EPDS – Dep – 5 在孕妇抑郁评估中具有良好的信、效度，可作为我国临床快速预测和识别孕妇抑郁高危人群的辅助工具。

八、子宫内膜异位症健康相关生命质量量表

（一）量表简介

子宫内膜异位症健康相关生命质量量表（endometriosis health profile – 30，EHP – 30）是由 Jones 等人于 2001 年开发的，被认为是目前评价子宫内膜异位症患者生活质量的最佳量表，并在国际上得到广泛应用，同时被美国生育学会和欧洲胚胎与生殖学会推荐用于子宫内膜异位症患者的临床研究。贾双征等人在征得量表开发者的授权同意后，委托英国 PharmaQuest 公司（Oxford，UK）参照国际药物经济与疗效研究协会（International Society for Pharmaconomics and Outcomes Research）指南完成 EHP – 30 的汉化工作。之后通过对 336 名子宫内膜异位症患者调查后得出简体中文版 EHP – 30 核心量表和模块化量表，信、效度较好。简体中文版 EHP – 30 核心量表，所有条目与所属维度的 item – total 相关系数均大于 0.4，介于 0.62 ~ 0.91；5 个维度的 Cronbach's α 系数为 0.89 ~ 0.97，均 > 0.7，表明简体中文版 EHP – 30 核心量表的内部一致性良好。对于模块化量表部分，所有条目与

所属维度的 item – total 相关系数亦均大于 0.4，介于 0.58 ~ 0.93；所包含的 6 个维度的 Cronbach's α 系数为 0.80 ~ 0.93，均 > 0.7，表明简体中文版 EHP – 30 模块化量表的内部一致性良好。

（二）应用方法

EHP – 30 包括核心量表和模块化量表两部分。核心量表适用于所有子宫内膜异位症患者，其中包括 5 个维度 30 个条目：疼痛（11 个条目）、控制和无力感（6 个条目）、情感健康（6 个条目）、社会支持（4 个条目）及自我形象（3 个条目）。模块化量表包括 6 个维度 23 个条目，每个维度适用于特定子宫内膜异位患者。量表中每一条目均有 5 个可选项，采用 0 ~ 4 分计分方法，所有条目相加得到每一部分的总分。每一部分的总分被转化为 0 ~ 100 分的转化分，其中越接近 0 分者表示越接近最佳健康状况，越接近 100 分则说明越接近最差健康状况。具体每一部分转化分数的公式为：各部分所有条目的总分 ÷ 每一部分所有条目可能的最大化总分 × 100。

（三）量表内容

第一部分 核心量表

在过去 4 周，子宫内膜异位症导致您_____。（请按照实际情况选择频繁程度，在对应位置画"√"。）

序号	条目	从未这样	很少这样	有时这样	经常这样	总是这样
1	因为疼痛不能参加社会活动					
2	因为疼痛不能做家务					
3	因为疼痛而站立困难					
4	因为疼痛而坐着困难					
5	因为疼痛而行走困难					
6	因为疼痛很难进行锻炼或从事自己喜欢的休闲活动					
7	因为疼痛没有食欲和（或）无法进食					

续表

序号	条目	从未这样	很少这样	有时这样	经常这样	总是这样
8	因为疼痛无法正常睡眠					
9	因为疼痛而必须躺下					
10	因为疼痛而无法做您想要做的事					
11	觉得无法忍受疼痛					
12	总体上感觉不适					
13	因为症状没有改善而感到受挫灰心					
14	因为无法控制症状而感到受挫灰心					
15	感觉无法不去想自己的症状					
16	感觉您的症状正在支配自己的生活					
17	感觉您的症状正在打乱自己正常的生活					
18	感觉抑郁					
19	感觉想哭					
20	感觉很悲伤					
21	有过情绪波动					
22	感觉脾气很坏或易怒					
23	感觉有暴力或好斗倾向					
24	感觉无法向他人诉说自己的感受					
25	感觉他人不理解您正在经受的情形					
26	感觉他人认为您在无病呻吟					
27	感觉孤单					
28	因为不能总是穿自己想穿的衣服而感到受挫灰心					
29	感觉自己的外貌受到影响					
30	缺乏自信					

注：在开始填写下一页前，请检查是否每个问题都在相应位置画了"√"。

第二部分 模块化量表

A 单元：这些问题是关于在过去 4 周子宫内膜异位症对您工作的影响（请选择频繁程度）。如果问题与您无关，请在此画"√"□。

序号	条目	从未这样	很少这样	有时这样	经常这样	总是这样
1	因为疼痛在工作中不得不请假					
2	因为疼痛不能履行工作职责					
3	由于自己的症状而在工作中感到难堪					
4	因为在工作中请假而感到内疚					
5	担心不能胜任工作					

B 单元：这些问题是关于在过去 4 周子宫内膜异位症对您与孩子之间关系的影响（请选择频繁程度）。如果问题与您无关，请在此画"√"□。

序号	条目	从未这样	很少这样	有时这样	经常这样	总是这样
1	发现照顾您的孩子有困难					
2	不能和您的孩子一起玩					

C 单元：这些问题是关于在过去 4 周子宫内膜异位症对您性生活的影响（请选择频繁程度）。如果问题与您无关，请在此画"√"□。

序号	条目	从未这样	很少这样	有时这样	经常这样	总是这样
1	在性生活过程中或性生活后感到疼痛					
2	因为疼痛而对性生活感到担心					
3	因为疼痛而避免性生活					
4	因为不愿进行性生活而感到内疚					
5	因为不能享受性生活而感到受挫灰心					

注：在开始填写下一页前，请检查您已经回答了每个单元的问题。

D 单元：这些问题是关于在过去 4 周您对医疗职业的感受（请选择频繁程度）。如果问题与您无关，请在此画"√"□。

序号	条目	从未这样	很少这样	有时这样	经常这样	总是这样
1	感觉给您看过病的医生没有为您做什么					
2	感觉医生认为这些症状都是您自己想出来的					
3	因为医生缺乏子宫内膜异位症的知识而让您感到受挫灰心					
4	感觉您在浪费医生的时间					

E 单元：这些问题是关于在过去 4 周您对子宫内膜异位症治疗情况的感受（请选择频繁程度）。如果问题与您无关，请在此画"√"□。

序号	条目	从未这样	很少这样	有时这样	经常这样	总是这样
1	因为治疗无效而感到受挫灰心					
2	感到难以忍受治疗的副作用					
3	对您不得不接受的治疗量感到烦恼					

F 单元：这些问题是关于在过去 4 周您怀孕方面的问题（请选择频繁程度）。如果问题与您无关，请在此画"√"□。

序号	条目	从未这样	很少这样	有时这样	经常这样	总是这样
1	对可能不能生育或生育更多孩子而感到担心					
2	因为不能生育或生育更多孩子而感到不满					
3	对可能不能生育或生育更多孩子而感到抑郁					
4	感觉不能怀孕的可能性已给与配偶或伴侣的关系带来压力					

九、中文版多囊卵巢综合征患者生存质量量表

（一）量表简介

中文版多囊卵巢综合征患者生存质量量表由徐小玲在英国 Barnard 等研发的多囊卵巢综合征患者生存质量量表（modified polycystic ovary syndrome health related quality of life questionnaire，MPCOSQ）的基础上翻译并修订而成。量表总的 Cronbach's α 系数为 0.88，各维度的 Cronbach's α 系数为 0.819~0.914，各维度重测系数为 0.828~0.918，分半信度指数 0.94。

（二）应用方法

该量表经因子分析，提取了 7 个公因子，其累计贡献率为 77.018%。各个条目与所属维度之间的 Pearson 相关系数为 0.775~0.934（第 1、2、3、4、5 条表现为多毛方面，第 6、17、18、30 条表现为痤疮方面，第 7、8、10、11、14、15 条表现为体重方面，第 9、12、16 条表现为不孕方面，第 13、19、20、21、22、23、24 条表现为情绪问题，第 25、27、28 条表现为月经伴随问题，第 26、29 条表现为月经的预测性问题）。根据条目对应生存质量 1~7 分，每位被测者最终得分记录为量表各条目的总分，得分越低表明其生存质量越低。

（三）量表内容

在过去 2 周，下面的问题对您来说属于什么程度的困扰？请根据实际情况选择一个答案，并在相应的位置画"√"。

条目	非常严重的困扰	严重的困扰	中等的困扰	有些困扰	一点困扰	几乎没有困扰	完全没困扰
1. 下巴上有明显的毛发							
2. 上唇有明显的毛发							
3. 脸颊有明显的毛发							
4. 身体有明显的体毛							
5. 因体毛过多而感到尴尬							
6. 痤疮							

在过去 2 周，以下的情绪影响您多长时间？请根据实际情况选择一个答案，并在相应的位置画"√"。

条目	所有的 时间	绝大部 分时间	比较多 时间	有些 时间	少部分 时间	几乎 没有	完全 没有
7. 因为超重感到自己不够性感							
8. 感到很难维持在理想的体重							
9. 因为不孕问题感到伤心							
10. 感到很难面对自己的体重							
11. 在努力减肥过程中有挫败感							
12. 害怕不能够生孩子							
13. 害怕得癌症							
14. 担心体重超重							
15. 容易疲倦							
16. 担心不孕的问题							
17. 因为痤疮问题感到自己没有吸引力							
18. 因为痤疮问题感到情绪低落							
19. 感觉多囊卵巢综合征的症状控制不佳							
20. 因患有多囊卵巢综合征感到情绪波动							
21. 因患有多囊卵巢综合征感到情绪低落							
22. 因患有多囊卵巢综合征感到担忧							
23. 因患有多囊卵巢综合征感到敏感							
24. 因患有多囊卵巢综合征感到自卑							

根据您上一次的月经情况，对您而言下面的问题造成什么程度的困扰？请根据实际情况选择一个答案，并在相应的位置画"√"。

条目	非常严重的困扰	严重的困扰	中等的困扰	有些困扰	一点困扰	几乎没有困扰	完全没困扰
25. 腹胀							
26. 月经周期延后							
27. 痛经							
28. 月经期头痛							
29. 月经周期不规则							
30. 痤疮							

十、宫颈癌治疗功能评估量表

（一）量表简介

宫颈癌治疗功能评估量表〔functional assessment of cancer therapy – cervix，FACT – Cx（V4.0）〕由美国芝加哥 Rush – Presbyterian – St. Luke 医学中心的 Cella 等研制，是一个用于对于癌症治疗功能进行评价的系统。该系统是由一个测量癌症患者生存质量共性部分的一般量表（functional assessment of cancer therapy – general，FACT – G，即共性模块）和一些特定癌症的子量表（特异模块）构成的量表群。万崇华等对 552 例癌症患者使用中文版 FACT – G 进行检验，结果显示各条目重测信度均大于 0.85，Cronbach's α 系数均大于 0.8，各条目与其领域的相关系数 r 值均在 0.5 以上。因此 FACT – G 中文版能用于中国肿瘤患者生存质量的测定。

（二）应用方法

FACT – Cx 是共性模块（FACT – G）加上宫颈癌特异模块（cervical cancer subscale，CCS）共同构成的。FACT – Cx 共包含 42 个条目，其中 FACT – G 包括了 4 个维度共 27 个条目，即生理维度（GP）7 个条目、社会/家庭维度（GS）7 个条目、情感维度（GE）6 个条目、功能维度（GF）7 个条目；宫颈癌特异模块由 15 个专门针对宫颈癌的条目组成。量表采用 Likert 等级评分，每个条目根据过去 7 天的感受要求调查对象使用 0 ~ 4 分进行评价。0 分表示一点也不，1 分表示有一点，2 分表示有些，3 分表示相当，4 分表示非常，分别计算每个维度的得分。中间有部分条目为逆向条目，在计算条目得分时应进行正向转换。生理维度、社会/家庭维度、情感维度、功能维度 4 个维度的总分计为 FACT - G。FACT - Cx 总分范围为 0 ~ 168 分，分数越高，代表其生存质量越好。

（三）量表内容

以下是一些与您患有同样疾病的人所认为的重要的陈述。请在每一行陈述之后圈出一个数字，以表明对您而言在过去 7 天每一个陈述的真实程度。

序号	条目	选项				
		一点也不	有一点	有些	相当	非常
	生理状况					
GP1	我精神不好	0	1	2	3	4
GP2	我感到恶心	0	1	2	3	4
GP3	因为我身体不好，我难以满足家庭的需要	0	1	2	3	4
GP4	我感觉到疼痛	0	1	2	3	4
GP5	治疗的副作用让我感到烦恼	0	1	2	3	4
GP6	我觉得自己病了	0	1	2	3	4
GP7	我因病被迫要卧床休息	0	1	2	3	4
	社会/家庭状况					
GS1	我和朋友很亲近	0	1	2	3	4
GS2	我在感情上得到家人的支持	0	1	2	3	4
GS3	我得到朋友的支持	0	1	2	3	4
GS4	我的家人已能接受我患病的事实	0	1	2	3	4
GS5	我满意家人之间对我疾病的沟通方式	0	1	2	3	4
GS6	我和配偶感到亲近	0	1	2	3	4
Q1	不管您近期性生活的程度，请回答下面的问题。如果您不愿回答，请在这里注明					
GS7	我对自己的性生活感到满意	0	1	2	3	4

序号	条目	选项				
		一点也不	有一点	有些	相当	非常
情感状况						
GE1	我感到悲伤	0	1	2	3	4
GE2	我满意自己处理疾病的方式	0	1	2	3	4
GE3	在与疾病的抗争中，我越来越感到失望	0	1	2	3	4
GE4	我感到紧张	0	1	2	3	4
GE5	我担心我可能会去世	0	1	2	3	4
GE6	我担心自己的病情会恶化	0	1	2	3	4
功能状况						
GF1	我能够工作（包括家务）	0	1	2	3	4
GF2	我的工作（包括在家的工作）使我有成就感	0	1	2	3	4
GF3	我能享受生活	0	1	2	3	4
GF4	我已能面对自己的疾病	0	1	2	3	4
GF5	我睡得很好	0	1	2	3	4
GF6	我在享受自己常做的娱乐活动	0	1	2	3	4
GF7	我对于现时的生存质量感到满意	0	1	2	3	4
宫颈癌特异模块						
Cx1	阴道分泌物或出血烦扰着我	0	1	2	3	4
Cx2	阴道的气味烦扰着我	0	1	2	3	4
Cx3	我害怕有性行为	0	1	2	3	4
B4	我感到自己在性方面有吸引力	0	1	2	3	4
Cx4	我感到阴道太窄或太短	0	1	2	3	4
BMT7	我担心自己生孩子的能力	0	1	2	3	4
Cx5	我担心治疗可能损害自己的身体	0	1	2	3	4
BL4	我对性生活有兴趣	0	1	2	3	4
C7	我喜欢自己的外表	0	1	2	3	4
Cx6	便秘烦扰着我	0	1	2	3	4
C6	我的食欲好	0	1	2	3	4
BL1	我控制不了自己的小便	0	1	2	3	4
BL3	我小便时有灼痛感	0	1	2	3	4
Cx7	我小便时难受	0	1	2	3	4
HN1	我能够吃自己喜欢吃的食物	0	1	2	3	4

十一、改良 Kupperman 评分量表

（一）量表简介

改良 Kupperman 评分量表是用来量化围绝经期综合征的严重程度的评估量表，被国内外临床或研究人员广泛使用，并在使用过程中不断发展完善。改良 Kupperman 评分量表也可用于评价围绝经期女性的生存质量，但是对于生存质量的评价主要集中在生理领域，反映围绝经期症状，而未能反映心理社会等领域的影响。改良 Kupperman 评分量表的 Cronboch's α 系数为 0.857。

（二）应用方法

改良 Kupperman 评分量表共有 13 个条目，围绝经期症状指数评分按无症状为 0 分、偶有症状为 1 分、症状持续（不影响生活）为 2 分、影响生活为 3 分进行赋值。程度因子评分按潮热、出汗为 4 分，感觉异常、失眠、易激动、性交痛、泌尿系统症状为 2 分，其余均为 1 分。评分：症状指数与程度因子相乘，各分数相加之和为总评分，总计 0 ~ 63 分，分数 ≥15 判断为围绝经期综合征。围绝经期综合征病情程度评价标准：15 ~ 20 分为轻度症状，21 ~ 35 分为中度症状，35 分以上为重度症状。

（三）量表内容

请在您认为符合实际情况的选项上画"√"。

症状	无症状	偶有症状	症状持续（不影响生活）	影响生活
1. 潮热、出汗				
2. 感觉异常				
3. 失眠				
4. 易激动				
5. 抑郁				

症状	无症状	偶有症状	症状持续（不影响生活）	影响生活
6. 眩晕				
7. 疲乏				
8. 骨关节、肌肉痛				
9. 头痛				
10. 心悸				
11. 皮肤蚁走感				
12. 性交痛				
13. 泌尿系症状				

十二、围绝经期生存质量量表

（一）量表简介

围绝经期生存质量量表（menopause – specific quality of life，MENQOL）是 1996 年由加拿大学者 Hilditch 等以女性自身感觉为基础研制的测量围绝经期女性生存质量及其变化的自填量表，由杨洪艳等人翻译并修订，从生命质量的 4 个领域较全面地评估围绝经期女性的生命质量。该量表共有 29 个能有效评估围绝经期生存质量的评分条目。刘格研究此量表的 Cronbach's α 系数大于 0.9。

（二）应用方法

MENQOL 的 29 个评分条目可划分为 4 个维度，分别为血管舒缩症状维度 3 个条目（第 1~3 条）、心理社会状态维度 7 个条目（第 4~10 条）、生理状态维度 16 个条目（第 11~26 条）、性生活维度 3 个条目（第 27~29 条）。按 Likert 7 级评分将每个条目分为 0~6 级，分别为完全不受影响（0 分）、不受影响（1 分）、比较不受影响（2 分）、一般受影响（3 分）、比较受影响（4 分）、受影响（5 分）、完全受影响（6 分）7 个等级。计算评分时，各条目按 0~6 分计分，生命质量评分为各条目评分相加的总和。分数越高生命质量越差。

（三）量表内容

在最近 1 个月，您是否出现下列症状？请根据某个症状影响您的严重程度，选择其中一个等级画"√"（0 分为完全不受影响、1 分为不受影响、2 分为比较不受影响、3 分为一般受影响、4 分为比较受影响、5 分为受影响、6 分为完全受影响）。

条目	0分	1分	2分	3分	4分	5分	6分
1. 烘热（一阵一阵发热）							
2. 盗汗							
3. 白天自汗							
4. 对自己的生活不满意							
5. 感到焦虑或紧张							
6. 记性减退							
7. 做事不如以前得心应手							
8. 感到抑郁，情绪低落、沮丧							
9. 对别人缺乏耐心							
10. 总想一个人待着							
11. 胃肠胀气或胀痛							
12. 肌肉或关节疼痛							
13. 感到疲劳或筋疲力尽							
14. 睡眠有问题							
15. 颈部痛或头痛							
16. 体力下降							
17. 外部精神差							
18. 感到缺乏精力							
19. 皮肤干燥							

续表

条目	0分	1分	2分	3分	4分	5分	6分
20. 体重增加							
21. 面毛增多							
22. 外貌、肤质、气色发生变化							
23. 感到肿胀不适							
24. 腰痛							
25. 尿频							
26. 大笑、咳嗽时无法控制小便							
27. 性欲改变							
28. 性交时阴道干涩							
29. 回避性行为							

十三、症状自评量表

（一）量表简介

症状自评量表（symptom checklist - 90，SCL - 90）由 L. R. Derogatis 编制（1975），由 90 个条目组成，包含比较广泛的精神症状内容，如思维、情感、行为、人际关系、生活习惯等。SCL - 90 既可以用于症状的自评，也可以作为医生评定患者症状的一种方法。

（二）应用方法

该量表分为 5 级评分（0～4 级），0 分为从无，1 分为轻度，2 分为中度，3 分为相当重，4 分为严重。有的也用 1～5 级，在计算实得总分时，应将所得总分减去 90。该量表可以评定一个特定的时间段，通常是评定 1 周以来的时间。分析统计指标：

1. 总分

总分是 90 个条目所得分之和。总症状指数（general symptomatic index）

在国内称总均分，是将总分除以90。阳性条目数是指评为1~4分的条目数，阳性症状痛苦水平（positive symptom distress level）是指总分除以阳性条目数。

2. 因子分

SCL-90包括9个因子，每一个因子反映出患者某方面症状的痛苦情况，通过因子分可了解症状分布特点。

因子分＝组成某一因子的各条目总分÷组成某一因子的条目数

9个因子含义及所包含的项目：

（1）躯体化（somatization） 包括第1、4、12、27、40、42、48、49、52、53、56、58条，共12条，主要反映身体不适感，包括心血管、胃肠道、呼吸系统和其他系统的主诉不适，还有头痛、背痛、肌肉酸痛，以及焦虑的其他躯体表现。

（2）强迫症状（obsessive-compulsive） 包括第3、9、10、28、38、45、46、51、55、65条，共10条，主要指那些明知没有必要，但又无法摆脱的无意义的思想、冲动和行为，还有一些比较一般的认知障碍的行为征象也在这一因子中反映。

（3）人际关系敏感（interpersonal sensitivity） 包括第6、21、34、36、37、41、61、69、73条，共9条，主要指某些个人不自在与自卑感，特别是与其他人相比较时更加突出。在人际交往中的自卑感、心神不安、明显不自在，以及人际交流中的自我意识、消极的期待亦是这方面症状的典型原因。

（4）抑郁（depression） 包括第5、14、15、20、22、26、29、30、31、32、54、71、79条，共13条。苦闷的情感与心境为代表性症状，还以生活兴趣的减退、动力缺乏、活力丧失等为特征，以反映失望、悲观及与抑郁相联系的认知和躯体方面的感受。另外，还包括有关死亡的思想和自杀观念。

（5）焦虑（anxiety） 包括第2、17、23、33、39、57、72、78、80、86条，共10条。一般指那些烦躁、坐立不安、神经过敏、紧张及由此产生的躯体征象，如震颤等。测定游离不定的焦虑及惊恐发作是本因子的主要内容，还包括一项解体感受的项目。

（6）敌对（hostility）　包括第 11、24、63、67、74、81 条，共 6 条，主要从思想、感情及行为 3 个方面来反映敌对的表现。其项目包括厌烦的感觉、摔物、争论直到不可控制的脾气暴发等各方面。

（7）恐怖（photic anxiety）　包括第 13、25、47、50、70、75、82 条，共 7 条。恐惧的对象包括出门旅行、空旷场地、人群，或公共场所和交通工具。此外，还有反映社交恐怖的一些项目。

（8）偏执（paranoia ideation）　包括第 8、18、43、68、76、83 条，共 6 条。本因子是围绕偏执性思维的基本特征而制订的，主要指投射性思维、敌对、猜疑、关系观念、妄想、被动体验和夸大等。

（9）精神病性（psychoticism）　包括第 7、16、35、62、77、84、85、87、88、90 条，共 10 条，反映各式各样的急性症状和行为，有代表性的视为较隐讳、限定不严的精神病性过程的指征。此外，也可以反映精神病性行为的继发征兆和分裂性生活方式的指征。

此外还有第 19、44、59、60、64、66、89 条共 7 条未归入任何因子，分析时将这 7 条作为附加项目（additional items）或其他，作为第 10 个因子来处理，以便使各因子分之和等于总分。

当得到因子分后，便可以用轮廓图（profiles）分析方法，了解各因子的分布趋势和评定结果的特征。

此量表在国外已广泛应用，在国内也已应用于临床研究，特别是精神卫生领域，已广为应用。用于阿尔茨海默病患者照顾者的研究，发现 SCL - 90 评分均高于对照组，其中总痛苦水平（GSI）、阳性症状痛苦水平（PSDL）的均分，以及抑郁、焦虑、敌对、偏执、精神病性等因子的痛苦水平与对照组相比，差异有显著性（P 为 0.005 ~ 0.01），SCL - 90 与亲属应激量表（RSS）评分之间有显著正相关。

（三）量表内容

以下表格中列出了有些人可能有的病痛或问题，请仔细阅读每一条，然后根据最近 1 周（或过去）下列问题影响您或使您感到苦恼的程度，在方格中选择最合适的一个画"√"。请不要漏掉问题。

条目	从无	轻度	中度	相当重	严重
1. 头痛					
2. 神经过敏，心中不踏实					
3. 头脑中有不必要的想法或字句盘旋					
4. 头晕和昏倒					
5. 对异性的兴趣减退					
6. 对旁人责备求全					
7. 感到别人能控制您的思想					
8. 责怪别人制造麻烦					
9. 忘性大					
10. 担心自己的衣饰是否整齐及仪态是否端正					
11. 容易烦恼和激动					
12. 胸痛					
13. 害怕空旷的场所或街道					
14. 感到自己精力下降、活动速度减慢					
15. 想结束自己的生命					
16. 听到旁人听不到的声音					
17. 发抖					
18. 感到大多数人都不可信任					
19. 胃口不好					
20. 容易哭泣					
21. 同异性相处时感到害羞、不自在					
22. 感到受骗、中了圈套或有人想抓住您					
23. 无缘无故地突然感到害怕					
24. 自己不能控制地发脾气					
25. 怕单独出门					
26. 经常责怪自己					
27. 腰痛					
28. 感到难以完成任务					
29. 感到孤独					

条目	从无	轻度	中度	相当重	严重
30. 感到苦闷					
31. 过分担忧					
32. 对事物不感兴趣					
33. 感到害怕					
34. 感情容易受到伤害					
35. 旁人能知道您的私下想法					
36. 感到别人不理解您、不同情您					
37. 感到人们对您不友好、不喜欢您					
38. 做事必须做得很慢以保证做得正确					
39. 心跳得很厉害					
40. 恶心或胃部不舒服					
41. 感到比不上他人					
42. 肌肉酸痛					
43. 感到有人在监视您、谈论您					
44. 难以入睡					
45. 做事必须反复检查					
46. 难以做出决定					
47. 怕乘电车、公共汽车、地铁或火车					
48. 呼吸有困难					
49. 一阵阵发冷或发热					
50. 因为感到害怕而避开某些东西、场合或活动					
51. 脑子变空了					
52. 身体发麻或刺痛					
53. 喉咙有梗塞感					
54. 感到没有前途、没有希望					
55. 不能集中注意力					
56. 感到身体的某一部分软弱无力					
57. 感到紧张或容易紧张					

续表

条目	从无	轻度	中度	相当重	严重
58. 感到手或脚发重					
59. 想到死亡的事					
60. 吃得太多					
61. 当别人看着您或谈论您时感到不自在					
62. 有一些不属于您自己的想法					
63. 有想伤害他人的冲动					
64. 醒得太早					
65. 必须反复洗手、点数目或触摸某些东西					
66. 睡得不稳、不深					
67. 有想摔坏或破坏东西的冲动					
68. 有一些别人没有的想法或念头					
69. 感到对别人神经过敏					
70. 在商店或电影院等人多的地方感到不自在					
71. 感到任何事情都很困难					
72. 一阵阵恐惧或惊恐					
73. 感到在公共场合吃东西很不舒服					
74. 经常与人争论					
75. 单独一人时精神很紧张					
76. 感到别人对您的成绩没有做出恰当的评价					
77. 即使和别人在一起也感到孤单					
78. 感到坐立不安、心神不定					
79. 感到自己没有什么价值					
80. 感到熟悉的东西变成陌生的或不像是真的					
81. 大叫或摔东西					
82. 害怕会在公共场合昏倒					
83. 感到别人想占您的便宜					
84. 为一些有关"性"的想法而很苦恼					
85. 您认为应该因为自己的过错而受到惩罚					

条目	从无	轻度	中度	相当重	严重
86. 感到要赶快把事情做完					
87. 感到自己的身体有严重问题					
88. 从未感到和其他人很亲近					
89. 感到自己有罪					
90. 感到自己的脑子有毛病					

十四、社会支持评定量表

（一）量表简介

社会支持评定量表（social support rating scale，SSRS）由肖水源于1986年编制，用来了解受测者社会支持的水平。该量表具有较好的信度和效度。肖水源（1987）试用社会支持评定量表对 128 名二年级大学生进行测试，2个月重测总分一致性 $R = 0.92$ （$P < 0.01$），各条目一致性 $R1 - 10$ 为 0.89 ± 0.94，表明该量表具有较好的重测信度。

（二）应用方法

该量表共有 10 个条目，包括客观支持（第 2、6、7 条）、主观支持（第 1、3、4、5 条）和对社会支持的利用度（第 8、9、10 条）3 个维度。客观支持评分 1~22 分，主观支持评分 8~32 分，支持利用度评分 3~12分，社会支持总分 12~66 分，分数越高表明社会支持度越高。

条目计分方法：

（1）第 1~4 条、8~10 条，每条只选 1 项，选择 1、2、3、4 项分别计 1、2、3、4 分。

（2）第 5 条分 A、B、C、D、E 共 5 项，计总分，每项从"无"到"全力支持"分别计 1~4 分，即："无"计 1 分，"极少"计 2 分，"一般"计 3 分，"全力支持"计 4 分。

（3）第 6、7 条如回答"无任何来源"计 0 分；回答"下列来源"者，有几个来源就计几分。

（三）量表内容

请在您认为符合实际情况的选项上画"√"。

1. 您有多少关系密切、可以得到其支持和帮助的朋友（只选 1 项）

（1）1 个也没有　　（2）1~2 个　　（3）3~5 个

（4）6 个或 6 个以上

2. 近 1 年来您（只选 1 项）

（1）远离家人，且独居一室

（2）住处经常变动，多数时间和陌生人住在一起

（3）和同学、同事或朋友住在一起

（4）和家人住在一起

3. 您与邻居（只选 1 项）

（1）相互之间从不关心，只是点头之交

（2）遇到困难可能稍微关心

（3）有些邻居都很关心您

（4）大多数邻居都很关心您

4. 您与同事（只选 1 项）

（1）相互之间从不关心，只是点头之交

（2）遇到困难可能稍微关心

（3）有些同事很关心您

（4）大多数同事都很关心您

5. 从家庭成员得到的支持和照顾（在无、极少、一般、全力支持 4 个选项中，选择合适选项）

A. 夫妻（恋人）　　B. 父母　C. 儿女　　D. 兄弟姐妹

E. 其他成员（如嫂子）

6. 过去，在您遇到急难情况时，曾经得到的经济支持和解决实际问题的帮助的来源有

（1）无任何来源

（2）下列来源（可选多项）

A. 配偶　B. 其他家人　C. 亲戚　　E. 同事　F. 工作单位

G. 党团工会等官方或半官方组织　H. 宗教、社会团体等非官方组织

I. 其他（请列出）_____

7. 过去，在您遇到急难情况时，曾经得到的安慰和关心的来源有

（1）无任何来源

（2）下列来源（可选多项）

A. 配偶　B. 其他家人　C. 朋友　D. 亲戚　E. 同事　F. 工作单位

G. 党团工会等官方或半官方组织　H. 宗教、社会团体等非官方组织

I. 其他（请列出）_____

8. 您遇到烦恼时的倾诉方式（只选 1 项）

（1）从不向任何人诉述

（2）只向关系极为密切的 1~2 个人诉述

（3）如果朋友主动询问您会说出来

（4）主动诉说自己的烦恼，以获得支持和理解

9. 您遇到烦恼时的求助方式（只选 1 项）

（1）只靠自己，不接受别人帮助

（2）很少请求别人帮助

（3）有时请求别人帮助

（4）有困难时经常向家人、亲友、组织求援

10. 对于团体（如党团组织、宗教组织、工会、学生会等）组织活动，您（只选 1 项）

（1）从不参加　　（2）偶尔参加　　（3）经常参加

（4）主动参加并积极活动

十五、领悟社会支持量表

（一）量表简介

Zimet 等编制的领悟社会支持量表（perceived social support scale, PSSS）是一种强调个体自我理解和自我感受的社会支持量表，分别测定个体领悟到的来自各种社会支持源，如家庭、朋友和其他人的支持程度，同时以总分反映个体感受到的社会支持总程度。在 275 例样本中（男 139、女

136），家庭支持、朋友支持、其他支持和全量表的 α 系数分别为 0.87、0.85、0.91 和 0.88，重测信度分别为 0.85、0.75、0.72 和 0.85。国内学者推荐可将该量表试用于癌症、外科手术、慢性肝病等样本的心理应激研究工作。因素分析显示条目可分为家庭内支持和家庭外支持两类，前者包含原家庭支持条目，后者则包含原朋友支持和其他人支持条目。

（二）应用方法

PSSS 条目分为家庭支持、朋友支持和其他支持 3 类，含 12 个自评条目，每个条目采用 1～7 共 7 级评分，即极不同意、很不同意、稍不同意、中立、稍同意、很同意、极同意 7 个级别。其中，"家庭内支持"量表分由其余各条目分累计，"社会支持总分"由所有条目分累计。

（三）量表内容

以下有 12 个句子，各有 7 个答案。请您根据自己的实际情况在每句后面选择一个答案。例如：选择①表示您极不同意，即说明您的实际情况与这一句子极不相符；选择⑦表示您极同意，即说明您的实际情况与这一句子极相符；选择④表示中间状态。余类推。

条目	① 极不同意	② 很不同意	③ 稍不同意	④ 中立	⑤ 稍同意	⑥ 很同意	⑦ 极同意
1. 在我遇到问题时有些人（领导、亲戚、同事）会出现在我的身旁							
2. 我能够与有些人（领导、亲戚、同事）共享快乐与忧伤							
3. 我的家庭能够切实、具体地给我帮助							
4. 在需要时我能够从家庭获得感情上的帮助和支持							
5. 当我有困难时有些人（领导、亲戚、同事）是安慰我的真正源泉							
6. 我的朋友们能真正帮助我							
7. 在发生困难时我可以依靠我的朋友们							

条目	①极不同意	②很不同意	③稍不同意	④中立	⑤稍同意	⑥很同意	⑦极同意
8. 我能与我的家庭谈论我的难题							
9. 我的朋友们能与我分享快乐与忧伤							
10. 在我的生活中有某些人（领导、亲戚、同事）关心着我的感情							
11. 我的家庭能心甘情愿协助我做出各种决定							
12. 我能与朋友们讨论我的难题							

十六、生活事件量表

（一）量表简介

由杨德森、张亚林编制的生活事件量表（life event scale，LES）是自评量表，适用于 16 岁以上的正常人，以及神经症、心身疾病、各种躯体疾病患者和自知力恢复的重性精神病患者。该量表含有 48 条我国较常见的生活事件，包括 3 个方面的问题：一是家庭生活方面（28 条），二是工作、学习方面（13 条），三是社交及其他方面（7 条）。另设有 2 个空白条目，供填写者填写已经经历而表中并未列出的某些事件。

（二）应用方法

填写者须仔细阅读和领会指导语，然后逐条过目。根据调查者的要求，将某一时间范围内（通常为 1 年内）的事件记录下来。有的事件虽然发生在该时间范围之前，如果影响深远并延续至今，可作为长期性事件记录。对于表上已列出但并未经历的事件应注明"未经历"，不留空白，以防遗漏。然后，由填写者根据自身的实际感受而不是按常理或伦理道德观念去判断经历过的那些事件对本人来说是好事还是坏事，影响程度如何，影响持续的时间有多久。一过性的事件如流产、失窃要记录发生次数；长期性事件如住房拥挤、夫妻分居等不到半年计为 1 次，超过半年计为 2 次。影响程度分为 5 级，从毫无影响到影响极重分别计 0、1、2、3、4 分。影响持续时间分 3 个月内、半年内、1 年内、1 年以上共 4 个等级，分别计 1、2、3、4 分。LES 总分越高反映个体承受的精神压力越大。95% 的正常人 1 年内的 LES 总分不超过 20 分，99% 不超过 32 分。分值越高的负性事件对心身健康的影响越大，正性事件分值的意义尚待进一步的研究。

生活事件刺激量的计算方法：

（1）某事件刺激量 = 该事件影响程度分 × 该事件持续时间分 × 该事件发生次数

（2）正性事件刺激量 = 全部好事刺激量之和

（3）负性事件刺激量 = 全部坏事刺激量之和

（4）生活事件总刺激量 = 正性事件刺激量 + 负性事件刺激量

另外，还可以根据研究需要，按家庭问题、工作和学习问题、社交问题进行分类统计。

应用价值：

（1）用于神经症、心身疾病、各种躯体疾病及重性精神疾病的病因学研究，可确定心理因素在这些疾病发生、发展和转归中的作用分量。

（2）用于指导心理治疗、危机干预，使心理治疗和医疗干预更具针对性。

（3）甄别高危人群，预防精神障碍和心身疾病，对 LES 分值较高者加强预防工作。

（4）指导正常人了解自己的精神负荷，维护心身健康，提高生活质量。

（三）量表内容

下面是每个人都有可能遇到的一些日常生活事件，究竟是好事还是坏事，可根据个人情况自行判断。这些事件可能对个人有精神上的影响（体验为紧张、压力、兴奋或苦恼等），影响的轻重程度各不相同，影响持续的时间也不一样。请您根据自己的情况，实事求是地选择在最合适的答案上画"√"。填表不记姓名，完全保密。

生活事件名称	事件发生时间				性质		精神影响程度				影响持续时间				备注
	未发生	1年前	1年内	长期性	好事	坏事	无影响	轻度	中度	重度	极重	3个月内	半年内	1年内	1年以上	备注
举例：房屋拆迁			√			√			√			√				

	生活事件名称	未发生	1年前	1年内	长期性	好事	坏事	无影响	轻度	中度	重度	极重	3个月内	半年内	1年内	1年以上	备注
家庭有关问题	1. 恋爱或订婚																
	2. 恋爱失败、破裂																
	3. 结婚																
	4. 自己（配偶）怀孕																
	5. 自己（配偶）流产																
	6. 家庭增添新成员																
	7. 与配偶的父母不和																
	8. 夫妻感情不好																
	9. 夫妻分居（因不和）																
	10. 夫妻两地分居（工作需要）																
	11. 性生活不满意或独身																
	12. 配偶一方有外遇																
	13. 夫妻重归于好																
	14. 超指标生育																
	15. 本人（配偶）做绝育手术																
	16. 配偶死亡																
	17. 离婚																
	18. 子女升学（就业）失败																
	19. 子女管教困难																
	20. 子女长期离家																
	21. 父母不和																
	22. 家庭经济困难																
	23. 欠债500元以上																
	24. 经济情况显著改善																
	25. 家庭成员重病、重伤																

续表

生活事件名称	事件发生时间				性质		精神影响程度					影响持续时间				备注
	未发生	1年前	1年内	长期性	好事	坏事	无影响	轻度	中度	重度	极重	3个月内	半年内	1年内	1年以上	备注
举例：房屋拆迁			✓			✓			✓			✓				
26. 家庭成员死亡																
27. 本人重病或重伤																
28. 住房紧张																
工作、学习中的问题 29. 待业、无业																
30. 开始就业																
31. 高考失败																
32. 扣发奖金或罚款																
33. 突出的个人成就																
34. 晋升、提级																
35. 对现职工作不满意																
36. 工作、学习中压力大（如成绩不好）																
37. 与上级关系紧张																
38. 与同事、邻居不和																
39. 第一次远走他乡异国																
40. 生活规律重大变动（饮食、睡眠规律改变）																
41. 本人退休、离休或未安排具体工作																
社交与其他方面 42. 好友重病或重伤																
43. 好友死亡																
44. 被人误会、错怪、诬告、议论																
45. 介入民事纠纷																
46. 被拘留、受审																
47. 失窃、财产损失																
48. 意外惊吓、发生事故、自然灾害																
49.																
50.																

续表

生活事件名称	事件发生时间				性质		精神影响程度				影响持续时间				备注
	未发生	1年前	1年内	长期性	好事	坏事	无影响	轻度	中度	重度	极重	3个月内	半年内	1年内	1年以上	备注
正性事件值：	家庭有关问题：														
负性事件值：	工作、学习中的问题：														
总值：	社交及其他问题：														

十七、抑郁自评量表和抑郁状态问卷

（一）量表简介

抑郁自评量表（self – rating depression scale，SDS）是 William W. K. Zung 于 1965 年编制的，为自评量表，用于衡量抑郁状态的轻重程度及其在治疗中的变化，特别适用于综合医院发现抑郁症患者。该量表在国内已被广泛应用，具有良好的信度和效度。SDS 的评分不受年龄、性别、经济状况等因素影响。如受试者文化程度较低或智力水平稍差不能进行自评，可采用抑郁状态问卷（depression status inventory，DSI）由检查者进行评定。DSI 是 1972 年 Zung 氏增编的与 SDS 相应的检查者用本，改自评为他评。SDS 及 DSI 在国外已广泛应用，评定时间跨度为最近 1 周。SDS 和 DSI 分别由 20 个陈述句和相应问题条目组成。每一条目相当于一个有关症状，按 1~4 级评分。20 个条目反映抑郁状态 4 组特异性症状：①精神性情感症状，包含抑郁心境和哭泣 2 个条目；②躯体性障碍，包含情绪的日间差异、睡眠障碍、食欲减退、性欲减退、体重减轻、便秘、心动过速、易疲劳 8 个条目；③精神运动性障碍，包含精神运动性迟滞和激越 2 个条目；④抑郁的心理障碍，包含思维混乱、无望感、易激惹、犹豫不决、自我贬值、空虚感、反复思考自杀和不满足 8 个条目。

（二）应用方法

每个条目均按 1、2、3、4 共 4 级评分。请受试者仔细阅读每一条陈述句，或检查者逐一提问，根据最适合受试者情况的时间频度圈出 1（从无或偶尔），或 2（有时），或 3（经常），或 4（总是如此）。20 个条目中有 10

条（第 2、5、6、11、12、14、16、17、18、20 条）是用正性词陈述的，为反序计分；其余 10 条是用负性词陈述的，按上述 1 ~ 4 分评分。SDS 和 DSI 评定的抑郁严重度指数按下列公式计算：抑郁严重度指数 = 各条目累计分 ÷ 80（最高总分）。指数范围为 0.25 ~ 1。指数越高，抑郁程度越重。

Zung 氏等提出 SDS、DSI 评分指数在 0.5 以下者为无抑郁，0.5 ~ 0.59 为轻微至轻度抑郁，0.6 ~ 0.69 为中至重度抑郁，0.7 以上为重度抑郁。

（三）量表内容

下面有 20 个条目，请仔细阅读每一条，把意思弄明白，然后根据您近 1 周的实际情况，在适当的分数上画 "√"。

条目	偶尔或无	有时	经常	总是如此
1. 我觉得闷闷不乐、情绪低沉	1	2	3	4
2. 我觉得一天之中早晨最好 *	4	3	2	1
3. 我一阵阵哭出来或觉得想哭	1	2	3	4
4. 我晚上睡眠不好	1	2	3	4
5. 我吃得跟平常一样多 *	4	3	2	1
6. 我与异性密切接触时和以往一样感到愉快 *	4	3	2	1
7. 我发觉我的体重在下降	1	2	3	4
8. 我有便秘的苦恼	1	2	3	4
9. 我心跳比平时快	1	2	3	4
10. 我无缘无故地感到疲乏	1	2	3	4
11. 我的头脑跟平常一样清楚 *	4	3	2	1
12. 我觉得经常做的事情并没有困难 *	4	3	2	1
13. 我觉得不安而平静不下来	1	2	3	4
14. 我对将来抱有希望 *	4	3	2	1
15. 我比平常容易生气激动	1	2	3	4
16. 我觉得做出决定是容易的 *	4	3	2	1
17. 我觉得自己是个有用的人，有人需要我 *	4	3	2	1
18. 我的生活过得很有意思 *	4	3	2	1
19. 我认为我如果死了别人会生活得好些	1	2	3	4
20. 往常感兴趣的事我仍然感兴趣 *	4	3	2	1

注：* 为反向评分题。正向评分题依次评为 1、2、3、4 分。反向评分题则评为 4、3、2、1 分。SDS 的主要统计指标为总分。在自评者评定结束后，将 20 个条目的得分相加，即得总粗分，再换算成标准分。

抑郁状态问卷

条目	偶尔或无	有时	经常	持续
1. 您感到情绪沮丧、郁闷吗	1	2	3	4
2. 您要哭或想哭吗	1	2	3	4
3. 您感到早晨心情最好吗 *	4	3	2	1
4. 您夜间睡眠不好吗？经常早醒吗	1	2	3	4
5. 您吃饭像平时一样多吗？食欲如何 *	4	3	2	1
6. 您感到体重减轻了吗	1	2	3	4
7. 您的性功能正常吗？乐意注意具有吸引力的异性，并好和他在一起、说话吗 *	4	3	2	1
8. 您为便秘烦恼吗	1	2	3	4
9. 您的心跳比平时快吗	1	2	3	4
10. 您无故感到疲劳吗	1	2	3	4
11. 您坐卧不安、难以保持平静吗	1	2	3	4
12. 您做事情比平时慢吗	1	2	3	4
13. 您的头脑像往常一样清楚吗 *	4	3	2	1
14. 您感到生活很空虚吗	1	2	3	4
15. 您对未来感到有希望吗 *	4	3	2	1
16. 您觉得决定什么事很容易吗 *	4	3	2	1
17. 您比平时更容易发怒吗	1	2	3	4
18. 您仍旧喜爱自己平时喜爱的事物吗 *	4	3	2	1
19. 您感到自己是有用的和不可缺少的人吗 *	4	3	2	1
20. 您曾经想过自杀吗	1	2	3	4

注：* 为反向评分题。

十八、汉密尔顿抑郁量表

（一）量表简介

汉密尔顿抑郁量表（Hamilton depression scale，HAMD）由 Hamilton 于 1960 年编制，是临床上评定抑郁状态时用得最普遍的量表，后又经过多次修订，版本有 17 条、21 条和 24 条 3 种。现介绍的是 24 条版本，适用于有抑郁症状的成人。

1. 信度

评定员若经训练后，便可取得相当高的一致性。Hamilton 本人报告，对 70 例抑郁症患者的评定结果，评定员之间的信度为 0.9。上海市精神卫生中心曾对 46 例抑郁症、躁郁症、焦虑症等患者做了联合检查，2 名评定员间的一致性相当好：其总分评定信度系数 r 为 0.99，各单项症状评分的信度系数为 0.78 ~ 0.98，P 值均小于 0.01。全国 14 个单位的精神科量表协作组，各协作组联合检查，2 名评定员间的一致性也很好，其总分评定的信度系数为 0.88 ~ 0.99，P 值小于 0.01。

2. 效度

HAMD 总分能较好地反映疾病的严重程度。国外报道，与一般适应综合征（GAS）的相关系数 $r > 0.84$。国内报道，评定抑郁症时，其反映临床症状严重程度的经验真实性系数为 0.92。

HAMD 也能很好地衡量治疗效果。上海市精神卫生中心曾对 58 例抑郁症治疗前后的总分改变与临床疗效判定的结果进行分析，两者呈正相关，$r = 0.26$（$P < 0.05$）。如利用因子分析法做疗效分析，还能确切地反映各靶症状群的变化情况。

（二）应用方法

由经过训练的 2 名评定员对被评定者进行 HAMD 联合检查。一般采用交谈与观察的方式。待检查结束后，2 名评定员分别独立评分。若需比较治疗前后抑郁症状和病情的变化，则于入组时，评定当时或入组前 1 周的情况；治疗后 2 ~ 6 周，再次评定，以资比较。HAMD 大部分条目采用 0 ~ 4 分的 5 级评分法：0 分为无，1 分为轻度，2 分为中度，3 分为重度，4 分为很重。少数条目评定则为 0 ~ 2 分 3 级：0 分为无，1 分为轻至中度，2 分为重度。下面介绍各条目名称具体评分标准。

1. 抑郁情绪（depressed mood）

1 分为只在问到时才诉述；2 分为在谈话中自发地表达；3 分为不用言语也可以从表情、姿势、声音或欲哭中流露出这种情绪；4 分为患者的自发语言和非言语表达（表情、动作）几乎完全表现为这种情绪。

2. 有罪感（feeling of guilt）

1 分为责备自己，感到自己已连累他人；2 分为认为自己犯了罪，或反复思考以往的过失和错误；3 分为认为目前的疾病是对自己错误的惩罚，或有罪恶妄想；4 分为罪恶妄想伴有指责或威胁性幻觉。

3. 自杀（suicide）

1 分为觉得活着没有意思；2 分为希望自己已经死去，或常想到与死有关的事；3 分为消极观念（自杀念头）；4 分为有严重自杀行为。

4. 入睡困难（insomnia – early）

1 分为主诉有时有入睡困难，即上床后半小时仍不能入睡；2 分为主诉每晚均入睡困难。

5. 睡眠不深（insomnia – middle）

1 分为睡眠浅，多噩梦；2 分为半夜（晚 12 点以前）曾醒来（不包括上厕所）。

6. 早醒（insomnia – late）

1 分为有早醒，比平时早醒 1 小时，但能重新入睡；2 分为早醒后无法重新入睡。

7. 工作和兴趣（work and interest）

1 分为提问时才诉述；2 分为自发地直接或间接表达对活动、工作或学习失去兴趣，如感到没精打采、犹豫不决，不能坚持或需强迫才能工作或活动；3 分为病室劳动或娱乐不满 3 小时；4 分为因目前的疾病而停止工作，住院者不参加任何活动或者没有他人帮助便不能完成病室日常事务。

8. 迟缓（retardation）

迟缓指思维和言语缓慢，注意力难以集中，主动性减退。1 分为精神检查中发现轻度迟缓；2 分为精神检查中发现明显的迟缓；3 分为精神检查困难；4 分为完全不能回答问题（木僵）。

9. 激越（agitation）

1 分为检查时表现得有些心神不定；2 分为明显的心神不定或小动作多；3 分为不能静坐，检查中曾起立；4 分为搓手、咬手指、扯头发、咬嘴唇。

10. 精神性焦虑（psychic anxiety）

1 分为问及时诉述；2 分为自发地表达；3 分为表情和言谈流露出明显忧虑；4 分为明显惊恐。

11. 躯体性焦虑（somatic anxiety）

躯体性焦虑指焦虑的生理症状，包括口干、腹胀、腹泻、打嗝、腹绞痛、心悸、头痛、过度换气和叹息、尿频、出汗等。1 分为轻度；2 分为中度，有肯定的上述症状；3 分为重度，上述症状严重，影响生活或需加处理；4 分为严重影响生活和活动。

12. 胃肠道症状（gastro‐intestinal）

1 分为食欲减退，但不需他人鼓励便自行进食；2 分为进食需他人催促、请求，或需要应用泻药、助消化药。

13. 全身症状（general somatic symptoms）

1 分为四肢、背部或颈部沉重感，背痛，头痛，肌肉疼痛，全身乏力或疲倦；2 分为症状明显。

14. 性症状（genital symptoms）

性症状指性欲减退、月经紊乱等。1 分为轻度；2 分为重度；3 分为不能肯定，或该项对被评者不适合（不计入总分）。

15. 疑病（hypochondriasis）

1 分为对身体过分关注；2 分为反复思考健康问题；3 分为有疑病妄想；4 分为伴幻觉的疑病妄想。

16. 体重减轻（loss of weight）

1 分为 1 周内体重减轻 0.5kg 以上；2 分为 1 周内体重减轻 1kg 以上。

17. 自知力（insight）

0 分为知道自己有病，表现为忧郁；1 分为知道自己有病，但归于伙食太差、环境问题、工作过忙、病毒感染或需要休息等；2 分为完全否认有病。

18. 日夜变化（diurnal variation）

如果症状在早晨或傍晚加重，先指出是哪一种，然后按其变化程度评分。1 分为轻度变化；2 分为重度变化。

19. 人格解体或现实解体（depersonalization or derealizatin）

人格解体或现实解体指非真实感或虚无妄想。1 分为问及时才诉述；2

分为自发诉述；3 分为有虚无妄想；4 分为伴幻觉的虚无妄想。

20. 偏执症状（paranoid symptoms）

1 分为有猜疑；2 分为有关系观念；3 分为有关系妄想或被害妄想；4 分为伴有幻觉的关系妄想或被害妄想。

21. 强迫症状（obsessive - compulsive）

强迫症状指强迫思维和强迫行为。1 分为问及时才诉述；2 分为自发诉述。

22. 能力减退感（helplessness）

1 分为仅于提问时方引出主观体验；2 分为患者主动表示有能力减退感；3 分为需鼓励、指导和安慰才能完成病室日常事务或个人卫生；4 分为穿衣、梳洗、进食、铺床或个人卫生均需要他人协助。

23. 绝望感（hopelessness）

1 分为有时怀疑"情况是否会好转"，但解释后能接受；2 分为持续感到没有希望，但解释后能接受；3 分为对未来感到灰心、悲观和绝望，解释后不能排除；4 分为自动反复诉述"我的病不会好了"或诸如此类的情况。

24. 自卑感（sense of inferiority）

1 分为仅在询问时诉述有自卑感（我不如他人）；2 分为自动诉述有自卑感（我不如他人）；3 分为患者主动诉述自己一无是处或低人一等，与评 2 分者只是程度的差别；4 分为自卑感达妄想的程度，例如诉述"我是废物"或类似情况。

（三）注意事项

1. HAMD 中，第 8、9 及 11 条，依据对患者的观察进行评定；其余各条根据患者自己的口头叙述评分，但其中第 1 条需两者兼顾。另外，第 7 和 22 条，尚需向患者家属或病房工作人员收集资料；而第 16 条，最好是根据体重记录，也可依据患者主诉及家属或病房工作人员所提供的资料评定。

2. 有的版本仅 21 条，即比 24 条量表少第 22 ~ 24 条，且其中第 7 条，有的为 0 ~ 2 分的 3 级评分，现采用 0 ~ 4 分的 5 级评分。

3. 有的版本仅 17 条，即无第 18 ~ 24 条。

4. 做一次评定需 15 ~ 20 分钟，主要取决于患者病情的严重程度及其合作情况。如患者严重迟缓，则所需时间将更长。

5. 结果解释。

（1）分界值　按照 Davis J. M. 的划分，总分超过 35 分，可能为严重抑郁；超过 20 分，可能是轻度或中度抑郁；如小于 8 分，为没有抑郁症状。17 条版本则分别为 24 分、17 分和 7 分。

（2）总分　是一项很重要的资料，能较好地反映病情的严重程度，即病情越轻，总分越低；病情越重，总分越高。在具体研究中，应把量表总分作为一项入组标准。全国精神科量表协作组曾报告，确诊为抑郁症住院患者 115 例的 HAMD 总分（17 条版本）为 28.45 ± 7.16（$\bar{X} \pm SD.$），表明研究对象为一组病情程度偏重的抑郁症，这样就便于研究结果的类比和重复。同时，总分的变化能评价病情的演变，如上述 115 例抑郁症患者的抑郁症状经治疗 4 周后，对患者再次评定，HAMD 总分（17 条版本）下降至 12.68 ± 8.75，表明患者的病情有了显著进步。并且，这一结果与临床经验和印象相吻合。

（3）因子分　HAMD 可归纳为 7 类因子结构：①焦虑/躯体化（anxiety/somatization），由精神性焦虑、躯体性焦虑、胃肠道症状、疑病和自知力等 4 项组成；②体重（weight），即体重减轻 1 项；③认知障碍（cognitive disturbance），由自罪感、自杀、激越、人格或现实解体、偏执症状、强迫症状等 6 项组成；④日夜变化（diurnal variation）；仅日夜变化 1 项；⑤迟缓（retardation），由抑郁情绪、工作和兴趣、迟缓和性症状等 4 项组成；⑥睡眠障碍（sleep disorder），由入睡困难、睡眠不深和早醒等 3 项组成；⑦绝望感（hopelessness），由能力减退感、绝望感和自卑感等 3 项组成。这样可更简单明了地反映患者病情的实际特点，并且可以反映靶症状群的治疗效果。

6. 应用价值。HAMD 是经典的抑郁评定量表，久用不衰，已被公认，且方法简单、标准明确、便于掌握，可用于抑郁症、躁郁症、焦虑症等多种疾病的抑郁症状之评定，尤其适用于抑郁症。然而本量表对于抑郁与焦虑症，却不能很好地进行鉴别，因为两者的总分都有类似的增高。在抑郁量表中，HAMD 系标准者之一。如果要发展新的抑郁量表，往往要与 HAMD 做平行效度的检验。通过 HAMD 因子分析，可以具体反映抑郁患者的精神病理学特点。

（四）量表内容

圈出最适合患者情况的分数									
1. 忧郁情绪	0 1 2 3 4			14. 性症状		0 1 2			
2. 有罪感	0 1 2 3 4			15. 疑病		0 1 2 3 4			
3. 自杀	0 1 2 3 4			16. 体重减轻		0 1 2			
4. 入睡困难	0 1 2			17. 自知力		0 1 2			
5. 睡眠不深	0 1 2			18. 日夜变化 A. 早上加重		0 1 2			
6. 早醒	0 1 2			B. 晚上加重		0 1 2			
7. 工作和兴趣	0 1 2 3 4			19. 人格或现实解体		0 1 2 3 4			
8. 阻滞	0 1 2 3 4			20. 偏执症状		0 1 2 3 4			
9. 激越	0 1 2 3 4			21. 强迫症状		0 1 2			
10. 精神性焦虑	0 1 2 3 4			22. 能力减退感		0 1 2 3 4			
11. 躯体性焦虑	0 1 2 3 4			23. 绝望感		0 1 2 3 4			
12. 胃肠道症状	0 1 2			24. 自卑感		0 1 2 3 4			
13. 全身症状	0 1 2								

十九、焦虑自评量表

（一）量表简介

焦虑自评量表（self‑rating anxiety scale，SAS）由 Zung 于 1971 年编制，从量表构造的形式到具体评定的方法，都与抑郁自评量表（SDS）十分相似，用于评估焦虑患者的主观感受。SAS 适用于具有焦虑症状的成年人。与 SDS 一样，该量表在国内已被广泛应用，具有良好的信度和效度。

（二）应用方法

在评定之前，要让受评者把整个量表的填写方法及每条问题的含义都弄明白，然后做出独立的、不受任何人影响的自我评定。

评定之前，先由工作人员指着 SAS 告诉受评者：下面有 20 条文字，请仔细阅读每一条，把意思弄明白，然后根据您最近 1 周的实际情况，在适当的方格里画"√"。每一条文字后有 4 个方格，分别代表没有或很少时间、小部分时间、相当多时间、绝大部分或全部时间。

如果受评者的文化程度太低了不能理解或看不懂 SAS 问题内容，可由工作人员念给他听，逐条念，让受评者独立做出评定。一次评定一般可在10 分钟内完成。

（三）注意事项

1. 评定的时间范围，应强调是"现在或过去 1 周"。

2. 评定结束时，工作人员应仔细检查自评结果，提醒受评者不要漏评某一条目，也不要在同一个条目里画两个"√"（即不要重复评定）。

3. SAS 应在开始治疗前由受评者评定一次，然后至少应在治疗后（或研究结束时）再让其自评一次，以便通过 SAS 总分变化来分析受评者症状的变化情况。如在治疗期间或研究期间评定，其间隔可由研究者自行安排。

4. 结果分析。SAS 的主要统计指标为总分。由受评者评定结束后，将20 个条目的各个得分相加，即得粗分（raw score）。经过下式换算，$Y = int(1.25x)$；即用粗分乘以 1.25 以后取整数部分，就得到标准分（index score，Y），或者可以查表做相同的转换。SAS 的 20 个条目中，第 5、9、13、17、19 条共 5 个条目的计分，必须反向计算。按照中国常模结果，SAS 标准差的分界值为 50 分，其中 50～59 为轻度焦虑，60～69 分为中度焦虑，69 分以上为重度焦虑。

（四）量表内容

下面有 20 条文字，请仔细阅读每一条，把意思弄明白，然后根据您近1 周的实际情况，在适当的方格里画"√"。每条文字后有 4 个方格，分别代表没有或很少时间、小部分时间、相当多时间、绝大部分时间或全部时间。

序号	条目	没有或很少时间	小部分时间	相当多时间	绝大部分时间或全部时间	工作人员评定	
1	我觉得比平常容易紧张和着急	□	□	□	□	1	□
2	我无缘无故地感到害怕	□	□	□	□	2	□
3	我容易心里烦乱或觉得惊恐	□	□	□	□	3	□
4	我觉得我可能将要发疯	□	□	□	□	4	□
*5	我觉得一切都好，也不会发生什么不幸	□	□	□	□	5	□
6	我手脚发抖	□	□	□	□	6	□
7	我因为头痛、颈痛和背痛而苦恼	□	□	□	□	7	□
8	我感觉容易衰弱和疲乏	□	□	□	□	8	□
*9	我觉得心平气和，并且容易安静坐着	□	□	□	□	9	□
10	我觉得心跳得很快	□	□	□	□	10	□
11	我因为一阵阵头晕而苦恼	□	□	□	□	11	□
12	我有晕倒发作，或觉得要晕倒似的	□	□	□	□	12	□
*13	我吸气、呼气都感到很容易	□	□	□	□	13	□
14	我的手脚麻木和刺痛	□	□	□	□	14	□
15	我因为胃痛和消化不良而苦恼	□	□	□	□	15	□
16	我常常要小便	□	□	□	□	16	□
*17	我的手常常是干燥温暖的	□	□	□	□	17	□
18	我脸红发热	□	□	□	□	18	□
*19	我容易入睡并且睡得很好	□	□	□	□	19	□
20	我做噩梦	□	□	□	□	20	□

注：*为反向评分题。正向评分题依次评为1、2、3、4分，反向评分题则评为4、3、2、1分。SAS的主要统计指标为总分。在受评者评定结束后，将20个条目的各项得分相加，即得总粗分，经过换算成标准分。

二十、简易应对方式问卷

(一) 问卷简介

Joff 等人指出，应对是个体对现实环境变化有意识、有目的和灵活的调节行为。Martin 指出，应对的主要功能是调节应激事件作用，包括改变对应激事件的评估，调节与事件有关的躯体或情感反应。个体的应对方式与心身健康之间的关系已成为临床心理学研究的重要内容。简易应对方式问卷（simplified coping style questionnaire，SCSQ）由解亚宁等于 1998 年编制而成，由积极应对和消极应对两个维度（分量表）组成，包括 20 个条目。积极应对维度由第 1~12 条组成，重点反映了积极应对的特点，如尽量看到事物好的一面、找出几种不同的解决问题方法等；消极应对维度由第 13~20 条组成，重点反映了消极应对的特点，如通过吸烟喝酒来解除烦恼、幻想可能会发生某种奇迹改变现状等。

信度：问卷的重测相关系数为 0.89，α 系数为 0.9；积极应对维度的 α 系数为 0.89；消极应对维度的 α 系数 0.78。

效度：采用主成分分析法提取因子，并对因子模型做方差极大斜交旋转。因素分析结果表明，应对方式条目确实可以分出积极应对和消极应对两个因子，与理论构想一致。人群测试表明简易应对方式问卷反映出人群不同应对方式特征及其与心理健康之间的关系。积极应对评分较高时，心理问题或症状分低；而消极应对评分高时，心理问题或症状评分也高。应对方式评分与心理健康水平显著相关。

(二) 应用方法

该问卷为自评量表，采用多级评分，在每一应对方式条目后，列有不采用、偶尔采用、有时采用和经常采用 4 种选择（相应的评分为 0、1、2、3 分），由受试者根据自己的情况选择一个答案。结果为积极应对维度平均分和消极应对维度平均分。临床应用时还应进一步分析各条目回答评分情况。

有必要指出，所谓积极和消极是相对的，并不是积极的应对方式就一定有积极的后果，或者消极的应对方式就产生消极的后果。如接受现实和自己安慰自己被归为消极怨慰，但其却有着缓解挫折打击的作用。不同的应对方式，在不同的时间和情景，在不同的人身上，会有不同的结果，这是需要进一步深入研究的问题。

（三）问卷内容

以下列出的是当您在生活中经受到挫折打击或遇到困难时可能采取的态度和做法。请您仔细阅读每一条，然后在右边选择答案，不采取为 0 分，偶尔采取为 1 分，有时采取为 2 分，经常采取为 3 分。请在最适合您本人情况的数字上画"√"。

条目	不采取	偶尔采取	有时采取	经常采取
1. 通过工作学习或一些其他活动解脱	0	1	2	3
2. 与人交谈，倾诉内心烦恼	0	1	2	3
3. 尽量看到事物好的一面	0	1	2	3
4. 改变自己的想法，重新发现生活中什么重要	0	1	2	3
5. 不把问题看得太严重	0	1	2	3
6. 坚持自己的立场，为自己想得到的斗争	0	1	2	3
7. 找出几种不同的解决问题的方法	0	1	2	3
8. 向亲戚、朋友或同学寻求建议	0	1	2	3
9. 改变原来的一些做法或自己的一些问题	0	1	2	3
10. 借鉴他人处理类似困难情景的办法	0	1	2	3
11. 寻求业余爱好，积极参加文体活动	0	1	2	3
12. 尽量克制自己的失望、悔恨、悲伤和愤怒	0	1	2	3
13. 试图休息或休假，暂时把问题（烦恼）抛开	0	1	2	3
14. 通过吸烟、喝酒、服药和吃东西来解除烦恼	0	1	2	3
15. 认为时间会改变现状，唯一要做的便是等待	0	1	2	3
16. 试图忘记整个事情	0	1	2	3
17. 依靠别人解决问题	0	1	2	3
18. 接受现实，因为没有其他办法	0	1	2	3
19. 幻想可能会发生某种奇迹改变现状	0	1	2	3
20. 自己安慰自己	0	1	2	3

二十一、医学应对问卷

(一) 问卷简介

医学应对问卷（medical coping modes questionnaire，MCMQ）是由 Feifel H. 等编制的专用于患者的应对问卷，黄丽、姜乾金、任蔚红于 1996 年对其进行翻译修订后形成了正式 MCMQ 中文条目。国内初步将其试用于癌症、手术、慢性肝炎和妇科疾病患者，显示有一定的分析意义。医学应对问卷中文版也包含 3 个因素：面对（confronce）、回避（avoidance）和屈服（resignation）。原问卷的"屈服"因子仅含 4 个条目，中文版按原意另增 1 个条目，故中文版含 20 个条目。文献显示中文版 MCMQ 有较好的信、效度。

(二) 应用方法

MCMQ 由患者按指导语自行填写。患者按照自己的情况在各条目后面所附的 4 项答案中各选取 1 项。各条目按 1~4 共 4 级评分，其中有 8 个条目须反向计分。面对问卷由第 1、2、5、10、12、15、16、19 条计分，回避问卷由第 3、7、8、9、11、14、17 条计分，屈服问卷由第 4、6、13、18、20 条计分。

(三) 问卷内容

下面列出一些问题，以了解您的某些想法、感受和行为，这些想法、感受和行为与您目前所患的疾病有关，请在每一问题后的 4 个答案中选取与您的实际情况最接近的 1 个画"√"。

　*1. 您在多大程度上希望自己参与做出各种治疗决定？

（1）非常希望　（2）中等希望　（3）有点希望　（4）不希望

2. 您是否经常想与亲戚、朋友谈论您的疾病？

（1）不想　　　（2）有时想　　（3）经常想　　　（4）总是想

3. 在讨论您的疾病的时候，您是否经常发现自己在考虑别的事情？

（1）从不这样　（2）有时这样　（3）经常这样　　（4）总是这样

＊4. 您是否经常觉得自己要完全恢复健康是没有指望的？

（1）总是这样　（2）经常这样　（3）有时这样　（4）从不这样

5. 近几个月，您从医生、护士等懂行的人那里得到多少有关疾病的知识？

（1）极少　　　（2）一些　　　（3）较多　　　（4）很多

6. 您是否经常觉得，因为疾病，自己对今后各方面的事不关心了？

（1）从不这样　（2）有时这样　（3）经常这样　（4）总是这样

7. 您在多大程度上愿意与亲友谈别的事，因为您没有必要老去考虑疾病？

（1）极低程度　（2）一定程度　（3）相当程度　（4）很大程度

8. 在多大程度上您的疾病使您以更积极的态度去考虑生活中的一些事？

（1）极低程度　（2）一定程度　（3）相当程度　（4）很大程度

＊9. 当想到自己的疾病时，您是否会做些别的事情来分散自己的注意力？

（1）总是这样　（2）经常这样　（3）有时这样　（4）从不这样

＊10. 您是否经常向医生询问，对于您的疾病您该如何去做？

（1）总是这样　（2）经常这样　（3）有时这样　（4）从不这样

11. 当亲戚、朋友与您谈起您的疾病时，您是否经常试图转换话题？

（1）总是这样　（2）经常这样　（3）有时这样　（4）从不这样

＊12. 近几个月，您从图书、杂志、报纸上了解多少有关您的疾病的信息？

（1）很多　　　（2）较多　　　（3）一些　　　（4）极少

13. 您是否经常觉得自己要向疾病屈服了？

（1）总是这样　（2）经常这样　（3）有时这样　（4）从不这样

14. 在多大程度上您想忘掉您的疾病？

（1）极低程度　（2）一定程度　（3）相当程度　（4）很大程度

15. 关于疾病，您向医生问了多少问题？

（1）没有　　　（2）一些　　　（3）较多　　　（4）很多

16. 遇到患有同样疾病的人，通常您会与其谈论多少有关疾病的细节？

（1）极少　　　（2）一些　　　（3）较多　　　（4）很多

17. 您是否经常以看电影、电视等方式来分散自己对疾病的注意力？

（1）从不这样　（2）有时这样　（3）经常这样　（4）总是这样

＊18. 您是否经常觉得自己对疾病无能为力？

（1）总是这样　（2）经常这样　（3）有时这样　（4）从不这样

＊19. 亲朋好友向您询问病情时，您是否经常与其谈许多病情细节？

（1）总是这样　（2）经常这样　（3）有时这样　（4）从不这样

20. 对于您的疾病，您是否经常感到自己只能听天由命？

（1）从不这样　（2）有时这样　（3）经常这样　（4）总是这样

注：＊为反向评分题。

二十二、匹兹堡睡眠质量指数量表

（一）量表简介

匹兹堡大学精神科医生 Buysse 博士等于 1989 年编制了匹兹堡睡眠质量指数量表（Pittsburgh sleep quality index，PSQI），用于睡眠质量评价的临床和基础研究。刘贤臣等于 1996 年将该量表进行汉化，国外和国内测试结果均表明 PSQI 有较好的内部一致性、再测信度和较好的效度，适用于睡眠障碍患者和精神障碍患者的睡眠质量评价、疗效观察，一般人群睡眠质量的调查研究，以及睡眠质量与心身健康相关性研究。

（二）应用方法

PSQI 用于评定被试最近 1 个月的睡眠质量，由 19 个自评条目和 5 个他评条目构成，其中第 19 个自评条目和 5 个他评条目不参与计分。在此仅介绍参与计分的 18 个自评条目。18 个条目组成 7 个维度，包括主观睡眠质量、入睡时间、睡眠时间、睡眠效率、睡眠障碍、催眠药物使用、日间功能障碍，每个条目按照 0～3 分统计分值，累积各成分得分为 PSQI 总分。总分范围最低 0 分，最高 21 分，得分越高表示睡眠质量越差。被试者完成该问卷需要 5～10 分钟。

各成分含义及计分方法如下：

1. 主观睡眠质量（subjective sleep quality）

根据第 6 条的应答计分，很好计 0 分，较好计 1 分，较差计 2 分，很差计 3 分。

2. 入睡时间（sleep latency）

（1）第 2 条的计分≤15 分计 0 分，16～30 分计 1 分，31～60 分计 2 分，>60 分计 3 分。

（2）第 5a 条的计分为无计 0 分，<1 次/周计 1 分，1～2 次/周计 2 分，≥3 次/周计 3 分。

（3）累加第 2 和 5a 条的计分，若累加分为 0 计 0 分，1～2 计 1 分，3～4 计 2 分，5～6 计 3 分，即为成分Ⅱ得分。

3. 睡眠时间（sleep duration）

根据第 4 条的应答计分，>7 小时计 0 分，6～7 小时计 1 分，5～6 小时计 2 分，<5 小时计 3 分。

4. 睡眠效率（sleep efficiency）

（1）床上时间＝起床时间（第 3 条）－上床时间（第 1 条）。

（2）睡眠效率＝睡眠时间（第 4 条）÷床上时间×100%

（3）成分Ⅳ计分为睡眠效率>85% 计 0 分，75%～85% 计 1 分，65%～74% 计 2 分，<65% 计 3 分。

5. 睡眠障碍（sleep disorder）

第 5b 至 5j 条应答计分为无计 0 分，<1 次/周计 1 分，1～2 次/周计 2 分，≥3 次/周计 3 分。累积第 5b 至 5j 条各条目分数，若累积分为 0，成分 Ⅴ 计分为 0 分，1～9 为 1 分，10～18 为 2 分，19～27 为 3 分。

6. 催眠药物（used sleep medication）

根据第 7 条计分，无计 0 分，<1 次/周计 1 分，1～2 次/周计 2 分，≥3 次/周计 3 分。

7. 日间功能障碍（daytime dysfunction）

（1）第 8 条计分为无计 0 分，<1 次/周计 1 分，1～2 次/周计 2 分，≥3 次/周计 3 分。

（2）第 9 条计分为没有计 0 分，偶尔有计 1 分，有时有计 2 分，经常有计 3 分。

（3）累积第 8 和 9 条得分，若累积分为 0 则成分Ⅶ分为 0 分，1~2 为 1 分，3~4 为 2 分，5~6 为 3 分。

PSQI 总分 = 成分Ⅰ + 成分Ⅱ + 成分Ⅲ + 成分Ⅳ + 成分Ⅴ + 成分Ⅵ + 成分Ⅶ

（三）量表内容

匹兹堡睡眠质量指数量表用于评定被试者最近 1 个月的睡眠质量。

1. 过去 1 个月您通常上床睡觉的时间是_____。

2. 过去 1 个月您每晚通常要_____分钟才能入睡。

3. 过去 1 个月您每天早上的起床时间是_____。

4. 过去 1 个月您每晚实际的睡眠时间是_____。

从以下每个问题中选一个最符合您的情况，画"√"。

5. 过去 1 个月您是否因为以下问题而经常睡不好

（a）不能在 30 分钟内入睡

□过去 1 个月没有　　　　□每周平均不足 1 个晚上

□每周平均 1 或 2 个晚上　□每周平均 3 个或更多晚上

（b）在晚上睡眠中醒来或早醒

□过去 1 个月没有　　　　□每周平均不足 1 个晚上

□每周平均 1 或 2 个晚上　□每周平均 3 个或更多晚上

（c）晚上有无起床上洗手间

□过去 1 个月没有　　　　□每周平均不足 1 个晚上

□每周平均 1 或 2 个晚上　□每周平均 3 个或更多晚上

（d）不舒服的呼吸

□过去 1 个月没有　　　　□每周平均不足 1 个晚上

□每周平均 1 或 2 个晚上　□每周平均 3 个或更多晚上

（e）大声咳嗽或打鼾

□过去 1 个月没有　　　　□每周平均不足 1 个晚上

□每周平均 1 或 2 个晚上　□每周平均 3 个或更多晚上

（f）感到寒冷

□过去 1 个月没有　　　　□每周平均不足 1 个晚上

□每周平均 1 或 2 个晚上　□每周平均 3 个或更多晚上

（g）感到太热

□过去 1 个月没有　　　　　□每周平均不足 1 个晚上

□每周平均 1 或 2 个晚上　□每周平均 3 个或更多晚上

（h）做不好的梦

□过去 1 个月没有　　　　　□每周平均不足 1 个晚上

□每周平均 1 或 2 个晚上　□每周平均 3 个或更多晚上

（i）出现疼痛

□过去 1 个月没有　　　　　□每周平均不足 1 个晚上

□每周平均 1 或 2 个晚上　□每周平均 3 个或更多晚上

（j）其他原因，请描述＿＿＿＿＿＿＿＿＿＿＿＿＿＿

过去 1 个月您是否因以上原因出现睡眠不好

□过去 1 个月没有　　　　　□每周平均不足 1 个晚上

□每周平均 1 或 2 个晚上　□每周平均 3 个或更多晚上

6. 您对过去 1 个月的总睡眠质量评分

□非常好　　　　□尚好　　　　□不好　　　　□非常差

7. 过去 1 个月，您是否经常要服药（包括从医生处方或药店购买）才能入睡

□过去 1 个月没有　　　　　□每周平均不足 1 个晚上

□每周平均 1 或 2 个晚上　□每周平均 3 个或更多晚上

8. 过去 1 个月您在开车、吃饭或参加社会活动时难以保持清醒状态

□过去 1 个月没有　　　　　□每周平均不足 1 个晚上

□每周平均 1 或 2 个晚上　□每周平均 3 个或更多晚上

9. 过去 1 个月您在积极完成事情上是否有困难

□没有困难　　　□有一点困难　　　□比较困难　　　□非常困难

10. 您是与睡觉同伴（包括配偶等）同睡一床或有室友

□没有与同伴同睡一床或没有室友　□同伴或室友在另外的房间

□同伴在同一房间但不睡同床　　　□同伴在同一床上

如果您是与睡觉同伴同睡一床或有室友，请询问他（她）在过去 1 个月中您是否出现以下情况：

（a）在睡觉时，有无大鼾声

☐过去 1 个月没有 　　　　☐每周平均不足 1 个晚上

☐每周平均 1 或 2 个晚上 　☐每周平均 3 个或更多晚上

（b）在睡觉时，呼吸之间有没有长时间停顿

☐过去 1 个月没有 　　　　☐每周平均不足 1 个晚上

☐每周平均 1 或 2 个晚上 　☐每周平均 3 个或更多晚上

（c）在睡觉时，腿部是否有抽动或者有痉挛

☐过去 1 个月没有 　　　　☐每周平均不足 1 个晚上

☐每周平均 1 或 2 个晚上 　☐每周平均 3 个或更多晚上

（d）在睡觉时，是否出现不能辨认方向或混乱状态

☐过去 1 个月没有 　　　　☐每周平均不足 1 个晚上

☐每周平均 1 或 2 个晚上 　☐每周平均 3 个或更多晚上

（e）在睡觉时，是否有其他睡不安宁的情况，并请描述_____。

☐过去 1 个月没有 　　　　☐每周平均不足 1 个晚上

☐每周平均 1 或 2 个晚上 　☐每周平均 3 个或更多晚上

二十三、总体幸福感量表

（一）量表简介

总体幸福感量表（general well – being schedule，GWB）是 Fazio 在 1977 年为美国国立卫生统计中心制定的一种定式型测查工具，用来评价受试者对幸福的感受。该量表共有 33 个条目，第 1～14 条为 5 级或 6 级评分，第 15～18 条为 0～10 级评分，第 19～33 条为行为的自我评价。得分越高幸福度越高。国内段建华（1996）对该量表进行了翻译修订，翻译修订后的量表为 18 个条目和 6 个维度。修订后量表的内在一致性系数为男 0.91、女 0.95，重测系数为 0.85。分量表与总量表的相关系数为 0.56～0.88，信、效度良好。该量表除了评定总体幸福感，还通过将其内容组成 6 个分量表从而对幸福感的 6 个因子进行评分。

（二）应用方法

6 个维度包括对健康的担心、精力、对生活的满足和兴趣、忧郁或愉快

的心境、对情感和行为的控制、松弛与紧张（焦虑）。其中，第 1、3、6、7、9、11、13、15、16 条为反向评分。总分数范围为 14～120 分，分数越高主观幸福感越强。GWB 的中国常模为男性（75±15）分，女性（71±18）分。

（三）量表内容

请在您认为符合实际情况的选项上画"√"。

*1. 您的总体感觉怎样（在过去1个月）	好极了	精神很好	精神不错	精神时好时坏	精神不好	精神很不好
	1	2	3	4	5	6
2. 您是否为自己的神经质或"神经病"感到烦恼（在过去1个月）	极端烦恼	相当烦恼	有些烦恼	很少烦恼	一点也不烦恼	
	1	2	3	4	5	
*3，您是否一直牢牢地控制着自己的行为、思维、情感或感觉（在过去1个月）	绝对的	大部分是的	一般来说是的	控制得不好	有些混乱	非常混乱
	1	2	3	4	5	6
4. 您是否由于悲哀、失去信心、失望或有许多麻烦而怀疑还有事情值得去做（在过去1个月）	极端怀疑	非常怀疑	相当怀疑	有些怀疑	略微怀疑	一点也不怀疑
	1	2	3	4	5	6
5. 您是否正在受到或曾经受到任何约束、刺激或压力（在过去1个月）	相当多	不少	有些	不多	没有	
	1	2	3	4	5	
*6. 您的生活是否幸福、满足或愉快（在过去1个月）	非常幸福	相当幸福	满足	略有些不满足	非常不满足	
	1	2	3	4	5	
*7. 您是否有理由怀疑自己曾经失去理智，或对行为、谈话、思维或记忆失去控制（在过去1个月）	一点也没有	只有一点	有些，不严重	相当严重	非常严重	
	1	2	3	4	5	
8. 您是否感到焦虑、担心或不安（在过去1个月）	极端严重	非常严重	相当严重	有些	很少	无
	1	2	3	4	5	
*9. 您睡醒后是否感到头脑清晰和精力充沛（在过去1个月）	天天如此	几乎天天	相当频繁	不多	很少	无
	1	2	3	4	5	6

续表

10. 您是否因为疾病、身体的不适、疼痛或对患病恐惧而烦恼（在过去1个月）	所有的时间	大部分时间	很多时间	有时	偶尔	无
	1	2	3	4	5	6
*11. 您每天的生活中是否充满了让您感兴趣的事情（在过去1个月）	所有的时间	大部分时间	很多时间	有时	偶尔	无
	1	2	3	4	5	6
12. 您是否感到沮丧和忧郁（在过去1个月）	所有的时间	大部分时间	很多时间	有时	偶尔	无
	1	2	3	4	5	6
13. 您是否情绪稳定并能把握住自己（在过去1个月）	所有的时间	大部分时间	很多时间	有时	偶尔	无
	1	2	3	4	5	6
14. 您是否感到疲劳、过累、无力或精疲力竭（在过去1个月）	所有的时间	大部分时间	很多时间	有时	偶尔	无
	1	2	3	4	5	6
*15. 您对自己健康关心或担忧的程度如何（在过去1个月）						
不关心　　0　1　2　3　4　5　6　7　8　9　10　　非常关心						
*16. 您感到放松或紧张的程度如何（在过去1个月）						
松弛　　0　1　2　3　4　5　6　7　8　9　10　　紧张						
17. 您感觉自己的精力、精神和活力如何（在过去1个月）						
无精打采　　0　1　2　3　4　5　6　7　8　9　10　　精力充沛						
18. 您忧郁或快乐的程度如何（在过去1个月）						
非常忧郁　　0　1　2　3　4　5　6　7　8　9　10　　非常快乐						

二十四、艾普沃斯嗜睡量表

（一）量表简介

艾普沃斯嗜睡量表（Epworth sleepiness scale，ESS）由澳大利亚墨尔本艾普沃斯（Epworth）医院的 Murry Johns 编制，又称艾普沃斯日间多睡量表，是目前国际公认的一种较为简易的嗜睡评估量表。我国不同研究者对繁体中文版 ESS 进行了信度和效度评价，其中彭莉莉研究认为，ESS 的

Cronbach's α 系数为 0.814，总分重测信度为 0.679，各条目信度为 0.473 ~ 0.698（P < 0.01），分半信度为 0.817，可以作为白天嗜睡程度自我评估的工具。

（二）应用方法

该量表由 8 个条目组成，主要评估患者日常生活中如静坐、平卧、看电视、坐车等 8 种状态下的嗜睡程度。每个条目按 0 ~ 3 分计分，从不打盹嗜睡为 0 分，很少为 1 分，有时为 2 分，经常为 3 分。总分范围为 0 ~ 24 分。Johns 在 1991 年提出按下列方法对 ESS 评分，ESS 得分 < 8 分为正常，8 ~ 10 分为轻度嗜睡，11 ~ 15 分为中度嗜睡，16 ~ 20 分为重度嗜睡，21 ~ 24 分为极重度嗜睡。

（三）量表内容

选择一个最符合您情况的数字，画"√"表示：0 为从不打瞌睡，1 为轻度可能打瞌睡，2 为中度可能打瞌睡，3 为很可能打瞌睡。假如您最近没有做过其中的某些事情，请试着填上它们可能会给您带来多大的影响。

条目	打瞌睡的可能			
1. 坐着阅读书刊	0	1	2	3
2. 看电视	0	1	2	3
3. 在公共场所坐着不动（例如在剧场或开会）	0	1	2	3
4. 作为乘客在汽车中坐 1 小时，中间不休息	0	1	2	3
5. 在环境许可时，下午躺下休息	0	1	2	3
6. 坐下与人谈话	0	1	2	3
7. 午餐不喝酒，餐后安静地坐着	0	1	2	3
8. 遇堵车时停车数分钟	0	1	2	3

二十五、疲劳评定量表

（一）量表简介

疲劳评定量表（fatigue assessment instrument，FAI）由美国精神行为科

学研究室 Joseph E. Schwarta 及 Lina Jandorf 等人于 1993 年编制，用来评定以疲劳为主要表现的疾病患者及健康者的疲劳特征、程度，其评定时间跨度为最近 2 周。FAI 中各亚量表的内部一致性满意，Cronbach's α 系数范围为 0. 70 ~ 0. 92，内容效度为 0. 86 ~ 0. 90。

（二）应用方法

该量表由 29 个陈述句及相应的答案选项组成。每个条目都是与疲劳有关的描述，按 1 ~ 7 级评分。FAI 主要包括 4 个因子即 4 个亚量表，分别从 4 个不同的方面评价疲劳的特点。

1. 因子 1

疲劳严重程度量表（global fatigue severity subscale，S）：用以定量地测定疲劳的程度，包括第 5、18 ~ 22、24 ~ 28 条，共 11 个条目。

2. 因子 2

疲劳的环境特异性量表（situation – specific fatigue subscale，SS）：用以测定疲劳对特异性环境（寒、热、精神紧张等）的敏感性，评价该疲劳是否具有情境的特异性，包括第 6 ~ 9、16 ~ 17 条，共 6 个条目。

3. 因子 3

疲劳的结果量表（fatigue consequence subscale，PC）：用以测定疲劳可能导致的心理后果，如缺乏耐心、欲望降低、不能集中注意力等，包括第 2 ~ 4 条，共 3 个条目。

4. 因子 4

疲劳对休息、睡眠的反应量表（responsiveness to rest/sleep，RTR – S）：用以测定疲劳是否对休息或睡眠有反应，包括第 14 ~ 15 条，共 2 个条目。

根据疲劳严重程度因子（因子 1）分值，将研究对象的疲劳程度分为 4 个等级：因子 1 < 4 分为无疲劳，4 分 ≤ 因子 1 < 5 分为轻度疲劳，5 分 ≤ 因子 1 < 6 分为中度疲劳，因子 1 ≥ 6 分为重度疲劳。

（三）量表内容

下面是一组与疲劳有关的句子。请逐条阅读，并根据在此前 2 周的情况确定您感到疲劳的程度，请画 "√"。

条目	疲劳程度						
1. 当我疲劳时，我感到昏昏欲睡	1	2	3	4	5	6	7
2. 当我疲劳时，我缺乏耐心	1	2	3	4	5	6	7
3. 当我疲劳时，我做事的欲望下降	1	2	3	4	5	6	7
4. 当我疲劳时，我集中注意力有困难	1	2	3	4	5	6	7
5. 运动使我疲劳	1	2	3	4	5	6	7
6. 闷热的环境可导致我疲劳	1	2	3	4	5	6	7
7. 长时间的懒散使我疲劳	1	2	3	4	5	6	7
8. 精神压力导致我疲劳	1	2	3	4	5	6	7
9. 情绪低落使我疲劳	1	2	3	4	5	6	7
10. 工作导致我疲劳	1	2	3	4	5	6	7
11. 我的疲劳在下午加重	1	2	3	4	5	6	7
12. 我的疲劳在晨起加重	1	2	3	4	5	6	7
13. 进行常规的日常活动增加我的疲劳	1	2	3	4	5	6	7
14. 休息可减轻我的疲劳	1	2	3	4	5	6	7
15. 睡眠减轻我的疲劳	1	2	3	4	5	6	7
16. 处于凉快的环境时，可减轻我的疲劳	1	2	3	4	5	6	7
17. 进行快乐、有意义的事情可减轻我的疲劳	1	2	3	4	5	6	7
18. 我比以往容易疲劳	1	2	3	4	5	6	7
19. 疲劳影响我的体力活动	1	2	3	4	5	6	7
20. 疲劳使我的身体经常出毛病	1	2	3	4	5	6	7
21. 疲劳使我不能进行持续性体力活动	1	2	3	4	5	6	7
22. 疲劳对我胜任一定的职责与任务有影响	1	2	3	4	5	6	7
23. 疲劳先于我的其他症状出现	1	2	3	4	5	6	7
24. 疲劳是我最严重的症状	1	2	3	4	5	6	7
25. 疲劳属于我最严重的 3 个症状之一	1	2	3	4	5	6	7
26. 疲劳影响我的工作、家庭关系或生活	1	2	3	4	5	6	7
27. 疲劳使我的其他症状加重	1	2	3	4	5	6	7
28. 我现在所具有的疲劳在性质或严重程度方面与我以前所出现过的疲劳不一样	1	2	3	4	5	6	7
29. 我运动后出现的疲劳不容易消失	1	2	3	4	5	6	7

二十六、心理弹性量表

（一）量表简介

心理弹性量表（Connor – Davidson resilience scale，CD – RISC）由 Connor 和 Davidson 于 2003 年编制，共 25 个条目，各条目采用 5 级评分。该量表分为能力维度、忍受消极情感维度、接受变化维度、控制维度、精神影响维度等 5 个维度，量表的 Cronbach's α 系数为 0.89，重测信度为 0.87。我国学者于肖楠、张建新等将该量表引进并汉化，共 25 个条目，分为 3 个维度，依次为坚韧性（第 11 ~ 23 条）、力量性（第 1、5、7 ~ 10、24、25 条）、乐观性（第 2、3、4、6 条）。量表的 Cronbach's α 系数为 0.91。汉化版量表是目前国内应用最广泛的量表，且在孕产人群中应用广泛，信、效度良好。

（二）应用方法

心理弹性量表共 25 个条目，各条目采用 5 级评分（0 ~ 4 分），每个条目从"从来不"到"一直如此"分别赋予 0 ~ 4 分。被试者得分越低，表明心理弹性越低。条目得分相加为量表总分，总分为 0 ~ 100 分，分值越大说明心理弹性水平越高。得分 60 分以下为心理弹性水平较差，61 ~ 69 分为心理弹性水平一般，70 ~ 79 分为心理弹性水平良好，≥80 分为心理弹性水平优秀。

坚韧性：指一个人具有的顽强不屈的精神、坚韧不拔的毅力，在遇到机遇与挑战时可灵敏迅速、从容自若地处理并做出决定，并百折不挠、坚持不懈、克服万难去实现目标的能力，如"我喜欢挑战""我有强烈的目的感""我能实现自己的目标"等。

乐观性：是人的一种积极品质，指抱着自信、阳光、积极向上的心态面对生活的态度，并能从好的角度来处理事情的能力，如"我有亲密的关系""无论什么都能应对""我能看到幽默的一面"等。

力量性：指遇到困难、压力、挑战等困境时可迅速恢复并良好适应的品质，如"经历艰难会很快恢复""有信心面对挑战""压力使我有力量"等。

（三）量表内容

下表是心理弹性的评定量表。每个条目有 5 个选项，0 表示从来没有这种情况、从来不，1 表示很少有这种情况，2 表示有时有这种情况，3 表示经常这样，4 表示一直如此。注意：回答这些问题没有对错之分。请根据过去 1 个月您的情况，从 5 个选项中选出最符合您的一项，在相应数字下画"√"即可。

条目	从来不	很少	有时	经常	一直如此
1. 我能适应变化	0	1	2	3	4
2. 我有亲密、安全、融洽的关系（夫妻、朋友、亲属等关系）	0	1	2	3	4
3. 有时，命运或上帝能帮忙（相信可能会有好运到来）	0	1	2	3	4
4. 无论发生什么我都能应对	0	1	2	3	4
5. 过去的成功让我有信心面对挑战	0	1	2	3	4
6. 我能看到事情幽默的一面	0	1	2	3	4
7. 应对压力使我感到有力量	0	1	2	3	4
8. 经历艰难或疾病后我往往会很快恢复	0	1	2	3	4
9. 我认为事情的发生总是有原因的	0	1	2	3	4
10. 无论结果怎样，我都会尽自己最大努力	0	1	2	3	4
11. 我能实现自己的目标	0	1	2	3	4
12. 当事情看起来没什么希望时，我不会轻易放弃	0	1	2	3	4
13. 我知道去哪里寻求帮助	0	1	2	3	4
14. 在压力下，我能够集中注意力并清晰思考	0	1	2	3	4
15. 我喜欢在解决问题时起带头作用	0	1	2	3	4
16. 我不会因失败而气馁	0	1	2	3	4
17. 我认为自己是个强有力的人	0	1	2	3	4
18. 我能做出不寻常的或艰难的决定	0	1	2	3	4
19. 我能处理不快乐的事情	0	1	2	3	4
20. 我不得不按照预感行事	0	1	2	3	4
21. 我有强烈的目的感	0	1	2	3	4
22. 我感觉能掌控自己的生活	0	1	2	3	4
23. 我喜欢挑战	0	1	2	3	4
24. 我努力工作以达到目标	0	1	2	3	4
25. 我对自己的成绩感到骄傲	0	1	2	3	4

二十七、健康调查简表

（一）量表简介

健康调查简表（medical outcomes study 36 – item short from health survey，SF – 36）是在 1988 年 Stewartse 研制的医疗结局研究量表（medical outcomes study-short from，MOS – SF）的基础上，由美国波士顿健康研究发展而来的。SF – 36 的第 2 条，作为"健康转换"，表示生活质量与 1 年前健康的关系，其余 35 个条目归纳为 8 个维度。躯体健康总测量（physical component summary，PCS）包括生理功能、生理职能、躯体疼痛、总体健康 4 个维度。心理健康总测量（mental component summary，MCS）包括活力、社会功能、情感职能、精神健康 4 个维度。

（二）应用方法

根据各条目对生活质量的影响程度，赋予相应的权重，每个维度都换算成 100 分。由于每个维度包含的条目数不同，不利于比较，必须对原始数据进行重新评分，即用标准公式计算转换分数，从而使每个维度都能换算成 0 ~ 100 分。8 个维度转换分数的平均值为总评分，PCS 和 MCS 分数分别由对应的 4 个维度分数来平均（见下表）。分值的高低直接反映健康状况的好坏。分值越高，表明这方面功能状况越好，生命质量越高。

标准公式：各维度转换得分 =（实际评分 – 最低可能评分）÷ 一般平均可能评分 ×100

健康调查简表的 8 个维度评分

维度	各条目实际评分	初评最低可能评分和最高可能评分	一般平均可能评分
生理功能（physical functioning，PF）	3a + 3b + 3c + 3d + 3e + 3f + 3g + 3h + 3i + 3j	10、30	20
生理职能（role – physical，RP）	4a + 4b + 4c + 4d	4、8	4
躯体疼痛（bodily pain，BP）	7 + 8	2、12	10

维度	各条目实际评分	初评最低可能评分和最高可能评分	一般平均可能评分
总体健康 （general health，GH）	1 + 11a + 11b + 11c + 11d	5、25	20
活力（validity，VT）	9a + 9e + 9g + 9i	4、24	20
社会功能 （social function，SF）	6 + 10	2、10	8
情感职能 （role - emotional，RE）	5a + 5b + 5c	3、6	3
精神健康 （mental health，MH）	9b + 9c + 9d + 9f + 9h	5、30	

注：a、b、c、d、e、f、g、h、i、j 分别代表（1）、（2）、（3）、（4）、（5）、（6）、（7）、（8）、（9）、（10）。

（三）量表内容

1. 总体来讲，您的健康状况是

①非常好　②很好　③好　④一般　⑤差

2. 跟 1 年前比，您觉得自己的健康状况是

①比 1 年前好多了　②比 1 年前好一些　③跟 1 年前差不多

④比 1 年前差一些　⑤比 1 年前差多了

3. 以下这些问题都和日常活动有关。您的健康状况是否限制了这些活动？如有，程度如何？

（1）重体力活动，如跑步举重、参加剧烈运动等

①限制很大　②有些限制　③毫无限制

（2）适度的活动，如移动一张桌子、扫地、打太极拳、做简单体操等

①限制很大　②有些限制　③毫无限制

（3）手提日用品，如购物时

①限制很大　②有些限制　③毫无限制

（4）上几层楼梯

①限制很大　②有些限制　③毫无限制

（5）上 1 层楼梯

①限制很大　②有些限制　③毫无限制

（6）弯腰、屈膝、下蹲

①限制很大　②有些限制　③毫无限制

（7）步行 1500m 以上的路程

①限制很大　②有些限制　③毫无限制

（8）步行 1000m 的路程

①限制很大　②有些限制　③毫无限制

（9）步行 100m 的路程

①限制很大　②有些限制　③毫无限制

（10）自己洗澡、穿衣

①限制很大　②有些限制　③毫无限制

4. 在过去 1 个月，您的工作和日常活动有无因为身体健康的原因而出现以下这些问题？

（1）减少了工作或其他活动时间

①是　　②不是

（2）本来想要做的事情只能完成一部分

①是　　②不是

（3）想要干的工作或活动种类受到限制

①是　　②不是

（4）完成工作或其他活动困难增多（比如需要额外的努力）

①是　　②不是

5. 在过去 1 个月，您的工作和日常活动有无因情绪原因（如压抑或忧虑）出现以下问题？

（1）减少了工作或活动时间

①是　　②不是

（2）本来想要做的事情只能完成一部分

①是　　②不是

（3）干事情不如平时仔细

①是　②不是

6. 在过去 1 个月，您的健康或情绪不好在多大程度上影响了您与家人、朋友、邻居或集体的正常社会交往？

①完全没有影响　②有一点影响　③中等影响　④影响很大

⑤影响非常大

7. 在过去 1 个月，您有身体疼痛吗？

①完全没有　②有一点　③中等　④严重　⑤很严重

8. 在过去 1 个月，您的身体疼痛影响了您的工作和家务吗？

①完全没有影响　②有一点影响　③中等影响　④影响很大

⑤影响非常大

9. 以下是关于过去 1 个月里您自己的感觉，对每一条问题，您的情况是什么样的？

（1）您觉得生活充实

①所有的时间　②大部分时间　③比较多时间　④一部分时间

⑤小部分时间　⑥没有这种感觉

（2）您是一个敏感的人

①所有的时间　②大部分时间　③比较多时间　④一部分时间

⑤小部分时间　⑥没有这种感觉

（3）您的情绪非常不好，什么事都不能使您高兴起来

①所有的时间　②大部分时间　③比较多时间　④一部分时间

⑤小部分时间　⑥没有这种感觉

（4）您的心里很平静

①所有的时间　②大部分时间　③比较多时间　④一部分时间

⑤小部分时间　⑥没有这种感觉

（5）您做事精力充沛

①所有的时间　②大部分时间　③比较多时间　④一部分时间

⑤小部分时间　⑥没有这种感觉

（6）您的情绪低落

①所有的时间　②大部分时间　③比较多时间　④一部分时间

⑤小部分时间　⑥没有这种感觉

（7）您觉得筋疲力尽

①所有的时间　②大部分时间　③比较多时间　④一部分时间

⑤小部分时间　⑥没有这种感觉

（8）您是个快乐的人

①所有的时间　②大部分时间　③比较多时间　④一部分时间

⑤小部分时间　⑥没有这种感觉

（9）您感觉厌烦

①所有的时间　②大部分时间　③比较多时间　④一部分时间

⑤小部分时间　⑥没有这种感觉

10. 不健康影响了您的社会活动（如走亲访友）

①所有的时间　②大部分时间　③比较多时间　④一部分时间

⑤小部分时间　⑥没有这种感觉

11. 请看下列每一条问题，哪一个答案最符合您的情况？

（1）好像比别人容易生病

①绝对正确　②大部分正确　③不能肯定　④大部分错误

⑤绝对错误

（2）我跟周围人一样健康

①绝对正确　②大部分正确　③不能肯定　④大部分错误

⑤绝对错误

（3）我认为我的健康状况在变

①绝对正确　②大部分正确　③不能肯定　④大部分错误

⑤绝对错误

（4）我的健康状况非常好

①绝对正确　②大部分正确　③不能肯定　④大部分错误

⑤绝对错误

（高　苗）

第六节　社区孕产妇服务记录表

一、第1次产前随访服务记录表

姓名：　　　　　　　　　　　　　　　　　　编号□□-□□□□□

填表日期	年　　月　　日		填表孕周		周
丈夫姓名		丈夫年龄		丈夫电话	
孕次			产次		
末次月经	年　月　日	预产期		年　　月　　日	
既往史	1 无　2 心脏病　3 肾脏疾病　4 肝脏疾病　5 高血压　6 贫血　7 糖尿病　8 其他 □/□/□/□/□/□/□				
家族史	1 遗传性疾病史　2 精神疾病史　3 其他_____ □/□/□				
妇科手术史	1 无　2 有_____ □				
孕产史	1 流产_____　2 死胎_____　3 死产_____　4 新生儿死亡_____				
身高	cm		体重		kg
体重指数			血压	/	mmHg
听诊	心脏：1 未见异常　2 异常_____□		肺部：1 未见异常　2 异常_____		□
妇科检查	外阴：1 未见异常　2 异常_____□		阴道：1 未见异常　2 异常_____		□
	宫颈：1 未见异常　2 异常_____□		子宫：1 未见异常　2 异常_____		□
	附件：1 未见异常　2 异常_____				□
辅助检查	血常规	血红蛋白值_____ g/L　白细胞计数值_____/L 血小板计数值_____/L　其他_____			
	尿常规*	尿蛋白_____　尿糖_____　尿酮体_____　尿隐血_____ 其他_____			
	肝功能*	血清谷丙转氨酶_____ U/L　血清谷草转氨酶_____ U/L 白蛋白_____ g/L　　　　　总胆红素_____ μmol/L 结合胆红素_____ μmol/L			
	肾功能*	血肌酐_____ μmol/L　　血尿素氮_____ mmol/L 血钾浓度_____ mmol/L　血钠浓度_____ mmol/L			
	阴道分泌物*	1 未见异常　2 滴虫　3 霉菌　4 其他_____　□/□/□			
	梅毒血清学试验*	1 阴性　2 阳性　□			
	HIV 抗体检测*	1 阴性　2 阳性　□			

续表

总体评估	1 未见异常　2 异常	☐
转诊　1 无　2 有 原因＿＿＿＿＿＿＿＿＿＿＿＿＿＿＿＿＿＿＿＿ 机构及科室＿＿＿＿＿＿＿＿＿＿＿＿＿＿＿＿＿		☐
下次随访 日期	年　　月　　日　　　　随访医生签名	

填表说明：

1. 本表由医生在第 1 次接诊孕妇（尽量在孕 12 足周前）时填写。若未建立居民健康档案，需同时建立。随访时填写各项目对应情况的数字。

2. 填表孕周：为填写此表时孕妇的怀孕周数。

3. 孕次：怀孕的次数，包括本次妊娠。

4. 产次：指此次怀孕前，孕期超过 28 周的分娩次数。

5. 末次月经：此次怀孕前最后一次月经的第 1 天。

6. 预产期：可按照末次月经推算，为末次月经日期的月份加 9 或减 3，为预产期月份数；天数加 7，为预产期日。

7. 既往史：孕妇曾经患过的疾病，可以多选。

8. 家族史：填写孕妇父亲、母亲、丈夫、兄弟姐妹或其他子女中是否曾患遗传性疾病或精神疾病，若有，请具体说明。

9. 孕产史：根据具体情况填写，若有，填写次数；若无，填写 0。

10. 体重指数 ＝ 体重（kg）／身高的平方（m²）。

11. 总体评估：根据孕妇总体情况进行评估，若发现异常，具体描述异常情况。

12. 转诊：若有需转诊的情况，具体填写。

13. 下次随访日期：根据孕妇情况确定下次随访日期，并告知孕妇。

14. 随访医生签名：随访完毕，核查无误后随访医生签署其姓名。

二、第 2 ~ 5 次产前随访服务记录表

姓名：
编号□□-□□□□□

项目		第 2 次	第 3 次	第 4 次	第 5 次
随访日期					
孕周（周）					
主诉					
体重（kg）					
产科检查	宫底高度/cm				
	腹围/cm				
	胎心率（次/分）				
血压/mmHg		/	/	/	/
血红蛋白值（g/L）					
尿蛋白 *					
其他检查 *			B 超	血糖筛查	
分类		1 未见异常 □ 2 异常_____	1 未见异常 □ 2 异常_____	1 未见异常 □ 2 异常_____	1 未见异常 □ 2 异常_____
指导		1 个人卫生 2 膳食 3 心理 4 运动	1 个人卫生 2 膳食 3 心理 4 自我监护 5 母乳喂养	1 个人卫生 2 膳食 3 心理 4 分娩准备 5 母乳喂养	1 个人卫生 2 膳食 3 心理 4 分娩准备 5 母乳喂养
转诊		1 无　2 有 □ 原因_____ 机构及科室 _____	1 无　2 有 □ 原因_____ 机构及科室 _____	1 无　2 有 □ 原因_____ 机构及科室 _____	1 无　2 有 □ 原因_____ 机构及科室 _____
下次随访日期					
随访医生签名					

填表说明:

1. 孕周:此次产前检查时的妊娠周数。

2. 主诉:填写孕妇自述的主要症状和不适。

3. 体重:填写此次测量的体重。

4. 产科检查:按照要求进行产科检查,填写具体数值。

5. 血压:血压斜线前填写收缩压,斜线后填写舒张压。

6. 血红蛋白值:进行血常规检查,填写血红蛋白结果。

7. 其他检查:若有,填写此处,包括 B 超、心电图、血糖、ABO 血型抗体效价等检查。

8. 分类:根据此次随访情况对孕妇进行分类,若发现异常,写明具体情况。

9. 指导:做了哪些指导请在对应的选项上画"√",可以多选;未列出的其他指导请具体填写。

10. 转诊:若有需转诊的情况,具体填写。

11. 下次随访日期:根据孕妇情况确定下次随访日期,并告知孕妇。

12. 随访医生签名:随访完毕,核查无误后随访医生签署其姓名。

三、产后访视记录表

姓名: 编号□□-□□□□□

随访日期	年　　月　　日	
体温	℃	
一般健康情况		
一般心理状况		
血压	／　　　　　　　mmHg	
乳房	1 未见异常　2 异常＿＿＿＿＿＿＿＿	□
恶露	1 未见异常　2 异常＿＿＿＿＿＿＿＿	□
子宫	1 未见异常　2 异常＿＿＿＿＿＿＿＿	□
伤口	1 未见异常　2 异常＿＿＿＿＿＿＿＿	□
其他		
分类	1 未见异常　2 异常＿＿＿＿＿＿＿＿	□

续表

指导	1 个人卫生 2 心理 3 营养 4 母乳喂养 5 新生儿护理与喂养　　　　　　　　□/□/□/□/□
转诊	1 无　　2 有　　　　　　　　　　　　　　　　　　　□
	原因＿＿＿＿＿＿＿＿＿＿＿＿＿＿＿＿＿＿＿＿＿
	机构及科室＿＿＿＿＿＿＿＿＿＿＿＿＿＿＿＿＿
下次随访日期	
随访医生签名	

填表说明：

1. 本表为产妇出院后 3~7 天内由医务人员到产妇家中进行产后检查时填写，根据产妇情况填写此表，根据新生儿情况填写"新生儿家庭访视表"。

2. 一般健康状况：对产妇一般情况进行检查，具体描述并填写。

3. 血压：测量产妇血压，填写具体数值。

4. 乳房、恶露、子宫、伤口：对产妇进行检查，若有异常，具体描述。

5. 分类：根据此次随访情况对产妇进行分类，若为其他异常，具体写明情况。

6. 指导：可以多选，未列出的其他指导请具体填写。

7. 转诊：若有需转诊的情况，具体填写。

8. 随访医生签名：随访完毕，核查无误后随访医生签署其姓名。

四、产后 42 天健康检查记录表

姓名：　　　　　　　　　　　　　　　　　　编号□□-□□□□□

随访日期	年　　　　月　　　　日
一般健康情况	
一般心理状况	
血压	/　　　　　mmHg

续表

乳房	1 未见异常　2 异常＿＿＿＿＿＿＿＿＿＿	□
恶露	1 未见异常　2 异常＿＿＿＿＿＿＿＿＿＿	□
子宫	1 未见异常　2 异常＿＿＿＿＿＿＿＿＿＿	□
伤口	1 未见异常　2 异常＿＿＿＿＿＿＿＿＿＿	□
其他		
分类	1 已恢复　　　2 未恢复	□
指导	1 性保健 2 避孕 3 纯母乳喂养 6 个月 4 其他＿＿＿＿＿＿＿＿＿＿＿＿＿＿	□/□/□/□/□
处理	1 结案 2 转诊 原因＿＿＿＿＿＿＿＿＿＿＿＿＿＿ 机构及科室＿＿＿＿＿＿＿＿＿＿＿＿	□
随访医生签名		

填表说明：

1. 一般健康状况：对产妇一般情况进行检查，具体描述并填写。

2. 血压：如有必要，测量产妇血压，填写具体数值。

3. 乳房、恶露、子宫、伤口：对产妇进行检查，若有异常，具体描述。

4. 分类：根据此次随访情况对产妇进行分类，若为未恢复，具体写明情况。

5. 指导：做了哪些指导请在对应的选项上画"√"，可以多选；未列出的其他指导请具体填写。

6. 处理：若产妇已恢复，则结案；若有需转诊的情况，具体填写。

7. 随访医生签名：随访完毕，核查无误后随访医生签署其姓名。

（杨祎琳）

第三章 社区老年人保健与护理

第一节 社区老年人日常保健与护理

世界卫生组织对老年人的划分标准为：60～74 岁为年轻的老年人，75～89 岁为老年人，90 岁及以上为长寿老年人。西方发达国家认为 65 岁是进入老年期的标准。老年人身体不可避免地出现老化，导致健康状态下降及各种慢性疾病的患病率增高，影响老年人的功能状态和生活质量。日常保健措施的良好落实，可帮助老年人在功能障碍和疾病状态下基本进行正常生活，维持或促进健康。

一、老年人的饮食护理

老年人因牙周病、龋齿、牙龈的萎缩性变化出现牙齿脱落，影响对食物的咀嚼和消化。舌乳头上的味蕾数目减少，使味觉和嗅觉降低，影响食欲。消化道黏膜萎缩，消化腺体萎缩，消化液分泌量减少，胰岛素分泌减少，消化能力下降，胃肠道运动功能减退，尤其是肠蠕动减弱，易导致消化不良及便秘。合理的营养是减少疾病发生和延长寿命的一个重要条件，因此，改善老年人的饮食与营养可减少营养相关疾病和老年常见病的发生，促进老年人健康。

（一）老年人的营养需求特点

老年人随着年龄的增加，活动量减少，消化功能衰退，食欲减退，因此，应重视补充营养物质。

1. 碳水化合物

碳水化合物供给能量应占总热能的 55%～65%。老年人糖耐量降低，胰岛素分泌减少，且血糖调节作用减弱，易发生高血糖，故不宜过多摄入单、双糖，如蔗糖等。摄入应与消耗量保持平衡，并以维持接近标准体重为宜。

2. 蛋白质

蛋白质供给能量应占总热量的 15%。老年人因肝、肾功能减弱，清除毒物的能力较差，蛋白质的摄入应该是质量高、数量少。优质蛋白应占蛋白质总量的 50% 以上。

3. 脂肪

老年人消化脂肪的能力下降，故摄入的脂肪能量应占总热量的 20% 为宜，应选用含不饱和脂肪酸较多的植物油，减少动物脂肪的摄入。

4. 矿物质及微量元素

老年人骨矿物质不断丢失，骨密度逐渐下降，加之钙吸收能力下降，容易发生骨质疏松症和骨折，应注意补充钙和维生素 D，多吃含钙量较高的食物，还应补充富含铁、锌、硒、碘等微量营养素的食物。

5. 维生素

由于吸收不良或排泄增加等原因，老年人常有维生素缺乏的现象。维生素不足与老年多发病有关。维生素主要存在于绿色或黄色蔬菜、各种水果、粗粮及植物油中。

6. 膳食纤维

膳食纤维是人体必需的营养素之一，尤其对老年人更有特殊的意义。膳食纤维可使大便变软，刺激肠蠕动，减少便秘和肠癌的发生。膳食纤维还可减少胆固醇的吸收，保护血管，降低血压，减少胆石症的发生。膳食纤维还可减慢人体对葡萄糖的吸收速度，使餐后血糖上升缓慢。膳食纤维存在于植物性食物中，玉米、薯类、水果和蔬菜中都含有丰富的膳食纤维。

7. 水分

老年人每日饮水量（除去食物中的水）以 1500ml 为宜。老年人应主动少量多次饮水，每次 50～100ml。每日清晨饮 1 杯温开水，夜间睡前 1～2 小时饮 1 杯水，之后应少饮水。

（二）老年人的饮食护理

1. 食物要粗细搭配、细软、易于消化和吸收，进食时少量多餐、细嚼慢咽

烹调加工老年人的食物时注意要软而烂且清淡少盐，多采用煮、炖、

蒸、熬等方法来制作，有利于食物的消化、吸收。高龄老年人、身体虚弱者及体重明显下降的老年人要少量多餐。咀嚼吞咽障碍的老年人可选择软食、半流质、糊状食物等。进食中要细嚼慢咽，液体食物应适当增稠，预防呛咳和误吸。食物要粗细搭配，粗粮含丰富的 B 族维生素、膳食纤维、钾、钙、植物化学物质等。老年人消化器官功能逐渐减退，容易发生便秘，患高血压、心脏病、糖尿病、血脂异常的危险性也随之增加。因此食物要粗细搭配，老年人每天最好能吃到100g（2 两）粗粮或全谷类食物。

2. 合理安排饮食，食物多样化

老年人的膳食要保持各营养素之间的数量平衡，食物应多样化，多样化的食物是保证膳食平衡的必要条件。老年人每天应摄入 12 种及以上的食物。采用多种方法增加食欲和进食量。早餐宜有 1 ~ 2 种以上主食、1 个鸡蛋、1 杯奶，另有蔬菜或水果。中餐、晚餐宜有 2 种以上主食，1 ~ 2 个荤菜、1 ~ 2 种蔬菜、1 种豆制品。饭菜应色香味美、温度适宜。食量小的老年人，餐前和餐时少喝汤水，少吃汤泡饭。

3. 合理补充营养素，保证老年人摄入充足的营养

限制热量、碳水化合物摄入；限制糖分的摄入，但水果和蜂蜜中的果糖既易消化和吸收，又不易在体内转化为脂肪，是老年人理想的糖源；适当增加优质蛋白摄入，如奶类、瘦肉、禽类、鱼虾和大豆制品；限制脂肪摄入，选用含不饱和脂肪酸的植物油，少吃动物内脏等；多吃绿色蔬菜、水果等富含维生素的食物；多食用富含纤维素的食物；控制钠盐摄入。膳食摄入不足或者存在营养不良的老年人，要合理补充营养，由营养师进行膳食指导、饮食调整，选用强化食品，合理使用营养素补充剂增加维生素、矿物质摄入。保证老年人摄入充足的营养素，并注意进餐环境和进食情绪，以促进老年人身心健康，减少疾病，延缓衰老，提高生活质量。

4. 重视预防营养不良和贫血

注意保证奶类、瘦肉、禽类、鱼虾和大豆制品，以及富含铁的食物、新鲜水果和绿叶蔬菜的摄入，并积极治疗导致营养不良和贫血的原发病。

二、老年人的运动护理

运动可促进新陈代谢，延缓器官衰老，增强机体的免疫功能，提高抗

病能力。根据老年人身体素质和心理特点选择适合的运动方案，可预防各种慢性病发生。运动还可扩大人际交往圈，使老年人保持愉悦情绪，促进心理健康。

（一）运动的原则

老年人运动的原则是安全第一、循序渐进、适量运动、适合个体、持之以恒、形成规律、自我监测。老年人体力和协调功能衰退，视、听功能减退，对外界的适应能力下降，运动时应避免危险性的项目和动作，动作要简单、舒缓，保证安全。运动应量力而行，活动量由小到大，内容由简到繁，同时应持之以恒、坚持进行，才能取得效果。

运动效果是需要长期锻炼而积累的，但现实中仍存在不少制约老年人进行长期运动的因素，主要有社区周边运动场所和设施的缺乏，特别是体育专业人员的不足导致老年人的运动缺乏组织性、指导性和长久性。为提高老年人运动的效率，应大力改善社区及附近的健身条件，包括健身场所、设施、专业指导队伍建设，并提高老年人运动的科学性和积极性，通过相互激励的方式使得老年人能够循序渐进、持之以恒地参加运动。

（二）运动形式

老年人进行运动主要是为了增加肌力，因此应开展轻量、安全的力量训练，并且锻炼持续的时间不能太久，节奏也不能太快，尽量不做过分用力的运动并避免出现憋气情况。呼吸以较自然、匀缓的腹式呼吸为宜，来促进肺的有效通气，促进氧气供应及胸腔血液循环情况的改善，如散步、打太极拳、骑自行车等有氧运动。老年人可根据自己的年龄、体质状况、场地条件，选择适合自己的运动项目。适合老年人的活动项目有步行、慢跑、骑车、游泳、跳舞、打太极拳、打乒乓球、打门球和保龄球等。

（三）运动强度、时间和频率

老年人的运动强度选择、设置要依据自身的年龄及体质状况。最高心率反映运动时机体的最大摄氧量，可用220－年龄来估算。一般情况下，身体健康的老年人进行健身运动应以自身最大心率的60%～80%较好。至于身体素质较差或较少运动的老年人，其参加运动时应注意将心率控制在本人最大心率的50%左右或更低。在实际运动中，尤其是在较冷的冬季，应指导老年人在运动前做热身准备以逐步提高心率，同时也要指导老年人通过长期坚持运动的方式逐渐积累力量和强度，而不是盲目地追求运动强度。

以每周运动3～5次为宜，体质较差的老年人可以坚持每周2～3次，每次坚持30～40分钟，一般在下午进行运动效果会更好。

（四）增加运动形式的趣味性

老年人会出现身体组织器官功能衰退、记忆力下降、反应迟钝、孤独和抑郁等不良情绪方面的变化，因此，指导老年人参加健身运动除了体育锻炼外，还应满足其消遣娱乐及人际交往等方面的需求，增强运动的趣味性，通过进行多样性、趣味性和个体性的运动，如太极拳、门球、乒乓球、钓鱼、老年健身操、郊游等运动项目，既可以强身健体，还可满足老年人的个性需求，增强其社会认同感，避免产生消极情绪。

（五）注意事项

①活动前应进行全面身体检查，了解自己的健康状况，为选择运动项目和运动量提供依据。处于疾病恢复期的老年人应在医护人员的指导下进行运动。②避免空腹锻炼。③时间应安排在下午或傍晚，身体的适应性和敏感性较好。④运动中若出现气短、头晕、胸闷等不适感觉，应立即停止，并严密观察，必要时经过医生检查后再决定是否继续运动或调整运动计划。⑤选用轻便、合体、舒适的运动衣，舒适、通气、防滑的运动鞋。⑥选择地面平整、空气清新、安静清幽、污染少的运动环境和场地。

三、老年人的心理护理

老年人随着年龄的增加、身体功能的逐渐衰退，面对社会、家庭角色的变化、疾病对健康的影响、丧偶等精神创伤，可出现老年心理问题。对老年人的进行心理情绪的护理和指导，可提高老年人的心理健康水平和生存质量。

（一）定期开展老年人健康教育

有针对性地介绍常见疾病的基本防护与治疗，帮助老年人正确认识疾病，增强自我保健和自我照顾的能力。指导老年人调适自己，对不良情绪进行控制，多参加社区活动，充实精神生活，安排好家庭生活，取得家庭成员的理解和照顾。指导老年人树立正确的生死观，教育老年人正确看待离退休、社会角色的转变、收入的减少、家庭中的意外事件、衰老和疾病，帮助其认识到死亡终究会来临，应珍惜生命，安排好现在的生活，让每一天都生活得有意义。

（二）抑郁的护理

衰老和疾病引起生理和心理功能退化、自理能力下降、精神打击常可导致老年人出现抑郁情绪，表现为内心空虚、情绪低落、活动减少。

对抑郁的老年人，应给予其心理上的支持，经常与他们交流，了解他们的思想变化和情绪变化。首先要尊重他们，如主动与其打招呼，耐心听取其内心的想法，想办法解决他们遇到的各种问题等，使他们感受到被人重视。关心老年人的生活，了解他们的需求，沟通时的态度要端正、语言要亲切，从而获得老年人的信任，使他们感受到温暖，同时鼓励他们参加一些力所能及的文娱、体育活动，使其精神愉快。如症状持续加重应及时就医进行心理治疗。

（三）健忘的护理

脑组织老化或伴有某些脑部疾病时，可导致老年人记忆力下降。应帮助老年人安排规律的生活，指导老年人在固定的位置摆放自己的日常用品或指定日程安排，便于记忆，如：帮助老年人将每日服用的药物固定摆放，安排合理的日程表，保持有规律的日常生活，等等。

（四）离退休综合征的护理

部分老年人离退休后不能适应新的社会角色、生活环境和生活方式的变化，出现焦虑、抑郁、悲哀等消极情绪，产生偏离常态的行为的一种适应性的心理障碍，即离退休综合征。这种心理障碍往往还会引发其他生理疾病，影响身体健康。

指导老年人调整心态，顺应规律，认识到衰老是不以人的意志为转移的客观规律，离退休也是不可避免的；离退休后也可以给自己制订切实可行的作息时间表，早睡早起，按时休息，适时活动，建立和适应一种新的生活节奏；同时要养成良好的饮食卫生习惯，戒除有害于健康的不良嗜好，采取适合自己的休息、运动和娱乐的形式，建立起以保健为目的的生活方式。

如果老年人体格壮健、精力旺盛又有一技之长的，可以积极寻找机会，做一些力所能及的工作。一方面发挥余热，为社会继续做贡献，实现自我价值；另一方面使自己精神上有所寄托，使生活充实起来，增进身体健康。培养爱好，如写字、作画，既陶冶情操，也可锻炼身体；种花、养鸟也是有益活动，可培养情趣；另外，跳舞、打球、下棋、垂钓等活动都能使参加者益智怡情，增进身心健康。

退休后，老年人的生活圈子缩小，但不应自我封闭，应努力保持与旧友的关系，更应该积极主动地去建立新的人际网络。良好的人际关系可以开拓生活领域，排解孤独寂寞，增添生活情趣。在家庭中，与家庭成员间也要建立协调的人际关系，营造和睦的家庭气氛。

（五）日常生活中的心理保健

老年人应培养广泛的兴趣爱好，以调节情绪，充实精神生活；养成良好的生活习惯，做到饮食有节、起居有常、戒烟节酒；适当运动，参与社会活动，多与人交往，保持和谐的人际关系。鼓励老年人勤用脑，坚持适量的脑力劳动，不但可延缓大脑的衰老，还可获取新知识，丰富精神文化生活。指导老年人妥善处理家庭关系，家庭成员和睦相处、互敬互爱，有利于老年人的健康长寿。家庭成员应关心照顾老年人、尊敬老年人，多与老年人沟通，满足老年人的心理需求，帮助他们保持心理平和。

四、老年人的睡眠护理

随着年龄的增加，老年人睡眠的生理节律发生了变化，卧床时间延长，但觉醒次数增多，白天经常打盹，睡眠质量逐渐下降。长期睡眠障碍不仅影响老年人日间功能、降低躯体抵抗力，还增加了罹患各种疾病的风险，与多种精神疾病的发生和发展密切相关，严重影响老年人的生活质量和身心健康。

（一）创造良好睡眠环境

保持居室及周围环境安静、整洁、光线适宜、温度和湿度适宜，避免外界环境中的不良刺激，如强光、噪声等。棉被厚薄适宜，枕头高度合适。睡前情绪稳定，避免喝浓茶、咖啡等刺激交感神经兴奋性的饮料，避免从事过分紧张的脑力劳动，避免进行剧烈的体育活动。

（二）诱导睡眠

睡前温热水泡脚，按摩涌泉穴，做轻微的活动，如散步，做深呼吸或按摩肩、颈、腰及下肢的肌肉，放松肌肉，或根据老年人的习惯，倾听舒缓的音乐等，以诱导入睡。

（三）保持正确的睡眠姿势

采取正确的睡眠姿势，最科学、理想的体位是屈膝右侧卧位，这样可使全身肌肉放松、呼吸舒畅，还可使心脏、肺和胃肠的生理活动降到最低，侧卧位睡眠还有利于血液循环。仰卧时，不要把手放在胸前；左侧卧位容易对心脏形成压迫。

五、老年人的用药护理

进入老年期，人的体液总量减少、肌肉减少而脂肪组织增加、基础代谢率下降，尤其是胃、肠、肝、肾血流减少和功能的减退，导致机体对药物代谢和反应发生改变。多数老年人常同时患有多种慢性病，需要长期治疗，用药种类较多，药物不良反应也明显增加。药物不良反应（adverse drug reaction，ADR）是指在正常用量情况下，由于药物或药物相互作用而发生的与防治目的无关的、不利的或有害的反应。随着年龄的增长，老年人记忆力减退，学习新事物的能力下降，对药物的治疗目的、服药时间、服药方法常不能正确理解，影响用药安全和药物治疗的效果。因此，对老年人进行用药的指导十分重要。

（一）鼓励老年人首选非药物性措施

如果能以其他方式缓解症状的，指导老年人暂时不要用药，如失眠、便秘和疼痛等，应先采用非药物性的措施解决问题，将药物中毒的危险性降至最低。

老年人应尽量少用药物，切忌不明病因就随意滥用药物，以免发生不良反应或延误疾病治疗。

（二）指导老年人不随意购买及服用药物

按医嘱服药是提高疗效和避免意外事故发生的重要保证。

有些老年人凭借自己"久病成医"的经验，不经确诊就随便用药或加大用药剂量，这种做法对体质较差或患多种慢性病的老年人尤其危险。有的老年人看别人用某种药治好了某种病便效仿服用，忽视了自己的体质及病症的差异。那些未经验证的秘方、单方，无法科学地判定疗效，凭运气治病，常会延误病情甚至造成药物中毒。建议老年人一旦身体出现不适，尽量去医院就诊，先弄清楚病情，再对症下药。

不要轻信广告宣传，忌滥用补药。对体弱多病的老年人，要在医生的指导下辨证施治，适当服用滋补药物，若盲目滥用，很可能适得其反。还有的老年人听信广告宣传自行用药，药品种类时常更换，多药杂用，容易引起毒副作用。建议使用药物前应询问医生。

有些老年人稍有鼻塞、流涕等上呼吸道感染症状就立刻服用抗生素，容易造成细菌耐药性；还会因长期、不规范使用抗生素，破坏人体内正常菌群的生态平衡，造成人体免疫力下降，诱发各种合并症，大大增加了治愈疾病的难度。抗生素必须严格按医嘱使用。

一般健康老年人不需要服用滋补药、保健药、抗衰老药和维生素。只要注意调节好日常饮食，注意营养，科学安排生活，保持平衡的心态，就可达到健康长寿的目的。

（三） 加强正确用药知识教育

1. 服药前

仔细查对，根据药物说明书或医嘱，明确用药的名称、剂量、服药时间、服药方法，准备好温开水和根据身体状况做好合理化处理的药剂。

由于老年人食管蠕动能力差，唾液分泌减少，喉的保护性反射功能减弱，易发生食物、药物嵌塞。嵌塞时表现为突然出现呛咳、气喘、不能说话、面色和嘴唇青紫，严重者可窒息、失去知觉。根据身体状况对药物剂型做合理化处理，可避免意外的发生。必要时可打开胶囊；普通片剂可粉碎、研磨；缓释片可粉碎，不可研磨；控释片不可粉碎，不可研磨；多微粒胶丸可粉碎，不可研磨；口崩片遇唾液即刻崩解，随唾液咽下。

2. 服药中

服药姿势以站位、坐位为最佳，半卧位也可，尽量避免平卧位服药，防止发生噎呛甚至窒息。

先喝一口温开水，看有无呛咳，同时湿润口咽利于服药，在情绪放松的情况下，将药丸或药片放于舌中后1/3处，自然喝水咽下（不必猛地仰头），再服温开水 50ml 左右。液态药物服用后喝温开水 20～30ml，但止咳糖浆剂除外，必要时清洁口腔。避免在咳嗽、气喘时服药，否则易发生误吸。

3. 服药后

观察药物的治疗效果，是否有不良反应，并及时告知医护人员。若漏服了本顿所要口服的药物，且快到下一次服药时间（超过两次用药间隔时间的一半）时，咨询医护人员是否需要补服所漏掉的药物，不可擅自加倍剂量服用，以免引起严重的不良反应。

4. 服用抗生素期间不饮酒

酒后服用某些头孢类药物及甲硝唑、呋喃唑酮等可出现双硫仑样反应，出现头晕、呼吸困难、心肌梗死，甚至休克、死亡。一定要做到服用抗生素期间不饮酒。

（四） 指导老年人合理保管药品

帮助老年人每3～6个月定期检查、整理药柜，保留常用药和正在服用的药物，弃除变质的药品。胶囊有软化、碎裂、漏油或表面发生粘连现象；丸剂变形、变色、发霉或有臭味；药片有花斑、发黄、发霉、松散或出现结晶；糖衣片表面已褪色，出现花斑或黑色，或崩裂、粘连、发霉等；说明已经变质。变质的药物、超过有效期或达到失效期的药物绝对不能服用。

多数药品均需避光，密闭并在阴凉干燥处保存。许多生物制品需低温冷藏保存，如胰岛素、金双歧益生菌等。

六、社区老年人常见健康问题与护理

随着年龄的增长，人体各器官和组织细胞逐渐发生形态和功能等一系列退行性变化，出现多种健康问题，影响老年人的身心健康。积极实施护理与干预，可有效预防和缓解健康问题所带来的诸多影响。

（一）噎呛

由于老年人食管蠕动能力差，唾液分泌减少，喉的保护性反射功能减弱，食物易发生嵌塞或呛到气管引起呛咳，甚至窒息。

老年人进食时要注意力集中，切勿在进食时说话。能自理的老年患者，应鼓励其自行进食；对于自理能力差、病情较重者，应协助其进食。每勺食物量不宜太多，进食速度不宜过快，进食后让老年人保持坐位 30 分钟以上，并协助老年人漱口，保持口腔清洁，防止食物残渣遗留在口腔引起感染。卧床的老年人进食后不宜立即进行翻身、叩背等，防止因食物反流而引起误吸。

（二）跌倒

由于生理退化引起的反应能力和平衡能力降低、步态改变，以及疾病、药物、不良情绪、环境等因素均会增加老年人跌倒的风险。

对于居家老年人，跌倒所造成的威胁和伤害不容忽视，跌倒造成的伤害在我国 65 岁以上老年人伤害因素中居于首位，改善不良环境是预防老年人跌倒的主要方法。家里的家具放置要合理，位置固定，地面平坦、干燥、无障碍物。家里光线要充足，夜晚最好设有地灯，保证老年人夜间行走安全。老年人在家里走动时建议穿防滑鞋，衣裤不宜过长。常用的物品应置于易取放的地方，在浴室、马桶附近安装扶手，浴室内置防滑垫，地板保持干燥。

根据身体状况进行适宜的运动，增加运动的稳定性，必要时选择适当的辅助工具，确保安全。服用降压药、降血糖药一定要遵医嘱，避免体位性低血压和低血糖的发生。老年人在日常生活中体位变换要缓慢，乘车时车辆停稳再上下，高龄老年人夜间小便建议使用便器。

（三）尿失禁

由于疾病、尿道手术损伤、女性生产时创伤、年老引起的盆底肌松弛等原因造成对排尿的自控能力下降，尿液不自主流出，即为尿失禁。

尿失禁的老年人应经常用清水清洗会阴部皮肤，勤换衣裤，保持局部皮肤清洁、干燥以减少异味，可使用穿脱方便、不限制活动的一次性纸尿裤，老年女性也可使用卫生巾。

根据老年人自身的情况指导其日间摄取足够的水分，通过多饮水增加对膀胱的刺激，促进排尿反射的恢复，还可预防尿路感染。一般每天摄入2000～2500ml水。晚上7：00后应控制饮水，以免夜尿增多影响睡眠。指导老年人进行骨盆肌肉训练，方法是收缩夹紧肛门周围、阴道及尿道口的肌肉，每次5～10秒，然后慢慢地放松5～10秒，15次为一组，每日至少做3组。还可以利用小便时中断尿流来体会收缩骨盆底肌肉的感觉。可以下床行走的老年人要坚持散步，因为轻度腹压性尿失禁可以通过行走锻炼改善。

（四）便秘

老年人由于活动变少、肠道蠕动能力下降、腹肌力量减弱、进食减少等因素容易发生便秘，出现排便次数减少、排便困难、粪便干硬等问题，影响生活质量。

便秘的老年人应注意多吃水果、蔬菜，增加膳食纤维的摄入，多饮水，每天适当运动30分钟，促进肠道蠕动，缓解便秘。养成定时排便的习惯，排便时注意力集中，不看报纸或听广播。进行腹部自右向左的环形按摩，可促进排便。勿滥用通便药物，以免对药物产生依赖。

（宋　梅）

第二节　阿尔茨海默病患者社区保健与护理

一、概述

阿尔茨海默病又称老年性痴呆，是一种病因未明的中枢神经系统原发性退行性疾病，多起病于老年期，病程缓慢且不可逆。患者起病隐匿，精神改变隐匿，早期不易被家人觉察，不清楚发病的确切日期，偶遇热性疾病、感染、手术、轻度头部外伤或服药患者，因出现精神错乱而引起注意，也有的患者可主诉头晕、难于表述的头痛、多变的躯体症状或自主神经症状等。临床上以记忆障碍、失语、失用、失认、视空间技能损害、执行功能障碍以及人格和行为改变等全面性痴呆表现为特征，病因迄今未明。

二、护理评估

1. 健康史

（1）既往史　了解老年人有无脑外伤、脑部器质性疾病、缺血性脑血管病，家庭中有无阿尔茨海默病患者。

（2）认知能力　评估老年人的记忆、思维、理解能力及注意力、应答力、阅读和书写能力、分析综合能力及心智的敏捷度。

（3）情绪　评估老年人情绪的强度和紧张度，有无焦虑、抑郁、神志淡漠或烦躁不安、心神不宁、情绪低落或波动、伤感流泪、气愤、发怒等表现。

（4）性格与爱好　了解老年人有无爱静、孤僻、离群、懒散等现象，老年人的社会地位、社会角色、身份与兴趣爱好的差异程度。

（5）社会支持系统　了解家庭照顾患者的能力和意愿、有无可利用的社会资源等。

2. 身体评估

（1）轻度　语言功能受损，记忆力减退，时间观念混淆，迷失方向，做事失去兴趣，出现忧郁或攻击行为。

（2）中度　日常生活无法独立完成，自理能力下降，出现幻觉或其他异常行为。

（3）重度　明显的语言理解和表达困难，不能辨认家人和熟悉的物品，行走困难，大小便失禁，完全卧床。

3. 实验室及其他检查

了解脑电图、计算机体层成像（CT）及精神量表测试等结果。

三、护理

1. 生活护理

（1）日常生活的指导与帮助　注意阿尔茨海默病患者的饮食与营养、日常清洁卫生，生活自理有缺陷或完全不能自理者应给予部分或全补偿性护理和帮助；督促老年人尽力按时自行完成穿衣、洗漱、进食、梳头、如厕等日常事宜，鼓励并赞扬其参加力所能及的活动。

（2）训练自我照顾的能力　尽可能给予轻中度阿尔茨海默病患者自我照顾的机会，并进行生活技能训练，如反复练习洗漱、穿脱衣服等，以提高老年人的自尊。

（3）加强重症患者的护理　要专人照顾晚期阿尔茨海默病患者，注意饮食及大小便的护理，保证营养摄入，预防走失、跌倒及意外伤害等并发症的发生。长期卧床者，要定期翻身、清洁，以预防压疮及并发感染；喂食时，应避免呛咳引起肺部感染；发生肺部感染者，要指导并鼓励老年人有效地排痰，进行体位引流或给予拍背，协助排痰；尿路感染者，应鼓励患者多饮水，增加尿量，注意尿道和会阴部的清洗，并做好留置尿管的护理。

2. 认知、思维障碍者的护理

（1）协助阿尔茨海默病患者确认现实环境　老年人房间及使用的物品、储柜等，可以用明显的标志标明，便于识记。房间色彩要明快、活泼，要有温馨感，不宜采用冷色调。房间内的布置和物品摆设尽量不移动，且不放老年人未见过的物品，以减少其辨认环境的困难和错误。

（2）诱导正向行为　尽可能随时纠正或提醒阿尔茨海默病患者正确的时间、地点、人物等概念，诱导其向正向行为改变。

3. 安全管理

（1）环境管理 运动障碍者，应注意保持地面的平整、防滑，有台阶处要设法消除，地毯应固定，保持平整。厕所要选用坐式马桶，墙壁上安装把手。床不宜过高，最好设有扶手架。家具高度适宜，尽可能减少镜子、玻璃等。

（2）物品管理 注意危险品的管理，防止意外事故的发生。

（3）外出管理 阿尔茨海默病患者外出活动或散步时应有家人陪同，以防迷失，可以在老年人衣兜里装上写有老年人及其保护人的名字、住址、电话号码的卡片，并教给照顾者预防走失的护理方法。

4. 心理护理

（1）关心理解阿尔茨海默病患者 在帮助、护理阿尔茨海默病患者时，照顾者的真诚最重要。对待老年人要特别亲切、耐心，并注意老年人的情绪变化，以维护老年人的自尊心。

（2）沟通技巧 与阿尔茨海默病患者谈话时，语调要低，语气要温和，语速要慢，清晰说出每个字；语句要简短，使用名词，不用代名词。

5. 照顾者的支持与护理

患阿尔茨海默病的老年人如住在熟悉的环境，由熟悉的人来照顾，是相当有益的。许多阿尔茨海默病患者在社区中与家人同住，护理人员应对其家庭及其照顾者给予帮助、支持与护理。

四、健康指导

1. 及时发现

加强对全社会的健康指导，提高对阿尔茨海默病的认识，及早发现记忆障碍，做到早期发现、早期诊断、早期干预。

2. 早期预防

从青春期就加以注意，如积极用脑、劳逸结合、保护大脑，注意脑力活动多样化，保证充足睡眠，培养广泛的兴趣爱好和开朗的性格，养成良好的卫生和饮食习惯，戒除烟酒。积极有效地防治高血压、脑血管病、糖尿病等慢性病。

（王江宁）

第三节　帕金森病患者社区保健与护理

一、概述

帕金森病又称震颤麻痹，是一种较为常见的黑质和黑质纹状体通路变性的慢性疾病。本病好发于 50 岁以上的中老年人，50 岁以上发病率为 500/10 万，60 岁及以上者明显增加，为 1000/10 万，男性略多于女性。

帕金森病临床以静止性震颤、肌强直、运动减少和体位不稳为主要特征，常以少动为首发症状，如行走等动作缓慢，易误以为是年老的关系而常被忽视。该病起病缓慢，呈慢性进行性发展，且不能自动缓解，患者主要死于疾病晚期出现的各种并发症。脑部炎症、肿瘤、代谢障碍、脑动脉硬化，以及使用某些药物如氟桂利嗪、氯丙嗪、利血平等产生的震颤、肌强直等症状，称为帕金森综合征。

二、护理评估

1. 病史

（1）患病与诊治经过　了解患者确诊为帕金森病的时间，患病情况，伴随症状及程度，是否接受过治疗及其疗效与不良反应，是否遵从医嘱治疗。

（2）目前状况　评估患者目前有无震颤、肌强直、运动减少等表现，有无伴随症状及其程度。

（3）相关病史　评估患者有无冠心病、心力衰竭、脑血管病、周围血管病、糖尿病等病史。

（4）个人史　评估患者的生活饮食方式，如膳食脂肪和盐的摄入量、饮酒、吸烟、体力活动以及体重变化等情况。

（5）心理－社会状况　评估患者的性格特点、文化程度、工作环境、心理状况及有无精神创伤史等，患者对帕金森病相关知识的了解程度，患者的社会支持情况。

2. 身体评估

（1）静止性震颤　始于一侧上肢远端，逐渐扩展到同侧下肢及对侧上下肢。上肢震颤重于下肢，手指呈现有规律的拇指对掌和余指屈曲的震颤，形成"搓丸样动作"。震颤在静止状态时出现且明显，运动时减轻或暂时停止，情绪激动可加重，睡眠时可完全停止。疾病后期，震颤可累及下颌、口唇、舌和头部。少数70岁以上发病者可无震颤。

（2）肌强直　本病的主要特征之一，多从一侧上肢或下肢近端开始，逐渐蔓延至远端、对侧和全身肌肉，表现为被动运动关节时的"铅管样强直"；如合并有震颤，可表现为"齿轮样强直"。患者可出现头部前倾、躯干俯屈、上臂内收、肘关节屈曲、腕关节伸直、手指内收、拇指对掌、指间关节伸直、髋关节和膝关节均略屈曲等特殊姿势。

（3）运动减少　①写字过小：书写时字越写越小，上肢不能做精细动作的表现。②慌张或前冲步态：行走时起步困难，且步距小，往前冲。③面具脸：面肌运动减少的表现。④日常活动受限：如坐下后不能起立，卧床时不能自行翻身；进食困难，手持勺取食物时手发抖，不能将食物准确送入口中；不能独立取水、沐浴、刷牙、修剪指甲；不能去污、穿衣或脱衣，不能解系鞋带和纽扣，不能穿脱鞋袜，不能满意地修饰如剃须；不能独立如厕。⑤严重患者：可因口、舌、腭及咽部肌肉运动障碍而出现流涎，进食时食物在口中咀嚼无力，咽食时发噎或反呛，甚至发生吞咽困难。此外，患者还可出现顽固性便秘、排尿不畅、出汗、言语障碍等。⑥未及时治疗的晚期患者：可有痴呆、忧郁症，也可因严重肌强直和继发性关节僵硬，使患者长期卧床而并发肺炎和压疮。

3. 实验室及其他检查

本病缺乏有诊断价值的实验室及其他检查。脑脊液中多巴胺的代谢产物高香草酸含量可降低，但缺乏特异性。

三、护理

1. 生活护理

（1）主动了解患者的需要，指导和鼓励患者自我护理和做力所能及的事情，必要时协助患者洗漱、进食、沐浴、料理大小便。

（2）对出汗多的患者，指导其穿柔软、宽松的棉质衣物，经常清洁皮肤，勤换被褥衣物，勤洗澡。若洗澡有困难则应指导其家人协助完成，如：调节适宜的水温至患者满意，洗澡用具放在患者容易拿到的地方，提供安全保护措施。

（3）对如厕有困难者，应移除去厕所通道上的障碍物，提供必需的辅助便器，如高度适中的坐厕或便桶，便桶支撑侧要有长的扶手或周围有扶手，手纸放在患者伸手可及处。指导、训练、鼓励患者尽量使用便器。

（4）对穿着、修饰能力差的患者，提供穿衣时适当的隐蔽条件，鼓励患者独立更衣、修饰，必要时提供帮助。更衣时将患者安置在轮椅或椅子上，以便患者有依靠。鼓励患者穿宽松的衣服，建议患者穿不用系带的鞋。

2. 心理护理

患者因不自主地震颤、肌强直、运动减少和精细的动作很难完成带来不便或困难，以及"面具脸"的形成和流涎等自体形象的改变，而产生胆怯、逃避心理，不愿参与社会活动。患者因生活自理能力差或丧失，外加社会支持差，而感到失望、无望、无助、无价值、孤独及忧郁、自卑、无能，唯恐自己成为或即将成为生活上完全依赖他人的残疾者。

（1）建立信任的护患关系，细心观察患者的心理反应，鼓励患者表达并注意倾听他们的感情及对自己的想法和看法；鼓励患者积极评价自己，尽量维持过去的兴趣与爱好，帮助培养和寻找新的简单易做的爱好；提供正确的信息，避免批评性意见。

（2）促进患者与社会的交往，为患者创造良好的亲情和人际关系氛围，重获角色责任的愿望和能力，安排家人和朋友多来探视，有助于减轻患者心理压力；鼓励患者参与病房的活动，尽量多走动，避免对患者过于保护，也不要给患者提出过多的要求，协助患者接受他人的帮助，提供机会使患者与有同样经历的人接触和交往，帮助亲人或朋友接受患者的形象改变和感受，以获得社会支持。

（3）指导患者保持衣着整洁和自我形象的尽量完美，必要时为患者提供隐蔽和安全的环境，尤其是进行日常活动如起居、饮食和排泄等，提高自我照顾和自我护理的能力，增强治疗和生活的信心。

3. 运动护理

运动能避免肌肉萎缩及保持关节活动度，运动技巧能改善行走能力及减轻颤抖。在实施运动护理时：

（1）首先要告诉患者或家属运动锻炼的目的，并与患者或家属商定切实可行的运动锻炼计划。

（2）鼓励患者尽量参与各种形式的活动，如散步、打太极拳、做床边体操等，注意保持身体和各关节的活动强度与最大活动范围，做到每周至少3次，每次至少30分钟。

（3）对有功能障碍如起坐困难的患者，在指导其做完每日的一般活动后，协助其反复练习起坐动作；对起步较困难或步行时突然僵住不能动的患者，指导患者思想要尽量放松、尽量跨大步、向前走时脚尽量抬高、双臂尽量摆动、眼睛注视前方不要注视地面等；如由家属协助患者行走，应指导家属不要强行拉着患者走。在运动锻炼过程中要活动与休息交替进行，对不能行走的患者，应每日协助其做全关节运动及伸展运动，按摩四肢肌肉，并注意动作轻柔，以免造成患者疼痛。要为功能锻炼的环境配备沙发或座椅，配置床护栏、手杖、走道扶手等必要的辅助设施，呼叫器置于患者床边。

4. 饮食护理

指导患者合理饮食和正确进食，有助于改善营养状况。

（1）进食前向患者介绍造成营养低下的原因、饮食治疗的原则和目的；仔细了解患者的吞咽反应是否灵敏，有无控制口腔活动的能力，是否存在咳嗽和呕吐反射，能否吞咽唾液；准备好有效的吸引装置。

（2）正确安置患者的体位，餐前餐后让患者取坐姿坐在椅子上或床沿上保持10~15分钟。

（3）从少量食物开始，让患者逐渐掌握进食的每一步，进食时不要催促患者，并注意保持合适的食物温度，以防进食时烫伤。餐具最好使用不易打碎的不锈钢餐具，不能持筷进食者改用汤勺。

（4）尽可能为患者提供便于食用的食物，为咀嚼能力减退的患者提供易咀嚼、易消化的细软、无刺激的食物或半流质饮食，如选用稀粥、面片、蒸蛋等制作精细的小块食物或黏稠不易反流的食物，少量分次吞咽。进流质、饮水反呛的患者，经口进食易引起误吸、窒息或吸入性肺炎，应及时给予鼻饲，同时做好相应的护理，必要时按医嘱给予静脉营养维持。

（5）饮食以高热量、高维生素、低脂、适量优质蛋白质饮食为主，并及时补充水分，蛋白质不宜盲目给予过多，以免降低左旋多巴类药物的疗效。

（6）在实施指导合理饮食和正确进食过程中，注意观察患者营养状况的改善和体重变化的情况。

5. 病情观察

动态病情监测有助于掌握病情的发展与演变、有无并发症的发生及药物的治疗效果。应重点观察肌强直、肌震颤及其发展情况，吞咽困难及其程度，每日的进食量及体重变化情况，有无肺炎、压疮等并发症出现，发现异常应及时报告医生做相应的处理。

6. 用药护理

加强用药护理可防止药物副作用的发生并减轻药物对机体的影响。

（1）左旋多巴及混合制剂　主要有恶心、呕吐、厌食、不自主运动、直立性低血压、幻觉、妄想等不良反应，应嘱患者在进食时服药，以减轻消化道症状。为不影响左旋多巴的疗效，嘱患者不应同时服用维生素 B_6。若出现精神症状、不自主运动、每日多次突然波动于严重运动减少和缓解而伴异动（开－关现象）、每次服药后药物的作用时间逐渐缩短（剂末现象），应报告医生并按医嘱处理。

（2）抗胆碱能药　主要有口干、眼花、少汗或无汗、面红、恶心、便秘、失眠和不安，严重者有谵妄、不自主运动等副作用，根据反应轻重，按医嘱处理。合并有前列腺增生及青光眼者禁用此类药物。

（3）多巴胺受体激动剂　主要有恶心、呕吐、低血压和昏厥、红斑性肢痛、便秘、幻觉等副作用。在用药时宜从小剂量开始，逐渐缓慢增加剂量直至有效维持；服药期间嘱患者尽量避免使用维生素 B_6、利血平、氯氮卓、氯丙嗪等药物，以免降低疗效或导致直立性低血压。

四、健康指导

1. 指导患者在病程中遇事要冷静、沉着应对，避免情绪紧张、激动，以免加重病情；病情相对稳定时，尽量参与一些有益身心健康的活动，但在外出时要注意安全，防止意外伤害事故的发生；患者最好身边有人陪伴，无人陪伴时患者应随身携带有姓名、住址和联系电话的"安全卡"。

2. 日常生活及社会活动中要适时调整心态以保持心理平衡。坚持参加适量的力所能及的活动和体育锻炼，运动中应根据病情及自己的体能，把握好方式、强度与时间，以免运动量过大而加重病情；户外活动应根据气温变化增减衣服，室内活动应调整好室温，以防受凉感冒；尽量保持最大限度的全关节活动，以防继发性关节僵硬。加强日常生活动作、平衡功能及语言功能等康复训练，以利于增强自理能力；生活有规律，保证充足休息与睡眠，有助于体能的恢复；饮食结构与营养合理，有助于营养状况及病情的改善。

3. 告诉患者按医嘱正确用药和坚持用药，以及药物的主要副作用和处理方法。嘱患者定期复查肝、肾功能，监测血压变化。告知患者要注意病情变化和并发症的表现，发现异常及时就诊。

（王江宁）

第四节　老年肺炎患者社区保健与护理

一、概述

老年肺炎即 65 岁以上老年人所患的肺炎，是指各种病原体引起的老年肺实质性炎症，其中细菌感染最常见，主要是由于机体老化，呼吸系统解剖和功能改变，导致全身和呼吸道局部的防御和免疫功能降低，各重要器官功能储备减弱或罹患多种慢性严重疾病。50% 以上的肺炎患者是 65 岁以上的老年人，老年人肺炎的发生率大约是青年人的 10 倍。在老年人中，肺炎是发病率高、死亡率高、危害大的疾病，也是导致老年人死亡最常见的感染性疾病。

二、护理评估

1. 健康史

绝大多数老年肺炎由感染所致，病原体及老年人自身因素决定了病情的严重程度。

（1）口腔卫生　如口咽部细菌密度升高，菌群平衡失调，则可通过吸入导致老年肺炎的发生；大部分虚弱高龄的慢性病患者口腔卫生状况较差，细菌滋生较快。

（2）病原体　细菌感染最常见，引起老年社区获得性肺炎（CAP）最常见的致病微生物是肺炎链球菌，其他病原体包括流感嗜血杆菌、病毒（常见的有流感病毒、副流感病毒和呼吸道合胞病毒）、革兰氏阴性杆菌和金黄色葡萄球菌。老年医院获得性肺炎（HAP），亦称老年医院内肺炎，发病率为 0.5% ~ 15%，为医院内各种感染的 1 ~ 3 倍，以细菌感染最为常见，如铜绿假单胞菌、鲍曼不动杆菌、肺炎克雷伯菌、金黄色葡萄球菌及大肠埃希菌等。对高龄、衰弱、意识障碍或吞咽障碍的患者，厌氧菌是 CAP 和 HAP 的常见病原菌，且误吸是厌氧菌肺炎的主要原因。此外，老年人也是真菌、病毒的易感者，老年肺炎经常由多种病原体混合感染所致。

（3）合并基础疾病　80% 的老年肺炎患者至少合并一种基础病，常伴多种慢性疾病，如慢性阻塞性肺疾病、充血性心力衰竭、神经系统疾病、糖尿病、肿瘤等，使机体免疫功能及上呼吸道防御功能下降。

（4）危险因素　①老年人呼吸系统老化：上呼吸道保护性反射减弱，体液及细胞免疫功能降低；呼吸道纤毛运动能力减弱，清除呼吸道分泌物能力下降，造成呼吸道分泌物聚集，呼吸道黏膜上皮易受损害；老年人喉反射降低、吞咽功能减退，导致阻止病原菌入侵的能力减弱，胃内容物和咽喉分泌物易误吸入气管内，诱发吸入性肺炎（吸入性肺炎约占老年社区获得性肺炎的71%）；老年人肺泡防御能力减弱。②医源性因素：呼吸机应用增加了感染的机会，抗生素、激素的不合理应用削弱了机体免疫力，导致条件致病菌感染。③环境及饮食等因素：寒冷、营养不良、疲劳、酗酒等使机体抵抗力减弱，易诱发肺炎。④长期卧床：这是导致老年人坠积性肺炎的高危因素，坠积性肺炎的病死率为33% ~ 70%。

2. 身体评估

症状不典型是老年肺炎区别于年轻人肺炎的最大特点，其表现因病原体毒力、宿主因素有较大差异。

（1）起病隐匿　最常见的表现为患者健康状况逐渐恶化，包括食欲减退、厌食、乏力、体重减轻、精神萎靡、头晕、意识模糊、营养不良等。这些表现对肺炎均非特异性。有嗜睡、意识模糊等特殊表现的老年患者是肺炎发病和死亡的高危人群。另一种表现是基础疾病的突然恶化或恢复缓慢，如充血性心力衰竭在适当的治疗中仍复发或加重；临床上可见严重衰弱患者肺炎的某种病原菌被控制后，另外的条件致病菌感染又会发生。

（2）临床表现多不典型　老年肺炎常缺乏典型症状，多无发热、胸痛、咳嗽、咳痰等典型症状，有症状者仅占35%左右，高热仅占34%。较常见的是心率及呼吸频率增加、呼吸急促或呼吸困难，全身中毒症状较常见并可于早期出现。

（3）肺部体征　老年肺炎有实变体征者仅13.8%~22.5%，主要表现为出现干、湿啰音及呼吸音减低，极少出现语颤增强、支气管呼吸音等肺实变体征。并发胸膜炎时可听到胸膜摩擦音，并发感染脓毒症休克可有血压下降及其他器官衰竭的相应体征。

（4）并发症多而重　老年患者因可能存在潜在性的器官功能不全，容易并发呼吸衰竭、心力衰竭、严重败血症或脓毒血症、休克、弥散性血管内凝血（DIC）、电解质紊乱和酸碱失衡等严重并发症。呼吸衰竭、心力衰竭及多器官功能衰竭是老年肺炎死亡的重要原因。

（5）病程较长　老年肺炎常为多种病原菌合并感染，耐药情况多见，病灶吸收缓慢。

3. 实验室及其他检查

（1）炎症标志物　老年人敏感性下降，如衰弱、重症和免疫功能低下的老年患者可无外周血白细胞、中性粒细胞升高，因此，往往需借助其他炎症指标进行综合判断。降钙素原（PCT）是一项诊断和监测细菌性感染的重要参数。有细菌感染时，C反应蛋白增高、红细胞沉降率（简称血沉）可增快，但其特异性差。有研究发现老年肺炎患者的中性粒细胞/淋巴细胞比率（NLR）比白细胞、中性粒细胞和C反应蛋白变化更显著，有助于诊断和鉴别，尤其是白细胞不高时。NLR联合C反应蛋白可提高老年肺炎的诊断敏感性，且可用于预后评价。

（2）影像学检查　胸部X线检查异常是肺炎诊断和疗效判定的重要标志。老年肺炎的表现有其特点：80%以上表现为支气管肺炎，少数呈节段性肺炎，而典型的大叶性肺炎较少见。如为金黄色葡萄球菌与厌氧菌性肺炎，则病菌易侵犯胸膜形成脓胸和脓气胸改变。老年肺炎病灶消散较慢，容易吸收不全而形成机化性肺炎。胸部 CT 在诊断和评估老年肺炎严重性方面优于 X 线胸片，有条件时尽可能行胸部 CT 检查。对于搬动困难，不具备行胸片或肺部 CT 检查条件的老年患者，胸部超声可能是诊断肺炎的有效手段。

三、护理

1. 一般护理

（1）环境与休息　保持室内空气新鲜，温度 22～26℃，湿度 50%～70% 为宜。住院早期应卧床休息，平卧时头部抬高 60°，侧卧时头部抬高 15°；如并发休克者取仰卧中凹位；长期卧床者若无禁忌抬高床头 30°～45°，减少吸入性肺炎的发生。

（2）纠正缺氧　生理状态下的 PaO_2 随增龄而降低，老年人 PaO_2 的正常参考值为 ≥9.33kPa（70mmHg），约半数老年肺炎患者伴有低氧血症。一般采用鼻导管或鼻罩法较高浓度（40%～60%）给氧，伴有二氧化碳蓄积者应采取持续低浓度（30%）给氧；重症肺炎患者应及早应用无创或有创呼吸机治疗；如并发休克给予 4～6L/min 高流量吸氧。

（3）促进排痰　老年人因咳嗽反射减弱、咳嗽无力、失水等使痰液黏稠不易咳出，进而阻塞支气管并加重感染。口服和静脉补充水分是稀释痰液最有效的方法，但应注意适量；鼓励和指导患者有效咳嗽、深呼吸，给予翻身拍背，使用祛痰剂、超声雾化，必要时吸痰等促进痰液排出。

（4）预防误吸　吞咽障碍所引起的口咽部食物、分泌物误吸是导致老年人患获得性肺炎的首要危险因素。老年患者进食时可抬高床头 30°～60°，头正中稍前曲或向健侧倾斜 30°；进食时间以 30～40 分钟为宜；进餐后保持坐位或半坐位 20～30 分钟；进餐后 30 分钟内不宜进行翻身、叩背等。有吞咽功能的老年患者，更适宜选择进稠状食物。除此之外，对严重吞咽困难和已发生误吸的老年患者，应考虑给予鼻饲，防止呛咳。

（5）口腔护理　防止吸入性肺炎及口腔细菌进入肺部，加重感染。定期检查口腔状态，对有口腔黏膜糜烂、口腔溃疡和感染者应给予及时对症处理，有针对性地选择漱口溶液。

（6）饮食护理　饮食宜清淡、易消化、高热量、足够蛋白质、充足的维生素及水分，少量多餐。

2. 病情观察

密切观察患者的神志、呼吸、血压、心率及心律等变化，警惕呼吸衰竭、心力衰竭、休克等并发症的发生。

3. 用药护理

老年肺炎抗感染治疗宜选用静脉给药途径。老年人肾脏排泄功能降低，导致药物半衰期延长，治疗应根据患者的年龄和肌酐清除率等情况适当调整剂量，做到用药剂量和间隔个体化，同时避免使用毒性大的抗菌药物。老年人抗感染治疗需足疗程，以防感染反复，一般治疗 7～10 天；疑是假单胞菌感染，疗程延长到 14 天。如果持续发热超过 3 天，存在多个临床不稳定标准、初始覆盖不足或出现并发症，需要延长抗生素治疗时间。同时，由于老年人体重减轻，总的体液减少，血中游离药物浓度增加；肝细胞数量减少，药物在肝脏代谢、解毒和清除降低；又往往合并多种疾病、应用多种药物使得老年人应用抗菌药物时不良反应率明显升高，因此应加强对药物不良反应的监测。此外，停用或少用抗精神病药物、抗组胺药和抗胆碱药。

4. 心理护理

关心、安慰患者，耐心倾听患者的主诉，细致解释患者提出的问题。尽可能帮助和指导患者有效咳嗽，做好生活护理，使其以积极的心态配合医护工作。

四、健康指导

1. 健康教育

向患者及其家属介绍肺炎发生的病因和诱因、早期治疗的重要性，以及通过接种疫苗预防肺炎、药物的副作用和注意事项等，如：强效镇咳药抑制咳嗽中枢，麻醉药、镇静药抑制呼吸中枢、咳嗽和呕吐反射，使痰液不能有效咳出，导致气道阻塞及感染加重；广谱抗生素的应用可引起菌群失调、假膜性小肠结肠炎或二重感染；氨基糖苷类药物可引起肾功能损害；喹诺酮类药物可能会引起头晕、意识障碍等中枢神经系统症状；大环内酯类药物可引起胃肠道反应和肝功能损害；等等。因此老年人须谨慎应用抗生素，减少不良反应。

2. 生活指导

为增强机体的抵抗力，应坚持有氧运动，饮食营养均衡，戒烟忌酒，保持口腔清洁、卫生，避免受凉和交叉感染，保持良好的手卫生习惯，加强基础疾病的治疗。

3. 康复训练

老年肺炎患者如合并慢性呼吸衰竭，其呼吸肌疲劳无力，有效通气量不足，此时康复护理尤为重要。教会患者腹式呼吸的方法，并要求每日锻炼 3 ~ 5 次，持续时间因人而异，以不产生疲劳为宜。此外，可配合步行、老年体操等全身运动，以提高老年人的通气储备。老年肺炎患者如合并吞咽障碍，需进行吞咽康复训练。每天进餐前进行空吞咽动作，每次 10 下；进餐时向左右方转头，并同时进行吞咽，每餐 3 次；进餐后交替后仰和前屈颈部，并在颈部前屈的过程中完成空吞咽，以清理残留于咽部的食物。

（王江宁）

第五节　良性前列腺增生患者社区保健与护理

一、概述

良性前列腺增生（benign prostatic hyperplasia，BPH）是老年男性的常见疾病之一，其导致的排尿困难等下尿路症状及相关并发症严重影响老年男性的生活质量。BPH 的发病率随着老年男性年龄的增长而增加，60 岁时发病率超过 50%，80 岁以上可达 95.5%。

前列腺增生的自然病史可分为两个时期，即病理期和临床期。前者又分为镜下 BPH 和肉眼可见的 BPH，几乎所有男性均有出现镜下 BPH 的可能，其中约 1/2 将发展为肉眼可见的 BPH。在肉眼可见的 BPH 中，约 1/2 成为临床期 BPH。BPH 的发生、发展与人均寿命延长及动物蛋白摄入量有关。

二、护理评估

1. 健康史

前列腺增生发病机制的研究较多，但病因至今尚未阐明，目前已知必须具备"有功能的睾丸"和"年龄增长"两个条件。性激素、前列腺间质 – 上皮细胞的相互作用、生长因子、炎症细胞及因子均参与 BPH 的发病。

2. 身体评估

（1）临床症状　一般在 50 岁以后出现症状。随着下尿路梗阻加重，症状逐渐明显。由于病程进展缓慢，患者常不能回忆起发病的确切时间。BPH 临床上主要有如下症状：

①尿频：最常见的早期症状，夜尿更为明显。早期是因增生的前列腺充血刺激引起。随着梗阻加重，残余尿量增多，膀胱有效容量减少，尿频更加明显，可出现急迫性尿失禁等症状。当夜尿次数在 3 次以上时，表示膀胱出口梗阻已达到一定程度。

②排尿困难：进行性排尿困难是前列腺增生最主要的症状，但发展缓慢。轻度梗阻时排尿迟缓、断续、尿后滴沥；严重梗阻时排尿费力、射程缩短、尿线细而无力，终成滴沥状。严重者需用力并增加腹压以帮助排尿，常有排尿不尽感。

③尿失禁、尿潴留：当梗阻加重到一定程度时，膀胱逼尿肌受损，收缩力减弱，残余尿量逐渐增加，继而发生慢性尿潴留。膀胱过度充盈时，少量尿液从尿道口溢出，称充盈性尿失禁。在前列腺增生的任何阶段，可因气候变化、劳累、饮酒、便秘、久坐等因素使前列腺突然充血、水肿，导致急性尿潴留。

④并发症：长期梗阻可引起严重肾积水、肾功能损害；长期排尿困难导致腹压增高，还可引起腹股沟疝、内痔或直肠脱垂等。

（2）体征　直肠指诊可触及增大的前列腺，表面光滑、质韧、有弹性，中间沟消失或隆起。

3. 实验室及其他检查

以下尿路症状（LUTS）为主诉就诊的 50 岁以上男性患者，首先应该考虑 BPH 的可能。

（1）尿常规　了解是否合并尿路感染。

（2）肾功能检测　了解肾功能状态、膀胱残余尿量和肾积水。

（3）B超　了解前列腺的大小、形态、突入膀胱内情况及膀胱内病变。

（4）尿流动力学检查　尿流率测定可初步判断梗阻的程度：最大尿流率 $<15ml/s$，提示排尿不畅；$<10ml/s$ 提示梗阻严重。评估最大尿流率时，尿量必须超过 150ml 才有诊断意义。

（5）膀胱镜检查　可判断尿道内的狭窄或堵塞情况。

（6）前列腺特异抗原　是检测前列腺癌最具有临床价值的肿瘤标志物。

（7）肾脏造影检查　主要用于肾脏疾病的诊断，对良性前列腺增生也具有一定的诊断价值。

三、护理

1. 一般护理

（1）老年人居住的房间设计合理，卧室要靠近卫生间，地面防滑，最好设有扶手，夜间尿频的老年人可在床旁放便器。

（2）生活规律，加强锻炼，提醒老年人尽量不要憋尿，训练其排尿能力。

（3）饮食宜清淡，不宜在短时间内大量饮水，避免膀胱急剧扩张而引起紧张度丧失；避免饮酒及刺激性饮料。

2. 对症护理

（1）排尿困难　提供适宜的环境，安置适当的体位利于患者轻松排尿；可热敷下腹部或用手按摩，刺激膀胱逼尿肌收缩，促进排尿；必要时导尿；留置导尿老年人应随时观察有无导尿管相关尿路感染，并及时处理。

（2）尿潴留　可用温水冲洗会阴部或听水流声音诱导排尿，必要时给予导尿。

（3）尿频　睡前应限制饮水，以免影响睡眠。

3. 治疗相关护理

（1）药物治疗与护理　药物治疗适用于刺激期和代偿早期的前列腺增生患者。治疗前列腺增生的药物主要有 3 类：α 受体拮抗药、5α - 还原酶抑制剂、植物类药。目前最常用的是 α 受体拮抗药，应注意服药后先在床上躺 10～20 分钟，防止发生直立性低血压。目前应用最广的 5α－还原酶抑制剂是非那雄胺。该药起效较慢，一般服药 3 个月可使前列腺缩小，改善排尿功能，长期服用可减少急性尿潴留、肾积水等远期并发症的发生，减少手术率，有抑制前列腺增生疾病发展进程的作用。

（2）围手术期护理　术前多食粗纤维、易消化的食物，以防便秘；忌酒及辛辣食物；鼓励患者多饮水，勤排尿；残余尿量多或有尿潴留致肾功能不全者，应留置导尿持续引流，改善膀胱逼尿肌和肾功能。术后密切观察呼吸道感染及尿路感染的征象、引流管的引流情况等；做好膀胱冲洗的护理，预防尿路感染和输精管感染。术后 6 小时无恶心、呕吐者，可进流食，1～2 天后无腹胀即可恢复正常饮食。做好并发症的预防与护理，如出血、尿失禁等。

4. 心理护理

维护老年人的自尊，多关心老年人，鼓励其正常社交，消除不良情绪。向老年人说明药物治疗的重要性和手术治疗的必要性，帮助其树立战胜疾病的信心。

四、健康指导

1. 适量饮水

饮水过少不但会引起脱水，也不利于尿液对尿路的冲洗作用，还容易导致尿液浓缩而形成结晶。故除夜间适当减少饮水，以免睡后膀胱过度充盈，白天应多饮水。

2. 不可憋尿

憋尿会造成膀胱过度充盈，使膀胱逼尿肌肌张力低下，排尿发生困难，容易诱发急性尿潴留，因此一定要做到有尿就排。

3. 指导患者防止受寒

寒冷往往会使病情加重，患者一定注意防寒，预防感冒和上呼吸道感染等。

4. 禁酒少辣

酒可使前列腺及膀胱颈充血、水肿而诱发尿潴留，应禁止饮用。此外，还应少食辛辣。

（王江宁）

第六节　慢性肾衰竭患者社区保健与护理

一、概述

慢性肾衰竭（chronic renal failure，CRF）指各种原发性或继发性慢性肾脏疾病或继发性慢性肾脏病进行性进展引起肾小球滤过率下降和肾功能损害，以代谢产物潴留，及水、电解质、酸碱平衡紊乱为主要表现的临床综合征。

二、护理评估

1. 健康史

老年人 CRF 的病因以继发性肾脏疾病引起者为主。

（1）继发性肾脏疾病　主要原因是糖尿病和原发性高血压性肾动脉硬化症。其他继发性原因包括梗阻性肾病、淀粉样变性、骨髓瘤肾病、药物相关性肾病等。

（2）原发性肾脏疾病　链球菌感染性肾小球肾炎，因为年龄增长、免疫力下降、器官移植、长期使用免疫抑制剂及肿瘤等因素导致。此外，肾动脉硬化、肾动脉狭窄均可导致老年人 CRF 的发生。

2. 身体评估

（1）症状不典型　起病多较隐匿，症状、体征常不典型，很多患者仅有乏力、食欲缺乏、头晕等非特异性症状。

（2）并发症多　主要表现为消化系统、心血管系统、血液系统、呼吸系统及水、电解质紊乱等改变。

①消化系统：消化系统症状是最早出现和最常见的症状，主要表现为食欲缺乏、恶心、呕吐、腹胀、腹泻，严重者伴有消化道出血。

②心血管系统：心血管系统并发症多见，症状较重。其中，高血压是肾衰竭的常见并发症之一，血压控制差可加重肾功能的损害，形成恶性循环。

③血液系统：贫血是尿毒症的必有症状，营养不良导致贫血较重，可加重老年人的心力衰竭和心绞痛症状。

④水、电解质紊乱：老年人体液容量占体重的45%～59%，口渴感减退，肾小管对血管升压素反应降低。肾小管的浓缩和稀释功能减退，易出现电解质紊乱。

⑤神经、肌肉系统：精神神经症状突出，突出表现为性格改变、幻视和幻觉，严重者出现谵妄、昏迷、癫痫样发作。晚期常有周围神经病变，最常侵犯下肢远端，呈现肢端袜套样分布的感觉丧失。

⑥呼吸系统：肺部 X 线检查典型者表现为尿毒症肺炎。

⑦肾性骨病：老年 CRF 患者的 1α -羟化酶活性下降，使得 1，25 -二羟维生素 D_3 生成明显减少，钙吸收不足，骨质丢失，可致骨质疏松症、骨软化、纤维性骨炎或骨硬化等。若出现继发性甲状旁腺功能亢进，可加重肾性骨营养不良。

⑧代谢性酸中毒：由于肾脏酸化功能和排泄酸性代谢产物障碍，常发生代谢性酸中毒，多表现为恶心、呕吐，严重时出现呼吸深大，甚至昏迷。

3. 实验室及其他检查

（1）血肌酐水平　与年龄、性别等有关。特别对于消瘦的 CRF 老年患者，一旦血肌酐超过 $133\mu mol/L$（$1.5mg/dl$），则提示有明确的肾功能受损。

（2）尿液检查　最早表现为肾浓缩功能下降，常表现为多尿及夜尿增多，尿比重降低，24 小时尿量常大于 1500ml，尿比重多在 1.016 以下，常固定在 1.01 左右。

三、护理

1. 饮食护理

保证足够热量、优质低蛋白，必要时加用必需氨基酸或 α - 酮酸，限盐、限水等。①蛋白质的限制不宜太严格：应以保证足够的营养，避免出现严重的营养不良而使病情恶化。②水、钠的摄入应注意个体化原则：过度限水、限盐易造成血容量不足或低钠血症，应对老年患者实行个性化的调整。

2. 用药护理

（1）导泻剂　从小剂量开始，逐渐增加，以免出现水、电解质和酸碱平衡紊乱。

（2）血管紧张素转换酶抑制药（ACEI）　使用 ACEI 治疗高血压时应慎重，在非透析治疗阶段，若血肌酐 > 300μmol/L 或在短期内上升大于原来的 50%，最好停用 ACEI；对血肌酐未达标而使用 ACEI 的老年人，应加强肾功能监测。

（3）抗组胺药　因瘙痒可能用到苯海拉明等抗组胺，注意药物会引起老年人嗜睡和认知功能损害。

3. 肾脏替代疗法护理

（1）适应证　对老年人透析指征较为宽松，目前倾向于在疾病的中早期开始透析治疗。肾移植也是治疗的好选择，老年肾移植受者急性排斥反应发生率相对较低，并且可从合适的免疫抑制剂治疗中受益。

（2）禁忌证　老年 CRF 患者肾脏替代治疗的绝对禁忌证很少，有学者建议严重阿尔茨海默病、转移癌和严重的肝脏疾病者慎用肾脏替代治疗，但进展性阿尔茨海默病容易和严重肾功能异常所致的精神错乱相混淆，此时给予试验性血液透析是合理的。精神症状经过透析没有改善，则不宜继续进行肾脏替代治疗。对于老年人认知和行为上的禁忌证比医疗上的禁忌证更为重要。

（3）相关并发症　老年 CRF 患者肾脏替代治疗出现相关并发症时应密切监测并采取措施。血液透析：包括疼痛、乏力、抑郁等。腹膜透析：容易出现后背疼痛、腹膜炎、高血糖、肥胖及疝等问题。肾移植：感染、心血管事件及恶性肿瘤的发生率高，药物的不良反应多。

（4）心理护理　是否接受肾脏替代疗法，应该由老年人及其家属参与决定，由肾脏病相关的医疗专家共同指导并提前告知治疗相关的优缺点，共同商讨后，尊重老年人及其家属的选择。治疗过程中说服家属尽量给予支持，增加与老年人的交流。当决定退出透析后要做好临终关怀，尽量减轻老年人的痛苦。

四、健康指导

1. 饮食指导

饮食干预在推迟透析、提高生存率和生活质量方面均有重要的意义，应指导老年人严格按照饮食原则摄取营养。

2. 就诊指导

应该尽早到肾病专科就诊，以便早期识别 CRF 的晚期改变，尽快选择合适的肾脏替代治疗方案。

3. 用药指导

老年人发生 CRF 后，避免经肾脏排泄的药物在体内蓄积，应遵医嘱调整。常用的肾毒性药物包括氨基糖苷类、万古霉素、环孢素、非甾体抗炎药等。要教会老年人及其家属识别目前治疗用药的不良反应，如促红细胞生成素可导致铁缺乏、高血压和血栓形成等。

（王江宁）

第七节　骨质疏松症患者社区保健与护理

一、概述

骨质疏松症是一种以骨量低下、骨微结构损坏而导致骨脆性增加，易发生骨折为特征的全身性骨病。美国国立卫生院提出骨质疏松症是以骨强度下降、骨折风险性增加为特征的骨骼系统性疾病。骨强度反映骨骼内两个主要方面，即骨矿密度和骨质量。

骨质疏松症按照病因可分为三大类型：原发性骨质疏松症、继发性骨质疏松症、特发性骨质疏松症。老年性骨质疏松症属于原发性骨质疏松症Ⅱ型，占发病总数的 85% ~ 90%，多见于 60 岁以上的老年人，女性发病率约为男性的 3 倍。患骨质疏松症的老年人极易发生骨折，是机体衰老在骨骼方面的一种特殊表现，主要累及的部位是脊柱和髋骨。发生髋部骨折 1 年内可有 15% 死亡、50% 残疾，因此骨质疏松症是引起老年人卧床率和伤残率增高的主要因素。骨质疏松症骨折是可防、可治的。尽早预防可以避免骨质疏松症及其引起的骨折的发生。

二、护理评估

1. 健康史

骨质疏松症与年龄因素有关，由成骨细胞介导。随着年龄的增长，老年性骨丢失、骨重建处于负平衡，其机制一方面是由于破骨细胞的吸收增加，另一方面是由于成骨细胞的衰减导致骨量减少，骨重建受到干扰。此外，老年骨质疏松症的发生还与多种因素有关。

（1）遗传因素　遗传因素对年轻时骨峰量的峰值高低、随后的骨质丢失速度及骨质疏松症的形成有重要影响。

（2）性激素　性激素在骨生成和维持骨量方面起着重要的作用。老年人随着年龄的增长，性激素功能减退，激素水平下降，骨的形成减慢、吸收加快，导致骨量下降。

（3）甲状旁腺激素（PTH）和细胞因子　PTH作用于成骨细胞，通过其分泌的细胞因子（如白介素－6）促进破骨细胞的作用。随着年龄的增加，血PTH逐年增高，骨髓细胞的护骨因子表达能力下降，导致骨质丢失加速。

（4）营养成分　钙是骨矿物中最主要的成分，青少年时钙的摄入与成年时的骨量峰值直接相关。钙的缺乏导致PTH分泌和骨吸收增加，低钙饮食者易发生骨质疏松症，维生素D可促进骨细胞的活性，磷、蛋白质及微量元素可维持钙、磷比例，有利于钙的吸收。这些物质的缺乏都可使骨的形成减少。

（5）生活方式　骨质疏松症的危险因素很多，如吸烟、酗酒、营养不良、大量饮用咖啡、体力活动过少、光照减少等均是老年人骨质疏松症的易发因素。

（6）废用因素　由于活动减少、肌肉强度减弱、协调障碍使老年人较易跌倒和发生骨折而卧床，长期卧床不活动，会导致骨量丢失，易出现骨质疏松症。此外，石膏固定、瘫痪或严重关节炎等原因的废用，也会引起骨质疏松症的发生。

2. 身体评估

疼痛是骨质疏松症最常见的症状，评估患者疼痛的部位是否固定、疼痛类型、有无脊柱畸形及骨折，以及使患者疼痛加剧和减轻的因素。

（1）骨痛和肌无力　是骨质疏松症出现较早的症状，表现为腰背疼痛或全身骨痛，疼痛为弥漫性，无固定部位，劳累或活动后加重，导致负重能力下降或不能负重。

（2）身长缩短　骨质疏松症非常严重时，可因椎体骨密度减少导致脊椎椎体压缩变形，每个椎体缩短 2mm，身长平均缩短 3~6cm，严重者伴驼背。

（3）骨折　是导致老年骨质疏松症患者活动受限、寿命缩短的最常见和最严重的并发症。常因轻微活动或创伤诱发，如打喷嚏、弯腰、负重、挤压或摔倒等。老年前期以桡骨远端骨折最为多见，老年期以后以腰椎和股骨上端骨折多见。脊柱压缩性骨折可导致胸廓畸形，使肺活量和肺最大通气量下降、心血管功能障碍，引起胸闷、气短、呼吸困难，甚至发绀等表现。

3. 实验室及其他检查

（1）生化检查　老年人发生改变的主要指标有 3 项：①骨钙素（OCN），是骨更新的敏感指标，可有轻度升高；②尿羟赖氨酸糖苷（HOLG），是骨吸收的敏感指标，可升高；③血清镁、尿镁，均有所下降。

（2）X 线检查　当骨量丢失超过 30% 时才能在 X 线片上显示出骨质疏松，表现为：皮质变薄，骨小梁减少、变细，骨密度减低，透明度加大，晚期出现骨变形及骨折。其中锁骨皮质厚度下降至 3.5~4.0mm 时易伴有椎体压缩性骨折。

（3）骨密度检查　可采用单光子骨密度吸收仪、双能 X 线吸收仪、定量 CT 检查等测定骨密度，若骨密度低于同性别峰值量的 2.5 个标准差以上可诊断骨质疏松症。

三、护理

1. 一般护理

（1）活动　老年人应依个体的年龄、性别、健康状况、体能等特点及运动史选择有针对性的运动项目。对能运动的老年人，指导其每天进行适当的体育活动以增加和保持骨量；对因为疼痛而活动受限的老年人，指导其维持关节的功能位，每天进行关节的活动训练，同时进行肌肉的等长等张收缩训练，以保持肌肉的张力；对因为骨折而做固定或牵引的老年人，要求其每小时尽可能活动身体数分钟，如上下甩动臂膀、扭动足趾、做足背屈和跖屈等。

（2）饮食护理　良好的营养对于预防骨质疏松症具有重要意义，包括足量的钙、维生素 D、维生素 C 以及蛋白质。与骨营养有关的每日营养素的推荐量：钙摄入量成人为 800 ~ 1000mg，绝经后女性为 1200 ~ 1500mg，65 岁以后男性及其他具有骨质疏松症危险因素的患者推荐摄入量为 1500mg；维生素 D 的摄入量为 400 ~ 800U。因此，要特别鼓励老年人多摄入含钙和维生素 D 丰富的食物，含钙高的食品有奶类、鱼、虾、海产品、豆类及其制品，富含维生素 D 的食品有鱼类、禽类、蛋类等。应提倡低钠、高钾、高钙和非饱和脂肪酸饮食，适量摄取蛋白质，避免酗酒、吸烟，避免饮过量的浓茶、咖啡及碳酸饮料。

2. 病情观察

观察疼痛程度及治疗后缓解情况；卧床或营养不良者注意观察皮肤情况，做好压疮的风险评估，采取相应措施；脊柱损伤者宜采用轴式翻身，观察患者的生命体征及肢体情况；有肢体包扎或固定者注意观察患侧肢体的血液循环、包裹松紧度、牵引减轻疼痛的效果，指导老年人每小时活动身体数分钟。

3. 治疗相关护理

（1）用药护理

①钙制剂：分无机钙和有机钙两类。注意不可与绿叶蔬菜一起服用，防止因钙螯合物形成降低钙的吸收，使用过程中要增加饮水量，通过增加尿量减少泌尿系统结石形成的机会，并防止便秘。

②钙调节剂：包括降钙素、维生素 D、雌激素和雄激素。降钙素使用过程中要监测老年人有无面部潮红、恶心、腹泻和尿频等副作用，若出现耳鸣、眩晕、哮喘和便意等表现应停用，长期用药者还需观察有无低钙血症和继发性甲状腺功能减退；维生素 D 可通过多晒太阳或应用维生素 D 制剂获得，在服用维生素 D 的过程中要监测血清钙和肌酐的变化；对使用雌激素的老年女性患者，应详细了解家族中有关肿瘤和心血管病方面的病史，

严密监测子宫内膜的变化，注意阴道出血情况，定期做乳房检查，防止肿瘤和心血管疾病的发生；雄激素用于男性骨质疏松症的治疗对肝有损害，并常导致水、钠潴留和前列腺增生，在治疗过程中要定期监测体重、肝功能、前列腺等。

③双膦酸盐：如依替膦酸二钠、阿仑膦酸钠。此类药物可引起皮疹或暂时性的低钙血症，且口服引起食管病变较多见，故应晨起空腹服用，同时饮清水 200～300ml，至少半小时内不能进食或喝饮料，也不能平卧，以减轻对食管的刺激。静脉注射要注意血栓性疾病的发生，同时应监测血钙、磷和骨吸收生化标志物。

（2）疼痛护理　骨质疏松症引起疼痛的原因主要与腰背部肌肉紧张及椎体压缩性骨折有关，故通过卧床休息，使腰部软组织和脊柱肌群得到松弛，可显著减轻疼痛。休息时应卧于加薄垫的木板或硬棕床上，仰卧时头不可过高，在腰下垫一薄枕。必要时可使用背架、紧身衣等限制脊柱的活动度，也可通过洗热水浴、按摩、擦背促进肌肉放松。同时，应用音乐治疗、暗示疏导等方法对缓解疼痛也是很有效的。对疼痛严重者可遵医嘱使用镇痛药、肌肉松弛剂等药物，对骨折者应通过牵引、介入或手术方法最终缓解疼痛。

（3）预防并发症　提供安全的生活环境，日常用品放在容易取到之处，衣服和鞋穿着要合适，防止跌倒及骨折的发生。如果发生骨折应给予牵引、固定、复位或手术治疗，同时辅以物理康复治疗，及早恢复运动功能。

4. 心理护理

与老年人倾心交谈，鼓励其表达内心的感受，明确其忧虑的根源。指导老年人穿宽松的上衣掩盖形体的改变。加强对老年患者的宣教，使其了解疾病的程度，减轻其焦虑、紧张心理；介绍疾病康复病例，增强其治疗信心；鼓励其在积极配合治疗的同时，通过各种方式保持良好心态，多参加各种交往活动，增加亲情互动的机会，创造良好的家庭氛围。

四、健康指导

1. 健康教育

讲解疾病相关知识，让患者了解疾病的原因、相关治疗知识及疾病预后情况；告知老年人预防更重要，做到尽早预防、长期预防；教会老年人观察各种药物的不良反应，明确不同药物的使用方法及疗程。

2. 生活指导

指导每日适当运动和进行户外日光照晒。加强预防跌倒的宣传教育和保护措施，指导患者维持良好姿势，改变体位时动作应缓慢。必要时可指导老年人使用手杖和助步器，以增加其活动时的稳定性。

3. 康复训练

康复训练应尽早实施，在急性期应注意卧、坐、立姿势，卧位时应平卧、低枕、背部尽量伸直，坚持睡硬板床；坐位或立位时应伸直腰背，收缩腰肌和臀肌，增加腹压。在慢性期应选择性对骨质疏松症好发部位的相关肌群进行运动训练，如通过仰卧位抬腿动作做腹肌训练、采用膝胸卧位做背肌训练等。同时可配合有氧运动增强体质，通过翻身、起坐、单腿跪位等动作训练维持和增加老年人的功能水平。

（王江宁）

第八节　退行性骨关节病患者社区保健与护理

一、概述

退行性骨关节病（degenerative osteoarthropathy）又称骨关节炎、退行性关节炎、老年性关节炎等，是一种退行性病变，系由于增龄、肥胖、劳损、创伤、关节先天性异常、关节畸形等诸多因素引起的关节软骨退化损伤、关节边缘和软骨下骨反应性增生，多见于中老年人群，好发于负重关节及活动量较大的关节（如颈椎、腰椎、膝关节、髋关节等）。过度负重或使用这些关节，均可促进退行性变化的发生。临床表现为缓慢发展的关节疼痛、压痛、僵硬、关节肿胀、活动受限和关节畸形等。其发病率随年龄的增加而升高，65 岁以上的老年人患病率达68%。该病的致残率高达53%，是老年人致残的主要原因之一。

二、护理评估

1. 健康史

临床上退行性骨关节病常分为原发性和继发性。原发性退行性骨关节病与一般易感因素和机械因素有关。前者包括遗传因素、生理性老化、肥胖、性激素、吸烟等；后者包括长期不良姿势导致的关节形态异常，长期从事反复使用关节的职业或剧烈的文体活动对关节的磨损等。应评估患者有无家族遗传史，既往有无免疫性疾病、是否肥胖、有无吸烟史，是否长期从事反复使用关节的职业，是否经常剧烈活动造成关节磨损，有无长期不良姿势导致的关节形态异常。对于继发性退行性骨关节病应评估老年人有无关节先天性畸形、关节创伤、关节面的后天性不平衡及其他疾病等。老年人退行性骨关节病绝大部分为原发性，应重点评估引起关节发生以上改变的原因。

2. 身体评估

评估患者疼痛的部位、类型、程度、有无晨僵及诱发因素，评估关节有无肿胀和畸形。

（1）关节疼痛　开始表现为关节酸痛，程度较轻，多出现于活动或劳累后，休息后可减轻或缓解。随着病情进展，疼痛程度加重，表现为钝痛或刺痛，关节活动可因疼痛而受限，最后休息时也可出现疼痛。其中，膝关节病变在上下楼梯时疼痛明显，久坐或下蹲后突然起身可导致关节剧痛；髋关节病变疼痛常自腹股沟传导至膝关节前内侧、臀部及股骨大转子处，也可向大腿后外侧放射。

（2）关节僵硬　关节活动不灵活，特别在久坐或清晨起床后关节有僵硬感，不能立即活动，要经过一定时间后才感到舒服。这种僵硬和类风湿关节炎不同，时间较短暂，一般不超过 30 分钟。但到疾病晚期，关节不能活动将是永久性的。

（3）关节内卡压现象　当关节内有小的游离骨片时，可引起关节内卡压现象。表现为关节疼痛、活动时有响声和不能屈伸。膝关节卡压易使老年人摔倒。

（4）关节肿胀、畸形　膝关节肿胀多见，因局部骨性肥大或渗出性滑膜炎引起，严重者可见关节畸形、半脱位等。

（5）功能受限　各关节可因骨赘、软骨退变、关节周围肌肉痉挛及关节破坏而导致活动受限。此外，颈椎骨性关节炎脊髓受压时，可引起肢体无力和麻痹，椎动脉受压可致眩晕、耳鸣、复视、构音障碍或吞咽障碍，严重者可发生定位能力丧失或突然跌倒。腰椎骨性关节炎腰椎管狭窄时，可引起下肢间歇性跛行，也可出现大小便失禁。

3. 实验室及其他检查

（1）生化检查　血沉、C反应蛋白大多正常或轻度升高，类风湿因子（RF）和自身抗体阴性。关节液为黄色，黏度正常，凝固试验阳性，白细胞数低于$2 \times 10^6/L$，葡萄糖含量很少或低于血糖水平的一半，继发性退行性骨关节病患者可出现原发病的实验室检查异常。

（2）影像学检查　影像学检查对本病的诊断十分重要。典型X线表现为受累关节间隙狭窄，关节面硬化和变形，软骨下骨质硬化及囊性变，关节边缘骨赘形成，关节内游离骨片；严重者关节面萎缩、变形和半脱位。CT用于椎间盘病的检查，效果明显优于X线；磁共振成像（MRI）不但能发现早期的软骨病变，而且能观察到半月板、韧带等关节结构的异常，有利于早期诊断。

三、护理

1. 一般护理

（1）急性发作期　限制关节的活动，以不负重活动为主，症状严重时可适当卧床休息，用支架或石膏托固定患肢，防止畸形。

（2）症状缓解期　可进行适当的运动，尽量选择运动量适宜、能增加关节活动的运动项目，如游泳、做操、打太极拳等，以防止肌萎缩，增加关节周围肌力，改善关节的稳定性。减少爬山、骑车等剧烈活动，加强运动中的自我保护，防止运动中出现机械性损伤。肥胖老年人应坚持运动锻炼，同时注意饮食调节、控制体重，以减轻关节负担。

2. 病情观察

观察患者的关节运动情况，给予必要的辅助用具及安全保护措施；观察关节肿胀、疼痛、活动受限的程度；关节置换术后的患者注意观察皮肤及牵引情况，保证其在牵引状态下的舒适和功能；石膏固定者注意观察患侧肢体的血液循环、包裹松紧度，做好石膏固定及患者的护理。

3. 治疗相关护理

（1）用药护理

①非甾体抗炎药：主要起镇痛作用。指导老年人遵医嘱正确用药，药物剂量和种类选择注重个体化。建议使用吡罗昔康、双氯芬酸、舒林酸硫化物等副作用小的药物，尽量避免使用阿司匹林、水杨酸、吲哚美辛等副作用大且对关节软骨有损害作用的药物；应使用最低有效剂量，在炎症发作期使用，症状缓解后立即停止；对应用按摩、理疗等方法可缓解疼痛者，最好不服用镇痛药；长期服用非甾体抗炎药者，还应注意药物对胃肠道的损害，应饭后服用。

②透明质酸：通过关节内注射，可较长时间缓解症状和改善关节功能，主要用于膝关节，尤其适用于 X 线表现轻度至中度的病例。注射后密切观察关节外观是否肿胀、青紫，有无出血、疼痛、感染；抬高患肢，放松关节肌肉，穿刺点 6 小时内不能沾水，48 小时内不能外用药物。用药期间应加强临床观察，注意监测 X 线片和关节积液情况。

③氨基葡萄糖：不但能修复损伤的软骨，还可以减轻疼痛，常用药物有硫酸氨基葡萄糖（维骨力）、氨糖美辛片、氨基葡萄糖硫酸盐单体（傲骨力）等。硫酸氨基葡萄糖最好吃饭时服用，氨糖美辛片饭后即服或临睡前服用效果较好。

（2）疼痛护理　对患髋关节退行性骨关节病的老年人来说，减轻关节的负重和适当休息是缓解疼痛的重要措施，疼痛严重者可采用卧床牵引限制关节活动；患膝关节退行性骨关节病的老年人除适当休息外，可通过上下楼梯时抓扶手、坐位站起时用手支撑扶手的方法减轻关节软骨承受的压力，膝关节积液严重时应卧床休息。另外，局部理疗与按摩综合使用，对任何部位的退行性骨关节病都有一定的镇痛作用。

（3）手术护理　对于膝关节明显外翻或内翻者，可以进行力线调整手术；对症状严重、关节畸形明显的晚期退行性骨关节病老年人，多行人工关节置换术，能有效缓解疼痛、恢复关节功能。髋关节置换术后患肢需皮牵引，应保持有效牵引，同时要保证老年人在牵引状态下的舒适和功能；

膝关节置换术后患肢用石膏托固定，应做好石膏固定及患肢的护理。

4. 心理护理

关节变形和活动受限导致老年人的自理能力下降，应关心和帮助老年人，鼓励患者正确看待疾病，使其认识到关节软骨组织随着年龄的增长而老化是自然规律，应以积极的心态对待；鼓励老年人多参与社会活动，减少并消除老年人的依赖心理，使其逐步主动参与肢体功能锻炼，提高自理能力。

四、健康指导

1. 健康教育

结合老年人的自身特点，用通俗易懂的语言介绍本病的病因、治疗及预防措施、药物及手术治疗的注意事项，并告知药物可能的不良反应，教会老年人监测方法。

2. 生活指导

学会正确的关节活动姿势，尽量应用大关节而少用小关节，动作幅度不宜过大，可以使用手把、手杖、助行器以减轻受累关节的负重，防止外伤。对于肢体活动受限的老年人，应根据其自身条件及受限程度，运用辅助器具以保证或提高老年人的自理能力。注意防潮保暖，多做关节部位的热敷，防止关节受凉受寒，避免从事可诱发疼痛的工作或活动。

3. 康复训练

进行各关节的康复训练，通过主动和被动的功能锻炼，可以保持病变关节的活动，防止关节粘连和功能活动障碍。不同关节的锻炼根据其功能有所不同。①髋关节：早期锻炼踝部和足部的活动，鼓励老年人尽可能做股四头肌的收缩，除去牵引或外固定后，在床上进行髋关节活动，进而扶拐下床活动。②膝关节：早期锻炼股四头肌的伸缩活动，解除外固定后，再练习伸屈及旋转活动。③肩关节：练习外展、前屈、内旋活动。④手关节：主要锻炼腕关节的背伸、掌屈、桡偏屈、尺偏屈。还可指导患颈椎病的老年人于症状缓解后做颈部的运动体操。具体做法：先仰头，侧偏头颈使耳靠近肩，再使头后缩转动。每个动作后，头应先回到中立位，再做下一个动作，且动作宜慢。

（王江宁）

第九节 社区老年人健康相关评估量表

一、简易智能评估量表

(一)量表简介

简易智能评估量表(mini - mental state examination,MMSE)由 Folstein 于 1975 年编制。量表内容包括时间定向力、地点定向力、记忆力、注意力、计算力、语言能力(复述、理解力、书写)、视空间共 7 个方面。

(二)应用方法

简易智能评估量表有 30 个条目。量表总分为 0~30 分,每题回答正确得 1 分,错误或不知道得 0 分。测试结果与患者文化程度密切相关。得分标准:文盲(未受过教育)>17 分,小学文化程度>20 分,初中文化程度及以上≥24 分,低于此分值可判定为认知功能障碍。MMSE 具有较高的信、效度,其检测阿尔茨海默病的敏感性为 80%~90%,特异性在 70%~80%。

(三)注意事项

MMSE 是临床常用的认知功能筛查工具,但使用时应注意,它也具有一定局限性,主要为:①易受语言影响,使用方言测试时可产生假阳性;②评价结果受年龄和教育影响,测试者文化程度越高,测试结果准确性越高;③MMSE 主要用于评估定向力(时间和地点)、记忆力(短时记忆和长时记忆)和语言能力,对轻度认知障碍、阿尔茨海默病、血管性认知障碍识别率低;④MMSE 中,语言功能评估占比较大,非语言功能的评估占比较小,无执行能力的评估,致使其评估不够全面,尤其对局灶性认知功能障碍、额叶或额叶 – 皮质下环路功能障碍等疾病的评估效果较差。故对老年人进行认知功能评估,应尽量结合多种量表来综合评估。

（四）量表内容

姓名：_____ 性别：____ 年龄：____ 教育年限：_____ 评估日期：_____

检查的功能项目	序号	评估条目	评分方法	得分
时间定向力	1	今年的年份	答对 1 分，答错或拒答 0 分	
	2	现在是什么季节	答对 1 分，答错或拒答 0 分	
	3	今天是几号	答对 1 分，答错或拒答 0 分	
	4	今天是星期几	答对 1 分，答错或拒答 0 分	
	5	现在是几月份	答对 1 分，答错或拒答 0 分	
地点定向力	6	请您告诉我现在我们在哪里例如：现在我们在哪省、市	答对 1 分，答错或拒答 0 分	
	7	这里是什么区（县）	答对 1 分，答错或拒答 0 分	
	8	这是什么街道（乡）	答对 1 分，答错或拒答 0 分	
	9	我们现在是在第几层楼	答对 1 分，答错或拒答 0 分	
	10	这里是什么地方（地址或建筑名称）	答对 1 分，答错或拒答 0 分	
记忆力		*现在我要说出 3 样东西的名称，在我讲完之后，请您重复一遍。请您好好记住这 3 样东西，因为等一下要再问您的（评估者：请仔细说清楚，每样东西 1 秒钟。）皮球　　国旗　　树木		
	11	复述：皮球	答对 1 分，答错或拒答 0 分	
	12	复述：国旗	答对 1 分，答错或拒答 0 分	
	13	复述：树木	答对 1 分，答错或拒答 0 分	

检查的功能项目	序号	评估条目	评分方法	得分
注意力和计算力		* 现在请您算一算，从 100 中减去 7，然后从所得的数算下去，请您将每减一个 7 后的答案告诉我，直到我说"停"为止		
	14	计算 100－7	答 93 给 1 分，否则为 0 分	
	15	计算 93－7	答 86 给 1 分，否则为 0 分	
	16	计算 86－7	答 79 给 1 分，否则为 0 分	
	17	计算 79－7	答 72 给 1 分，否则为 0 分	
	18	计算 72－7	答 65 给 1 分，否则为 0 分	
		如前一项计算错误，但在错误的数基础上减 7 正确者仍给相应得分		
回忆能力		* 现在请您说出我刚才让您记住的是哪 3 样东西		
	19	回忆：皮球	答对 1 分，答错或拒答 0 分	
	20	回忆：国旗	答对 1 分，答错或拒答 0 分	
	21	回忆：树木	答对 1 分，答错或拒答 0 分	
物体命名	22	出示手表提问受试者这是什么	答对 1 分，答错或拒答 0 分	
	23	出示铅笔提问受试者这是什么	答对 1 分，答错或拒答 0 分	
语言复述	24	请您跟我说"四十四只石狮子"	能正确说出 1 分，否则 0 分	
阅读能力	25	给受试者一张卡片，上面写着"请闭上您的眼睛"。请您念一念这句话，并按照上面的意思去做	能正确说出并做到 1 分，不能正确说出也不能做到 0 分	

续表

检查的功能项目	序号	评估条目	评分方法	得分
三步命令		*我给您一张纸，请您按我说的去做。现在开始，用右手拿着这张纸，用两只手把它对折起来，然后将它放在您的左腿上		
	26	用右手拿着这张纸	正确给1分，错误给0分	
	27	用两只手将纸对折	能对折1分，不能为0分	
	28	将纸放在左腿上	放对给1分，否则为0分	
书写能力	29	请您写一个完整的句子	能正确写出1分，否则为0分	
结构能力	30	请您照着下面的图案把它画下来	正常为1分，错误为0分	
总分		分		

二、蒙特利尔认知评估量表

（一）量表简介

蒙特利尔认知评估量表（Montrealcognitive assessment，MoCA）是由加拿大 Nasreddine 等根据临床经验并参考简易智能评估量表的认知项目和评分而制定的。其优点为对轻度认知障碍和可疑阿尔茨海默病的患者的筛查更敏感；涵盖的认知域更广泛、全面，分值分配更合理，提高了视空间及执行能力的分值。其缺点为耗时相对较长，一般需要10分钟甚至更长；受教育程度低的患者完成度及配合度会降低，对部分认知域测评有一定影响。

（二）应用方法

蒙特利尔认知评估量表评估的内容包括视空间及执行能力、命名、记忆、语言、抽象思维、延迟回忆、定向力等7个方面。量表总分为30分，<26分即可判定为认知功能障碍；受教育年限≤12年时，总分加1分；总分最高不能高于30分。MoCA量表具有不低于 MMSE 的信、效度，尤其对

轻度认知障碍的早期识别率高于 MMSE，更适于此类患者的筛查。

（三）量表内容

姓名：_____　性别：_____　年龄：_____　教育年限：_____　评估日期：_____

视空间及执行能力		得分
[　]　复制立方体　[　]	画钟表（11 点 10 分）（3 分） 轮廓 [　]　指针 [　]　数字 [　]	___/5

命名		
[　]　[　]　[　]		___/3

记忆	读出下列词语，然后由患者重复上述过程，重复 2 次，5 分钟后回忆		面孔	天鹅绒	教堂	菊花	红色	不计分
		第一次						
		第二次						

注意	读出下面的数字，请患者重复（每秒 1 个）	顺背 [　] 21854	___/2
		倒背 [　] 742	

读出下列数字，每当数字出现 1 时，患者敲 1 下桌面，错误数大于或等于 2 不给分	[　] 52139411806215194511　141905112	___/2

100 连续减 7　[　] 93　[　] 86　[　] 79　[　] 72　[　] 65 4～5 个正确得 3 分，2～3 个正确得 2 分，1 个正确得 1 分，0 个正确得 0 分	___/3

语言	重复	"我只知道今天李明是帮过忙的人。" [　] "当狗在房间里的时候，猫总是藏在沙发下。" [　]	___/2
	流畅性	在 1 分钟内尽可能多地说出动物的名称 [　]　（n≥11 个）	___/1

续表

视空间及执行能力							得分
抽象	词语相似性：香蕉-橘子＝水果　[　]　火车-自行车　[　]　手表-尺子						___/2
延迟回忆	没有提示	面孔 [　]	天鹅绒 [　]	教堂 [　]	菊花 [　]	红色 [　]	只在没有提示的情况下给分	___/5
	类别提示							
	多选提示							
定向	[　]星期　[　]月份　[　]年　[　]日　[　]地点 [　]城市						___/6

总分：____/30（受教育年限≤12 年者＋1 分）　　　　正常≥26/30

三、状态–特质焦虑量表

（一）量表简介

状态–特质焦虑量表（state–trait anxiety inventory，STAI）是由 Spieberger 等学者编制的自我评价性量表，能直观地反映被评估者的主观感受。

（二）应用方法

状态–特质焦虑量表共有 40 个条目，前 20 条用于评估状态焦虑（S–anxiety），反映被评估者短暂的、不愉快的情绪体验，如紧张、恐惧、忧虑、神经质、不适感等，伴有自主神经系统功能亢进；后 20 条用来评估特质焦虑（T–anxiety），反映被评估者相对稳定的人格特质和焦虑倾向，存在个体差异，可被定义为每天经历的压力感、忧虑感、不适感等。量表采用 1~4 分的 4 级评分法。具体评分标准如下：①状态焦虑 4 分制（完全没有计 1 分，有些计 2 分，中等程度计 3 分，非常明显计 4 分）。②特质焦虑 4 分制（完全没有计 1 分，有些计 2 分，中等程度计 3 分，非常明显计 4 分）。状态焦虑、特质焦虑各自的总分范围为 20~80 分。总分越高，焦虑程度越高。

（三）注意事项

1. 量表主要用于评估被评估者的特质焦虑和当前的状态焦虑，可用于患内科和外科疾病、心身疾病、精神病和特定人群的焦虑情绪评估，也可以用于评估心理治疗、药物治疗的疗效。此外，量表还能够帮助护理人员更准确地了解被评估者的"背景"和"现况"间的关系。

2. 被评估者需具备一定的文化水平（初高中）。若被评估者文化程度太低，难以理解本量表的内容，评估者可逐条进行解释，再让被评估者独自完成评估。

3. 量表完成时间无限制，一次评估一般耗时 10～20 分钟。

（四）量表内容

请在您认为符合实际情况的选项上画"√"。

	陈述内容	完全没有	有些	中等程度	非常明显
＊	1. 我感到心情平静	1	2	3	4
＊	2. 我感到安全	1	2	3	4
	3. 我是紧张的	1	2	3	4
	4. 我感到紧张、束缚	1	2	3	4
＊	5. 我感到安逸	1	2	3	4
	6. 我感到烦乱	1	2	3	4
	7. 我现在正烦恼，感到这种烦恼超过了可能的不幸	1	2	3	4
＊	8. 我感到满意	1	2	3	4
	9. 我感到害怕	1	2	3	4
＊	10. 我感到舒适	1	2	3	4
＊	11. 我有自信心	1	2	3	4
	12. 我觉得神经过敏	1	2	3	4
	13. 我极度紧张、不安	1	2	3	4
	14. 我优柔寡断	1	2	3	4
＊	15. 我是轻松的	1	2	3	4
＊	16. 我感到心满意足	1	2	3	4

续表

陈述内容	完全没有	有些	中等程度	非常明显
17. 我是烦恼的	1	2	3	4
18. 我感到慌乱	1	2	3	4
* 19. 我感到镇静	1	2	3	4
* 20. 我感到愉快	1	2	3	4
* 21. 我常常感到愉快	1	2	3	4
22. 我常常感到神经过敏和不安	1	2	3	4
* 23. 我常常感到自我满足	1	2	3	4
* 24. 我常常希望能像别人那样高兴	1	2	3	4
25. 我常常感到我似乎衰竭了	1	2	3	4
* 26. 我常常感到很宁静	1	2	3	4
* 27. 我常常是平静的、冷静的和泰然自若的	1	2	3	4
28. 我常常感到困难——堆积起来，因此无法克服	1	2	3	4
29. 我常常过分忧虑一些事，实际上这些事无关紧要	1	2	3	4
* 30. 我常常是高兴的	1	2	3	4
31. 我的思想常常处于混乱状态	1	2	3	4
32. 我常常缺乏自信心	1	2	3	4
* 33. 我常常感到安全	1	2	3	4
* 34. 我常常容易做出决断	1	2	3	4
35. 我常常感到不合适	1	2	3	4
* 36. 我常常是满足的	1	2	3	4
37. 一些不重要的思想总缠绕着我，并打扰我	1	2	3	4
38. 我产生的沮丧常常是如此强烈，以致我不能从思想中排除它们	1	2	3	4
* 39. 我常常是一个镇定的人	1	2	3	4
40. 当我考虑我目前的事情和利益时，我就常常陷入紧张状态	1	2	3	4

注：标＊项为反序计分项。

四、简化孤独感量表

(一) 量表简介

孤独感量表 (University of California Los Angelesloneliness scale，UCLA) 由 Russell 等于 1978 年完成编制，1980 年进行修订。该量表的 Cronbach's α 系数为 0.74，具有良好的信、效度。该量表共 20 个条目，1 个维度。简化孤独感量表 (ULS - 8) 是在 UCLA 的基础上对条目进行精简而成的。

(二) 应用方法

简化孤独感量表采用自我评估的方式，对"个体实际社交水平与渴望社交水平之间存在差异而引起的孤独"进行测量，共 8 个条目，由 6 个"孤独"正序条目和 2 个"非孤独"反序条目组成。每个条目均采用 4 级评分，总分为 8 ~ 32 分。得分越高代表被测者孤独程度越高。

(三) 量表内容

请在您认为符合实际情况的选项上画"√"。

序号	条目	选项			
1	我缺乏别人的陪伴	□偶尔/无	□有时	□经常	□持续
2	我没有人可以寻求帮助	□偶尔/无	□有时	□经常	□持续
3	我是一个愿意交朋友的人	□偶尔/无	□有时	□经常	□持续
4	我感到被冷落	□偶尔/无	□有时	□经常	□持续
5	我感到和其他人疏远了	□偶尔/无	□有时	□经常	□持续
6	当我想要陪伴的时候，我能找到人陪我	□偶尔/无	□有时	□经常	□持续
7	我因为很少与别人来往而感到伤心	□偶尔/无	□有时	□经常	□持续
8	虽然身边有人陪，但没人关心我	□偶尔/无	□有时	□经常	□持续

五、老年人自我忽视评估量表

（一）量表简介

老年人自我忽视评估量表（scale of the elderly self – neglect）是由赵媛媛编制的用来测量老年人自我忽视水平的自评工具，有 14 个条目，包含医疗（3 个条目）、卫生（3 个条目）、情感（3 个条目）、安全（3 个条目）、社会交往（2 个条目）5 个维度。李杰博士使用该量表用于城市和农村老年人，测得该量表的 Cronbach's α 系数为 0.801。

（二）应用方法

量表共包含 14 个条目，每个条目的分值为 0 ~ 3 分。对于医疗、卫生、情感、安全自我忽视维度，只要有一个条目得分≥2 分，则判断为该维度存在自我忽视；对于社会交往自我忽视维度，只要该维度得分≥2 分，则判断该维度存在自我忽视；对于总体自我忽视，需要 5 个维度中至少有 3 个维度得分≥3 分才能判定为总体自我忽视。总分越高表示老年人自我忽视程度越严重；若得分为 0，则不存在自我忽视。

（三）量表内容

请根据您最近 1 年的实际情况，在您认为符合实际情况的选项上画"√"。

序号	条目	选项			
1	您身体不舒服时会拖着不去看医生吗	□从不/偶尔	□有时	□经常	□总是
2	您会按照医生的要求吃药吗	□总是/经常	□有时	□偶尔	□很少/从不
3	您平时会因疾病原因控制饮食或者吃一些有营养且对身体有益的食物吗	□总是/经常	□有时	□偶尔	□很少/从不
4	与周围其他老年人的家里相比，您认为您家里的卫生水平属于	□好/较好	□一般	□不太好	□不好
5	与周围其他老年人相比，您认为您的个人卫生水平属于	□好/较好	□一般	□不太好	□完全不认为

序号	条目	选项			
6	您自己或者其他人打扫家里的卫生吗	□每天/经常	□有时	□偶尔	□很少/从不
7	您平时会有"人老了活着没什么意思"的想法吗	□从不/偶尔	□有时	□不太重要	□总是
8	您心情不好时会想办法让自己心情好点吗	□总是/经常	□有时	□偶尔	□很少/从不
9	您觉得心情好坏对您重要吗	□重要/较重要	□一般	□不太重要	□不重要
10	您会小心防止自己摔倒吗	□总是/经常	□有时	□偶尔	□很少/从不
11	您在家会小心防火吗	□总是/经常	□有时	□偶尔	□很少/从不
12	您发现房屋、水、电等出了问题会及时找人检修吗	□总是/经常	□有时	□偶尔	□很少/从不
13	您平时愿意和您亲近的人见面或者打电话吗	□愿意/较愿意	□一般	□不太愿意	□不愿意

六、老年人自我价值感量表

（一）量表简介

老年人自我价值感量表由学者宋伊编制，包括人际价值感（第6、9、11、16、18、25条）、影响力价值感（第1、2、5、10、12条）、生理价值感（第4、7、8、13、14、17条）、规则价值感（第3、15、19、20条）、心理价值感（第21、22、23、24条）5个维度，共25个条目。量表的Cronbach's α 系数为0.876。

（二）应用方法

量表共包含25个条目，各条目按完全符合（1分）至完全不符合（5分）计分，满分125分。得分越高说明老年人自我价值感越强。

（三）量表内容

请您勾选与自身情况相符的选项，每题仅有1个选项。

条目	完全不符合(1分)	大部分不符合(2分)	部分符合(3分)	大部分符合(4分)	完全符合(5分)
1. 我将继续用所具备的知识、文化为社会做贡献					
2. 我的话语在群体中很有影响力					
3. 我积极乐观，无论面临任何困难都能笑着应对					
4. 我头脑清醒、思维敏捷，便于我分析家里家外的事务					
5. 我现有的权力、地位，能继续帮助更多的人					
6. 我与老伴感情良好					
7. 我的腿脚灵活，能自由行动去自己想去的地方					
8. 我的身体很健壮，常在户外活动中受到关注					
9. 我常常受到周围人的照顾					
10. 我乐观坚强的性格常常感染他人					
11. 对于我的爱好、生活安排，家人都很支持					
12. 周围人常向我寻求帮助					
13. 我耳聪目明，这对我阅读、做事很有帮助					
14. 我欣赏我的健康的体魄					
15. 我的诚实赢得了大家的信赖					
16. 我的朋友很多，因为我大方宽容					
17. 我良好的身体素质能使我在业余活动中更好地发挥自己的潜能					
18. 儿女对我很孝顺					
19. 我做事讲究原则，对是非判断有自己的态度					
20. 我相信我的言行合乎社会道德规则					
21. 我的性格使我的长处得到了更好的发展					
22. 我经常帮助有困难的人，这使我感到快乐					
23. 我能从失败中吸取教训，作为未来成功的动力					
24. 我勇于去做自己想做的事					
25. 我喜欢主动同周围人交往					

七、老年人智谋量表

（一）量表简介

老年人智谋量表是在压力认知交互作用理论的基础上发展而来的，由 Zauszniewski 等开发，后经王淑米翻译。该量表包括个人智谋和社会智谋，由 28 个条目组成，16 个条目（第 1、2、3、5、7、9、11、13、15、16、17、18、21、22、23、25 条）用来测量个人智谋，12 个条目（第 4、6、8、10、12、14、19、20、24、26、27、28 条）用来测量社会智谋。中文版量表的效度分析为量表内部一致性 Cronbach's α 系数为 0.825。

（二）应用方法

量表共 28 个条目，所有条目均采用正向计分，按照非常不像、不像、有点不像、有点像、像、非常像 0 到 5 分 6 级评分，总分为 0 ~ 140 分。得分越高表示智谋水平越高。

（三）量表内容

以下句子描述了您平时的一些观点和看法，请选出最符合的选项。

条目	非常不像（0分）	不像（1分）	有点不像（2分）	有点像（3分）	像（4分）	非常像（5分）
1. 当我在做一件无趣的工作时，我会去想这是工作中比较有趣的部分，也会去想当工作完成后所带来的收获						
2. 当我必须做一些令我紧张焦虑的事情，我会试着想象如何克服我的紧张、焦虑						
3. 几乎每一件事情只要我的想法改变，通常我的感觉也会跟着改变						
4. 当我觉得悲伤时，与人谈一谈，我会觉得有帮助						
5. 当我感到抑郁、沮丧时，我会试着去想一些愉快的事情						

续表

条目	非常不像 (0分)	不像 (1分)	有点不像 (2分)	有点像 (3分)	像 (4分)	非常像 (5分)
6. 当我觉得很难做决定时，我会请他人帮我想一想						
7. 当我面临一个难题时，我会试着用系统的方法寻求解决						
8. 当我觉得疼痛、不舒服时，我会寻求医生、护理人员或专业人员的协助						
9. 当有不愉快的想法困扰我时，我会试着想一些愉快的事情						
10. 当我觉得困惑时，我会依赖他人来帮助我						
11. 当我抑郁、沮丧时，我会做些自己喜欢的事情，让自己保持忙碌						
12. 有关于我的健康我会严格遵从并执行他人给我的建议						
13. 当我难以定下心做一件事时，我会想办法让自己平静下来						
14. 当我有许多事情要做时，我会请他人来帮助我做						
15. 为了克服失败带来的不愉快感受，我常常告诉自己事情并没有那么悲惨，我仍可以为这件事情做一些努力						
16. 当我感觉自己过于冲动时，我会告诉自己停下来，想一想再行动						
17. 即使我对某人非常生气，我仍会非常小心地考量我的举动						
18. 当我需要做决定时，通常我会先找出所有可选择的方法，而不做太快行动的决定						
19. 如果我没有足够的钱付账单，我会向某人借钱						
20. 当我生气时，我会和他人谈一谈发泄我的情绪						
21. 当我发现前往重要会议（约会）势必会迟到时，我会告诉自己保持冷静						
22. 当我有很多事情要做时，我通常会事先做规划						

条目	非常 不像 (0分)	不像 (1分)	有点 不像 (2分)	有点 像 (3分)	像 (4分)	非常 像 (5分)
23. 缺钱时，我会记录我所有的支出，以便将来更 小心谨慎安排我的预算						
24. 当我遇到过去未曾面临的情况，我会求助于曾 经面对相同情况的人						
25. 当我发现自己很难专注于某一项工作时，我会 将它分成比较小的部分，分段去执行						
26. 当我必须做一些我不喜欢的事情时，我会问他 人是怎么做的						
27. 如果我需要去某个地方，我会请他人载我去						
28. 当我无精打采、活力降低时，我会跟他人在一 起，从与其的相处中获得更多能量						

八、老年人心理资本量表

（一）量表简介

　　老年人心理资本量表由石惠编制，分为自我实现、坚韧顽强、诚信稳重、感恩奉献4个维度，共有20个条目。该量表的 Cronbach's α 系数为 0.865。

（二）应用方法

　　量表采用 Likert 5 级评分。量表得分越高表明老年人心理资本水平越高。依照四分位数法进行分组，≤72 分为低水平，73～79 为中水平，≥80 为高水平。

（三）量表内容

　　以下每道条目都有完全不同意、大部分不同意、不确定、大部分同意、完全同意5个选择，请根据自己的情况，选出符合自己的答案，并在相应答案上画"√"。

条目	完全不同意（1分）	大部分不同意（2分）	不确定（3分）	大部分同意（4分）	完全同意（5分）
1. 我觉得一些身体上的疾病甚至死亡都是正常的现象					
2. 我会尊重别人的生活方式					
3. 坎坷的经历让我变得更加坚强					
4. 我宁可自己吃点亏，也不愿让别人受损失					
5. 我相信自己能够很好地处理自己的日常生活					
6. 因为年轻时吃过很多苦，现在我能很好地挺过难关					
7. 失败是成功之母，我不会轻易放弃					
8. 我可以应对面临的困境					
9. 一个人的好声誉来自长期遵守诺言					
10. 哪怕是以前一直追求的东西，现在我也看得比较淡了					
11. 与人相处就要以心换心、以诚换诚					
12. 很多时候我心里会有一种满足感					
13. 我会想办法回报帮助过我的人					
14. 只要身体允许，我会尽可能地参加各种活动					
15. 我会证明自己的价值					
16. 不能做损人利己的事情					
17. 不管事情大小，都应该守信					
18. 我觉得我对社会是有贡献的					
19. 遇到不开心的事情，我会主动调整自己的心态					
20. 我们应该为社会做出贡献，而不是一味索取					

九、APGAR 家庭功能评估表

（一）量表简介

APGAR 家庭功能评估表涵盖了家庭功能的 5 个重要部分：适应度（adaptation，A）、合作度（partnership，P）、成长度（growth，G）、情感度

（affection，A）、亲密度（resolve，R）。

（二）应用方法

量表采用 0～2 分的 3 级评分法：经常计 2 分，有时计 1 分，很少计 0 分。量表总分 7～8 分为家庭支持良好，4～6 分为家庭支持中度障碍，0～3 分为家庭支持严重障碍。通过评分可以了解老年人有无家庭功能障碍及其障碍的程度。

（三）量表内容

请根据自己的情况，选出符合的答案，并在相应答案上画"√"。

条目	经常	有时	很少
1. 当我遇到困难时，可以从家人处得到满意的帮助			
2. 我很满意家人与我讨论各种事情及分担问题的方式			
3. 当我希望从事新的活动或发展时，家人能接受并给予支持			
4. 我很满意家人对我表达感情时的方式及对我愤怒、悲伤等情绪的反应			
5. 我很满意家人与我共度美好时光的方式			

十、家庭支持量表

（一）量表简介

家庭支持量表由美国学者 Procidano 和 Heller 开发，用于评估患者家庭成员间的关爱程度，包含 9 个条目，可以了解老年人的家庭功能状态及其可从家庭中获得的支持情况。

（二）应用方法

量表采用 0～1 分的 2 级评分法：是计 1 分，否计 0 分。量表得分越高，家庭功能越健全。总分 7～9 分为家庭支持良好，4～6 分为家庭支持中度障碍，0～3 分为家庭支持严重障碍。

（三）量表内容

请根据自己的情况，选出符合自己的答案，并在相应答案上画"√"。

条目	是	否
1. 我的家庭给予我所需的精神支持		
2. 遇到棘手的问题时家人会给我出主意		
3. 我的家人愿意聆听我的想法		
4. 我的家人给予我情感支持		
5. 我和我的家人能开诚布公地交谈		
6. 我的家人分享我的爱好和乐趣		
7. 我的家人能时时觉察我的需求		
8. 我的家人善于帮助我解决问题		
9. 我和我的家庭感情深厚		

十一、接受成年子女支持问卷

（一）问卷简介

接受成年子女支持问卷主要用于测量老年人接受成年子女支持的情况，包括 34 个条目，共有 3 个维度：情感支持、物质支持、服务支持。问卷的 Cronbach's α 系数为 0.913。

（二）应用方法

问卷每个条目设置为从未、很少、有时、经常 4 种等级，并分别对应评分 1 到 4 分，总分越高者说明老年人接受子女支持的水平越高。

（三）问卷内容

请根据自己的情况，选出符合自己的答案，并在相应答案上打"√"。

条目	从未 (1分)	很少 (2分)	有时 (3分)	经常 (4分)

1. 当我急需钱，但又由于某些原因拿不出这笔钱时，子女
   会主动帮助我

2. 子女会帮助我做家务

3. 我做决定时（如买个大件商品等），子女会帮我参谋

4. 我生病时，子女为我支付全部或部分医疗费

5. 我生病时，子女来照顾我

6. 当我感到心里不痛快时，子女安慰我

7. 子女给我一些生活费

8. 我生病时，子女陪我去医院或帮我找大夫

9. 子女对我关心体贴

10. 在家里，我买大件商品的钱是子女给的

11. 家里东西坏了，子女帮我修

12. 我要什么，子女能心甘情愿地帮我

13. 子女给我资助，让我去做我想做的事情

14. 子女帮我买菜、做饭

15. 逢年过节，孩子们都会聚到我身边

16. 孩子们为我庆祝生日和一些特殊的日子

17. 子女给我做或买一些衣服

18. 我要出门（如上街购物），子女会陪我去

19. 家里的体力活是子女帮我干的

20. 子女给我讲些感兴趣的事

21. 子女给我讲我们周围的变化

22. 子女同我聊我们所关心的事或人

23. 子女给我钱，让我买吃的

24. 子女愿意把心里话告诉我

25. 子女教我用一些新玩意（如智能手机）

26. 子女替我跑腿办事

27. 子女给我讲一些健康、养生方面的知识

28. 我心情不好时，子女耐心听我诉说

续表

条目	从未 (1分)	很少 (2分)	有时 (3分)	经常 (4分)
29. 我做决定时，子女尊重我的选择				
30. 我所需要的日常用品是子女给买的				
31. 子女给我讲些新鲜事				
32. 当我遇到麻烦时，子女帮我出主意				
33. 子女做决定时，他们考虑我的建议				
34. 子女在生活或工作中遇到问题时，他们主动向我征求 意见				

十二、老年人给予成年子女支持问卷

（一）问卷简介

老年人给予成年子女支持问卷主要用于测量老年人给予成年子女支持的情况，共有 3 个维度，即经济支持、信息支持和情感支持。该问卷的 Cronbach's α 系数为 0.885。

（二）应用方法

老年人给予成年子女支持问卷共 30 个条目，每个条目设置从未、很少、有时、经常 4 种等级，并分别对应评分 1 到 4 分，总分越高者说明老年人给予子女的社会支持的水平越高。

（三）问卷内容

请根据自己的情况，选出符合自己的答案，并在相应答案上画"√"。

条目	从未 (1分)	很少 (2分)	有时 (3分)	经常 (4分)
1. 当子女急需钱，但又由于某些原因拿不出这笔钱时，我 会主动帮助他们				
2. 我帮助子女做家务				

条目	从未 （1分）	很少 （2分）	有时 （3分）	经常 （4分）
3. 子女做决定时（如买个大件商品等），我为他们提供建议				
4. 我关心子女				
5. 子女生病时，我为他们支付全部或部分医药费				
6. 我帮助子女买菜、做饭				
7. 我给子女讲一些新鲜事				
8. 子女在工作或者生活中遇到困难时，我在精神上鼓励他们				
9. 子女买大件商品的钱是我给的				
10. 我帮助子女办事（缴电话费、买东西等）				
11. 我告诉子女一些生活或工作经验				
12. 子女心里不痛快时，我会安慰他们				
13. 我给子女资助，让他们去做他想做的事				
14. 子女做决定时，我尊重他们的选择				
15. 子女外出（如出差），我帮助他们照看孩子				
16. 子女遇到麻烦事时，我帮他们出主意				
17. 子女住房费用（买、租、建房）是我给的				
18. 平时，我帮助子女照顾小孩				
19. 我给子女提供一些对他们有用的信息				
20. 在我做决定时，我慎重考虑子女的意见				
21. 我会送给子女些东西				
22. 子女（包括第三代）生病，我会照顾他们				
23. 我给子女讲一些能引起他们兴趣的事				
24. 我信任我的子女				
25. 我给子女钱让他们买他们想买的东西				
26. 我会给子女一些生活方面的建议				
27. 我为孩子庆祝生日和一些特殊的节日				
28. 我给我的第三代花钱				
29. 我跟子女说一些家里周围的变化				
30. 子女做决定时，我心甘情愿帮助他们				

十三、代际支持量表

（一）量表简介

代际支持量表（intergeneration support scale）由西安交通大学人口所编制，包括 3 个维度，即情感支持（3 个条目）、生活照料支持（3 个条目）和经济支持（2 个条目），分 8 个条目。该量表信、效度良好。

（二）应用方法

量表得分范围在 8~34 分。其中，≥21 分为代际支持良好，<21 分为代际支持不良。在分量表中，情感支持得分范围在 3~9 分，生活照料支持得分范围在 3~15 分，经济支持得分范围在 2~10 分。得分越高表示老年人获得的情感支持、生活照料支持、经济支持越好。

（三）量表内容

请您根据自己的实际情况在每个问题后面选择一个答案，并画"√"。

第一部分 情感支持

1. 您和您的子女在感情上亲近吗

A. 不亲近　B. 有点亲近　C. 很亲近

2. 您觉得自己和子女相处得好吗

A. 不好　　B. 还可以　　C. 很好

3. 您的子女愿意听您说心事吗

A. 不愿意　B. 有时愿意　C. 愿意

第二部分 生活照料支持（根据过去 12 个月）

4. 您的子女为您提供家务及生活照料的频数

A. 从来没有　B. 很少　C. 每月几次　D. 每周至少 1 次　E. 每天

5. 您为您的子女提供生活照料的频数

A. 从来没有　B. 很少　C. 每月几次　D. 每周至少 1 次　E. 每天

6. 您为您的子女的孩子提供生活照料的频数

A. 从来没有　B. 很少　C. 每月几次　D. 每周至少 1 次　E. 每天

第三部分　经济支持（根据过去 12 个月）

7. 您的子女给予您现金以及为您购买生活物品的频数

A. 从来没有　B. 很少　C. 每月几次　D. 每周至少 1 次　E. 每天

8. 您给予您的子女现金以及为他们购买生活物品的频数

A. 从来没有　B. 很少　C. 每月几次　D. 每周至少 1 次　E. 每天

十四、老年人生活质量评定表

（一）量表简介

老年人生活质量评定表共设 11 个评估条目，涵盖了 4 个重要方面：身体状况、心理状况、社会适应和环境适应。

（二）应用方法

量表包括 11 项内容，均为单项选择题，每一项有 3 个选项，分别计为 1~3 分。通过评分可以了解老年人的生活质量状况，评分越高则老年人的生活质量越好。

（三）量表内容

请选出符合的答案，并在相应评分上画"√"。

评估条目	评分
身体状况：	
1. 疾病症状	
（1）无明显病痛	3
（2）间或有病痛	2
（3）经常有病痛	1
2. 慢性疾病	
（1）无重要慢性病	3
（2）有，但不影响生活	2

续表

评估条目	评分
（3）有，影响生活功能	1
3. 畸形残疾	
（1）无	3
（2）有（轻、中度驼背），不影响生活	2
（3）畸形或因病致残，部分丧失生活能力	1
4. 日常生活能力	
（1）能适当劳动、爬山、参加体育活动，生活完全自理	3
（2）做饭、管理钱财、料理家务、上楼、外出坐车等有时需要帮助	2
（3）丧失独立生活能力	1
心理状况：	
5. 情绪、性格	
（1）情绪稳定，性格开朗，生活满足	3
（2）有时易激动、紧张、忧郁	2
（3）经常忧郁、焦虑、压抑、情绪消沉	1
6. 智力	
（1）思维能力、注意力、记忆力都较好	3
（2）智力有些下降，注意力不集中，遇事易忘，但不影响生活	2
（3）智力明显下降，说话无重点，思路不清晰，健忘、呆板	1
7. 生活满意度	
（1）夫妻、子女、生活条件、医疗保健、人际关系等都基本满意	3
（2）某些方面不够满意	2
（3）生活满意度差，到处看不惯，自感孤独苦闷	1
社会适应：	
8. 人际关系	
（1）夫妻、子女、亲戚、朋友之间关系融洽	3
（2）某些方面虽有矛盾，仍互相往来，相处尚可	2
（3）家庭矛盾多，亲朋往来少，孤独	1

续表

评估条目	评分
9. 社会活动	
（1）积极参加社会活动，在社团中任职，关心国家、集体大事	3
（2）经常参加社会活动，有社会交往	2
（3）不参加社会活动，生活孤独	1
环境适应：	
10. 生活方式	
（1）生活方式合理，无烟、酒嗜好	3
（2）生活方式基本合理，已戒烟，酒不过量	2
（3）生活无规律，嗜烟、酗酒	1
11. 环境条件	
（1）居住环境、经济收入、医疗保障较好，社会服务日臻完善	3
（2）居住环境不尽如人意，有基本生活保障	2
（3）住房、经济收入、医疗费用造成生活困难	1

注：每一项有 3 个选项，分别评 1、2、3 分。

十五、Katz 日常生活活动能力评价量表

（一）量表简介

Katz 指数又称日常生活活动（ADL）指数，由 Katz 于 1959 年提出，并于 1976 年修订。Katz 指数为当前国内外广泛使用的基础性日常生活活动能力评价工具。该量表依据人体功能发育学的规律制定，包含 6 项内容，依次为洗澡、穿着、如厕、床椅转移、大小便控制和进食。6 项评定内容按照由难到易的顺序进行排列，不宜随意改变次序。Katz 指数把 ADL 功能状态分为 A 至 G 共 7 个等级，由 A 级到 G 级独立程度逐渐下降。A 级：全部 6 项活动均能独立完成。B 级：能独立完成任意 5 项，只有 1 项不能独立完成。C 级：只有洗澡和其余 5 项之一不能独立完成。D 级：洗澡、穿着和其余 4 项之一不能独立完成。E 级：洗澡、穿着、如厕和其余 3 项之一不能独

立完成。F 级：洗澡、穿着、如厕、床椅转移和其余 2 项之一不能独立完成。G 级：所有 6 项活动均不能独立完成。

（二）应用方法

通过对被测评者（或知情者）平时如何执行这些日常生活活动进行询问，来进行评定。通过评分了解老年人患慢性病的严重程度及治疗效果，并可用于对某些疾病的进展进行预测。量表总分范围为 0~12 分。评分越高，老年人的日常生活活动能力越强。量表包括 6 个评估项目，各评估项目的各选项分别计 0 分、1 分，总分 6 分表示完全独立，3~5 分表示部分功能受损，2 分以下表示严重功能受损。

（三）量表内容

请选出符合的答案，并在相应评分上画"√"。

生活能力	条目	分值
进食	进食自理，无须帮助	2
	需要帮助备餐，能自己进食	1
	进食或静脉给营养时需要帮助	0
更衣（取衣、穿衣、扣纽扣、系带）	完全独立完成	2
	仅需要帮助系鞋带	1
	取衣、穿衣需要帮助	0
淋浴（擦浴、盆浴或淋浴）	独立完成	2
	仅需要部分帮助（如清洗背部）	1
	需要帮助（不能自行沐浴）	0
移动（起床、卧床，从椅子站立或坐下）	自如（可以使用手杖等辅助器具）	2
	需要帮助	1
	不能起床	0
如厕（大小便自如，便后能自己清洁及整理衣裤）	无须帮助，或能借助辅助器具进出厕所	2
	需帮助进出厕所、便后清洁或整理衣裤	1
	不能自行进出厕所完成排泄过程	0

续表

生活能力	条目	分值
控制大小便	能完全控制	2
	偶尔大小便失控	1
	排尿、排便需他人帮助，需用导尿管或大小便失禁	0

十六、Lawton 功能性日常生活能力量表

（一）量表简介

Lawton 功能性日常生活能力量表（Lawton IADL scale）由美国的 Lawton 等学者编制，主要用于评定被测评者的工具性日常生活能力。量表共设 7 个评估项目：准备食物、做家务、交通方式、购物、理财、使用电话和服药。通过评分可以了解老年人的功能性日常生活活动能力。

（二）应用方法

量表包括 7 个条目，均为单项选择题，每个选项得分分别为 2 分、1 分、0 分，总分范围为 0~14 分。评分越高，老年人的功能性日常生活活动能力越高。

（三）量表内容

请选出符合的答案，并在相应评分上画"√"。

生活能力	条目	分值
您能自己做饭吗	无须帮助	2
	需要一些帮助	1
	完全不能自己做饭	0
您能自己做家务或勤杂工作吗	无须帮助	2
	需要一些帮助	1
	完全不能自己做家务	0

续表

生活能力	条目	分值
您能去超过步行距离的地方吗	无须帮助	2
	需要一些帮助	1
	除非做特殊安排，否则完全不能步行	0
您能去购物吗	无须帮助	2
	需要一些帮助	1
	完全不能自己出去购物	0
您能自己理财吗	无须帮助	2
	需要一些帮助	1
	完全不能自己理财	0
您能打电话吗	无须帮助	2
	需要一些帮助	1
	完全不能自己打电话	0
您能自己服药吗	无须帮助	2
	需要一些帮助	1
	完全不能自己服药	0

十七、Tilburg 衰弱量表

（一）量表简介

Tilburg 衰弱量表（Tilburgfrailty indicator，TFI）由 Gobbens 等学者在整合衰弱模型的基础上于 2010 年研制，为适用于老年人自评的多维度衰弱量表。该量表应用广泛，后经我国学者奚兴汉化后在国内应用。量表分为躯体（8 个条目）、心理（4 个条目）和社会（3 个条目）3 个维度，共 15 个条目。该量表的 Cronbach's α 系数为 0.846，折半信度为 0.871，具有较高的信、效度，且简单易操作。

（二）应用方法

量表每个条目计 1 分，总分 15 分，≥5 分判定为衰弱。得分越高，衰弱程度越严重。

（三）量表内容

请选出符合自己实际的答案，并在相应答案位置上画"√"。

条目	是	有时	否

身体功能方面：

1. 您觉得自己身体健康吗

2. 您的体重是否下降了很多（最近 6 个月下降 6kg 以上，
   或最近 1 个月下降 3kg 以上，排除刻意减轻体重）
   是否由于以下原因影响您的日常生活：

3. 行走困难

4. 保持平衡很困难

5. 听力差

6. 视力不好

7. 双手没劲

8. 双眼疲乏

心理方面：

9. 您的记忆力有没有问题

10. 您最近 1 个月有没有感到情绪低落

11. 您最近 1 个月有没有感到紧张或焦虑

12. 您能很好地处理遇到的问题吗

社会方面：

13. 您是否独居

14. 您是不是有时候会希望有人陪伴在您身边

15. 您是否可从他人那里得到足够的帮助

十八、日常生活能力评定量表

（一）量表简介

日常生活能力评定量表（activity of daily living scale，ADL scale）中文版由何燕玲等修订。该量表包括躯体日常生活能力和工具性日常生活能力 2 个维度，共 14 个条目，信、效度良好。

（二）应用方法

量表所有条目均采用 Likert 4 级评分，得分范围为 14～56 分，分数越高表示日常生活活动能力越差。其中，14 分为日常生活活动能力完全正常，＞14 分为日常生活活动能力受损。

（三）量表内容

请您根据自己的实际情况在每句后面选择一个答案，并画"√"。

条目	没有困难	有些困难	需要帮助	无法完成
1. 使用公共车辆				
2. 行走				
3. 做饭				
4. 做家务				
5. 吃药				
6. 吃饭				
7. 梳头、刷牙等				
8. 洗衣				
9. 定时上厕所				
10. 打电话				
11. 处理自己的钱财				
12. 穿衣				
13. 洗澡				
14. 购物				

十九、老化态度问卷

（一）问卷简介

老化态度问卷（attitudes to aging questionnaire，AAQ）中文版由黄一帆等修订。根据评价视角，该问卷包括一般老化态度和自我老化态度 2 个维度，共 24 个条目。

（二）应用方法

问卷采用 Likert 5 级评分，其中心理社会丧失维度采取反向计分，得分范围在 24～120 分，分数越高说明老化态度越积极。其中，总分≥72 分为积极老化态度，<72 分为消极老化态度。

（三）问卷内容

请您根据实际情况在每句后面选择一个答案，并画"√"。

条目	完全不同意	有点不同意	无所谓	有点同意	完全同意
1. 当人们年纪越来越老，他们更有能力处理好生活中的问题					
2. 年老是一种优势					
3. 老年时光是孤独的					
4. 智慧随年龄而增长					
5. 变老也有许多令人愉快的事					
6. 老年是生命中令人沮丧的时期					
7. 在任何年龄进行锻炼都是很重要的					
8. 变老比我想象的要轻松					
9. 上年纪后，我发现越来越难谈论自己的感受					
10. 老了之后，我更加接受自己了					
11. 我不觉得自己老					
12. 在我看来，老年就是丧失的时光					
13. 年龄并不代表我的身份					
14. 我现在的精力比我预计自己这个年龄时候的要好					
15. 上年纪之后，我渐渐丧失了身体的独立能力					
16. 身体健康问题并不妨碍我做自己想做的事					
17. 老了以后，我发觉更难交到新朋友了					
18. 把我的经验传授给年轻人是非常重要的					
19. 我认为自己的生活跟别人的不同					
20. 由于我是个老年人，所以觉得自己不属于社会					
21. 我想成为年轻人的好榜样					
22. 因为我的年龄，我感到我被排斥在一边					
23. 我的健康比我预计这个年龄时候的要好					
24. 通过锻炼我尽可能使自己保持强壮和有活力					

二十、健康老龄化量表

（一）量表简介

健康老龄化量表（the healthy aging instrument，HAI）最早由 Thiamwong 等于 2008 年编制的，经吴凡等翻译、修订，用于测量老年人的健康老龄化水平。该量表包含老年人躯体功能、心理状况、认知功能、社会功能、精神状态等 9 个维度，共 35 个条目：认知功能正常（4 个条目）、躯体功能正常（4 个条目）、社交参与（3 个条目）、拥有社交关系及支持（4 个条目）、自我照护（4 个条目）、接受年老（2 个条目）、生活充足且简单（5 个条目）、行善助人（4 个条目）、压力管理（5 个条目）。

（二）应用方法

该量表采用 Likert 5 级评分，从"完全不符"至"完全符合"依次计 1～5 分。总分 35～175 分，得分越高表示健康老龄化水平越高。中文版量表的 Cronbach's α 系数为 0.96。

（三）量表内容

请根据实际情况回答，选择一个合适答案并画"√"。

条目	完全不符	大部分不符合	不确定	部分符合	完全符合
1. 每天我尝试着做很多活动	1	2	3	4	5
2. 我喜欢做一些事情	1	2	3	4	5
3. 我会保持大脑的活跃以预防健忘	1	2	3	4	5
4. 我通过计算保持大脑的活跃	1	2	3	4	5
5. 如果我不做任何事情会感到无聊	1	2	3	4	5
6. 如果我不做任何事情，我会感到虚弱	1	2	3	4	5
7. 我每天做很多事情	1	2	3	4	5
8. 做日常活动时我会感觉很好	1	2	3	4	5
9. 我参与社区的活动	1	2	3	4	5

条目	完全 不符	大部分 不符合	不 确定	部分 符合	完全 符合
10. 我喜欢协助参与社区的活动	1	2	3	4	5
11. 我说服我的邻居参与社区的活动	1	2	3	4	5
12. 我的家人和我互相帮助	1	2	3	4	5
13. 我的家人和我每天交谈	1	2	3	4	5
14. 我的邻居和我互相帮助	1	2	3	4	5
15. 我的邻居和我经常交谈	1	2	3	4	5
16. 我不担心我在变老	1	2	3	4	5
17. 当我生病时，我一直自己照顾自己	1	2	3	4	5
18. 我很注重自己每天的饮食和生活	1	2	3	4	5
19. 我照顾好自身的健康	1	2	3	4	5
20. 我接受我在变老	1	2	3	4	5
21. 我接受我没有能力做以前我能完成的事情	1	2	3	4	5
22. 我所拥有的东西对我而言是充足的	1	2	3	4	5
23. 我花钱很小心	1	2	3	4	5
24. 我拥有足够的支持	1	2	3	4	5
25. 我的生活方式简单	1	2	3	4	5
26. 我只会在必要的事情上花费	1	2	3	4	5
27. 我能尽我自己的力量	1	2	3	4	5
28. 我总是能做好自己的事情，同时在有机会帮助 　　别人时伸出援助之手	1	2	3	4	5
29. 我总是做好事	1	2	3	4	5
30. 我帮助别人不想求得回报	1	2	3	4	5
31. 我不会不明原因地担忧	1	2	3	4	5
32. 当我有问题时，我会咨询一些人	1	2	3	4	5
33. 我活在当下，不为明天而担忧	1	2	3	4	5
34. 我不担忧我解决不了的问题	1	2	3	4	5
35. 当有些事烦扰到我的时候，我能够释然	1	2	3	4	5
36. 我常常是满足的	1	2	3	4	

总分：

二十一、成功老龄化量表

（一）量表简介

成功老龄化量表（SAI）由美国学者 Flood 教授首先编制，后由我国学者程彦伶翻译并修订成社区老年人成功老龄化、亲子支持的现状及相关性研究中文版，主要用于评价老年人成功老龄化水平，为老年人自评量表。该量表包括功能性应对、内心因素和生存意义、超越老化、传承感、精神性等 5 个维度，一共有 20 个条目。该量表的 Cronbach's α 系数为 0.832，信、效度良好。

（二）应用方法

量表各条目采用 Likert 5 级评分，以从不、偶尔、有时、经常、总是对应评分 0 到 4。总分越高者，说明成功老龄化水平越高。

（三）量表内容

请根据实际情况回答，选择一个合适答案并画"√"。

条目	从不 （0分）	偶尔 （1分）	有时 （2分）	经常 （3分）	总是 （4分）
1. 我能处理家里需要我处理的事情及照顾好自己 （吃饭、洗澡、穿衣等）					
2. 到目前为止，能应对随着年龄增长而带来的身体上的变化					
3. 我对未来的生活很乐观					
4. 我感觉我能应对变老的问题					
5. 我感觉我能处理生活中的问题					
6. 我能想到问题的解决办法					
7. 我善于思考解决问题的新方法					
8. 我喜欢尝试新鲜事物					
9. 我乐观开朗					

续表

条目	从不 （0分）	偶尔 （1分）	有时 （2分）	经常 （3分）	总是 （4分）
10. 思念已经过世的亲人并感觉和他们距离很近					
11. 我花时间祷告或参加一些宗教活动					
12. 随着年龄的增长，我思考世界的方式改变了					
13. 我希望有几个亲密的朋友而不是很多普通朋友					
14. 对于一个问题或情况，有时会有两个正确的答案					
15. 有一种信仰对我来说非常重要（共产主义、佛教、基督教、伊斯兰教等）					
16. 我关心下一代					
17. 我的生活很有意义					
18. 总的来说我满意目前的生活					
19. 在这个世界上，我感觉我是有用的					
20. 到这个年龄，我认为我过得和我预想的一样或比我预想的还要好					

二十二、微型营养评估简表

（一）量表简介

微型营养评定简表（mini – nutritional assessment short – form，MNA – SF）由 Rubenstein 等于 2001 年在 Guigoz 等所编制的 MNA 量表上简化而来，涵盖饮食及体重变化、活动能力、急性疾病或受到应激、精神心理、体重指数（BMI）等内容，共 6 个条目，是老年人营养状况评价的可靠工具。

（二）应用方法

量表每个条目具体情况分别赋分 0 ~ 3 分，总分范围为 0 ~ 14 分，≥11 分为正常营养状态，<11 分提示可能存在营养不良。

（三）量表内容

请根据实际情况回答，选择一个合适得分并画"√"。

条目	选项	得分
过去 3 个月食物摄入及食量是否减少	严重减少	0
	中度减少	1
	没有改变	2
过去 3 个月体重变化情况	体重下降 > 3kg	0
	不知道	1
	体重下降 1 ~ 3kg	2
	体重没有下降	3
活动能力	需长期卧床或使用轮椅	0
	需要一些帮助可以下床或离开轮椅进行室内轻度活动，不能外出	1
	可以外出	2
过去 3 个月是否有急性疾病或受到心理创伤	是	0
	否	2
精神心理问题	严重痴呆或抑郁	0
	轻度痴呆	1
	无精神心理问题	2
BMI	< 19	0
	$19 \leqslant BMI < 21$	1
	$21 \leqslant BMI < 23$	2
	$BMI \geqslant 23$	3

总分：

二十三、运动自我效能量表

（一）量表简介

运动自我效能量表（exercise self-efficacy scale，ESES）由 Bandura 等编制，用于测量个体在不同困难情境中能够自行组织和执行运动行为的程度。

（二）应用方法

量表共包含 18 个条目，每个条目分值从 0 分到 100 分，最后得分为各项分值累积平均分，得分越高代表运动自我效能水平越高。量表的 Cronbach's α 系数为 0.96。

（三）量表内容

以下描述的许多状况会影响规律的运动（每周 3 次或 3 次以上），根据下面的问题，估计您能规律运动的自信程度，从 0 分到 100 分，0 分表示完全不能做，50 分表示中度能做，100 分表示肯定能做，请选择符合您情况的数值画"√"。

0	10	20	30	40	50	60	70	80	90	100
完全不能做					中度能做			肯定能做		

1. 当我觉得疲劳时

☐0 ☐10 ☐20 ☐30 ☐40 ☐50 ☐60 ☐70 ☐80 ☐90 ☐100

2. 当我觉得工作有压力时时

☐0 ☐10 ☐20 ☐30 ☐40 ☐50 ☐60 ☐70 ☐80 ☐90 ☐100

3. 天气不好时

☐0 ☐10 ☐20 ☐30 ☐40 ☐50 ☐60 ☐70 ☐80 ☐90 ☐100

4. 因受伤停止了运动，等损伤愈合后

☐0 ☐10 ☐20 ☐30 ☐40 ☐50 ☐60 ☐70 ☐80 ☐90 ☐100

5. 正在经历或刚经历个人问题后

☐0 ☐10 ☐20 ☐30 ☐40 ☐50 ☐60 ☐70 ☐80 ☐90 ☐100

6. 当我觉得沮丧时

☐0 ☐10 ☐20 ☐30 ☐40 ☐50 ☐60 ☐70 ☐80 ☐90 ☐100

7. 当我觉得焦虑时

☐0 ☐10 ☐20 ☐30 ☐40 ☐50 ☐60 ☐70 ☐80 ☐90 ☐100

8. 因疾病而使我停止运动康复后

☐0 ☐10 ☐20 ☐30 ☐40 ☐50 ☐60 ☐70 ☐80 ☐90 ☐100

9. 当我运动觉得不舒服时时

☐0 ☐10 ☐20 ☐30 ☐40 ☐50 ☐60 ☐70 ☐80 ☐90 ☐100

10. 在假期后

☐0 ☐10 ☐20 ☐30 ☐40 ☐50 ☐60 ☐70 ☐80 ☐90 ☐100

续表

0	10	20	30	40	50	60	70	80	90	100
完全不能做					中度能做			肯定能做		

11. 当我在家里有太多工作要做时时

□0　□10　□20　□30　□40　□50　□60　□70　□80　□90　□100

12. 当有客人来访时

□0　□10　□20　□30　□40　□50　□60　□70　□80　□90　□100

13. 当有其他有趣的事情要做时

□0　□10　□20　□30　□40　□50　□60　□70　□80　□90　□100

14. 我没有达到自己的运动目标时

□0　□10　□20　□30　□40　□50　□60　□70　□80　□90　□100

15. 没有我的家人和朋友的支持时

□0　□10　□20　□30　□40　□50　□60　□70　□80　□90　□100

16. 在假期中

□0　□10　□20　□30　□40　□50　□60　□70　□80　□90　□100

17. 当我有其他的事情约定时

□0　□10　□20　□30　□40　□50　□60　□70　□80　□90　□100

18. 在经历家庭事件后

□0　□10　□20　□30　□40　□50　□60　□70　□80　□90　□100

二十四、老年人跌倒风险自评量表

（一）量表简介

老年人跌倒风险自评量表由洛杉矶退伍军人事务老年医学研究教育临床中心及其附属机构于 2011 年开发，共有 12 个条目，用于对老年人进行跌倒风险评估。汉化后的该量表在社区老年人中的 Cronbach's α 系数为 0.608。

（二）应用方法

量表共 12 个条目，所有条目均以是与否作答，其中 2 个条目回答"是"得 2 分，其余条目回答"是"得 1 分，所有条目回答"否"均得 0 分。量表最高分为 14 分，≥4 分即认为有跌倒风险。

（三）量表内容

请根据实际情况回答，选择一个合适答案并画"√"。

序号	评估条目	选项	
1	在过去 1 年，我跌倒过	□是（2）	□否
2	为了安全，我使用（或被建议使用）助行器（手杖或拐杖等）帮助行走	□是（2）	□否
3	有时候，我感到行走不稳定	□是（1）	□否
4	当在家行走时，为了保持平稳，我需要扶家具	□是（1）	□否
5	我担心跌倒	□是（1）	□否
6	我需要用双手帮助才能从椅子上站起来	□是（1）	□否
7	我走路加快速度时感到困难	□是（1）	□否
8	我经常需要急用卫生间（控制大小便困难）	□是（1）	□否
9	我的脚部感觉异常	□是（1）	□否
10	我吃的药有时会使我感到头晕或者使我更加疲惫	□是（1）	□否
11	我在吃一些帮助睡眠（或改善心情）的药物	□是（1）	□否
12	我常常感到悲伤或抑郁	□是（1）	□否

注：总分≥4 分提示有跌倒风险，需要咨询医生。

二十五、老年人预防跌倒自我管理问卷

（一）问卷简介

老年人预防跌倒自我管理问卷由黄艳编制，共 7 个维度 42 个条目，主要评测环境管理、药物管理、日常生活起居管理、自我保护/跌倒自救行为、危险行为监控、健康信念和慢性病管理等方面的自我管理水平。问卷的 Cronbach's α 系数为 0.775。

（二）应用方法

问卷各条目均计 1~5 分，总分 42~210 分，所得分数与跌倒自我管理行为呈正向变动。

（三）问卷内容

请根据实际情况回答，选择一个合适答案并画"√"。

条目	完全没有做到（1 分）	偶尔做到（2 分）	基本做到（3 分）	大部分做到（4 分）	完全做到（5 分）
A. 环境管理					
A1. 保持室内光线充足					
A2. 保持地面干燥					
A3. 能经常清理房间，保持房间整齐、整洁、无障碍物					
A4. 将常用生活物品放于易取处					
条目总分/均分：					
B. 药物管理					
B1. 知道所服药物的名称					
B2. 知道所服药物的作用					
B3. 知道所服药物的副反应及避免副反应的方法					
B4. 能按要求服药					
B5. 知道所服药物可能导致跌倒，并知道防范方法					
条目总分/均分：					
C. 日常生活起居管理					
C1. 穿大小合适的鞋子					
C2. 穿长短合适的衣裤					
C3. 做到起床、站立时动作缓慢					
C4. 活动或行走时不拿重物					
C5. 坚持做规律运动					
C6. 做好活动计划，从容安排生活、活动					
条目总分/均分：					
D. 自我保护/跌倒自救行为					
D1. 晚上上厕所开灯/使用床边坐便器					
D2. 使用适宜的助行器					
D3. 活动/外出时有人陪伴					
D4. 上下楼梯时扶楼梯扶手					

条目	完全没有做到（1分）	偶尔做到（2分）	基本做到（3分）	大部分做到（4分）	完全做到（5分）
D5. 在行走/活动中出现头昏等症状时知道慢慢蹲下或扶物站立，以防受伤					
D6. 跌倒时知道该怎么办					
D7. 知道急救电话					
D8. 家人处有一把我的钥匙					
条目总分/均分：					
E. 危险行为监控					
E1. 不会爬到家具上从高处拿东西					
E2. 在家中看到易造成危险的物件会处理					
E3. 不会独自搬动沉重的物件					
E4. 在家中不随意穿着拖鞋走动					
E5. 不会匆忙完成事务或急速赶时间					
E6. 自行处理事务时遇到困难会请求协助					
E7. 不会试图完成太多事务导致过度疲劳					
E8. 不会在上下楼时双手持物					
条目总分/均分：					
F. 健康信念					
F1. 跌倒可预防					
F2. 应学习跌倒预防的相关知识、技能					
F3. 运动和平衡训练可以预防跌倒					
F4. 定期参与社会活动以保持身体活跃					
F5. 做好危险行为控制					
条目总分/均分：					
G. 慢性病管理					
G1. 学习自己所患疾病或所处症状与跌倒预防的相关知识					
G2. 学习如何控制病情					

续表

条目	完全没有做到 (1分)	偶尔做到 (2分)	基本做到 (3分)	大部分做到 (4分)	完全做到 (5分)
G3. 急性病康复后逐渐提高您的活跃度直至平常程度					
G4. 进食健康餐，适量补钙、饮水					
G5. 找寻不会令您感到疲劳或不适的活动					
G6. 定期回访或门诊复查					
条目总分/均分：					

二十六、跌倒警觉度量表

（一）量表简介

跌倒警觉度量表由我国台湾学者徐美玲等编制，共 4 个维度 21 个条目。该量表在养老机构老年人中的 Cronbach's α 系数为 0.892。

（二）应用方法

量表的分数越高说明老年人的跌倒警觉度水平越高。

（三）量表内容

下列问题以您同意的程度，选择最适合的选项。

条目	非常同意 (1分)	同意 (2分)	尚可 (3分)	不同意 (4分)	非常不同意 (5分)
活动安全及环境的警觉度：					
1. 当我感觉不舒服时，会先坐下来休息					
2. 浴室或厕所有没有装扶手，对我没有影响					
3. 我习惯将东西堆放在床边以便拿取					

条目	非常同意（1分）	同意（2分）	尚可（3分）	不同意（4分）	非常不同意（5分）
4. 人多的时候，我会靠着墙走					
5. 地板潮湿时我就小心走，不会滑倒					
6. 起床时，我会先坐 10 分钟再下床活动					
7. 晚上睡觉，我一定会开小灯					
8. 我会选择穿防滑的鞋子					

身体功能的警觉度：

9. 虽然我走路有点不稳，但下床扶着走到厕所是不会跌倒的

10. 偶尔我会头晕，但不会因为这样就跌倒

11. 我有助行器帮忙，下床活动不会跌倒

12. 虽然我视力不好，但下床活动不会跌倒

13. 虽然我的听力有所下降，但下床活动不会跌倒

14. 虽然我晚上睡不好，但下床活动不会跌倒

药物方面的警觉度：

15. 我知道每天吃的药有没有提高我跌倒的可能性

16. 我每天要服用 4 种以上的药物，但吃这些药物不会造成我跌倒

17. 虽然我服用的药有造成跌倒的可能性，但是因为吃习惯了，所以不会跌倒

认知行为的警觉度：

18. 我不喜欢麻烦护理人员

19. 晚上上厕所，我不好意思麻烦别人

20. 我觉得自己不太可能跌倒

21. 我虽然年纪大，但小心一点就不会跌倒

二十七、老年人自我养老能力量表

（一）量表简介

老年人自我养老能力量表（the self - supporting ability scale for elderly, SASE）由庞书勤等学者研制，包括经济自立能力、生活自理能力和健康维护能力 3 个维度 45 个条目。该量表的 Cronbach's α 系数为 0.93，具有良好的信、效度。

（二）应用方法

该量表采用 Likert 5 级评分，1～5 分分别表示完全不符合、不大符合、不确定、比较符合、完全符合。量表分值范围为 45～225 分，得分越高表示自我养老能力越强。

（三）量表内容

请您认真阅读下面的陈述，根据您自己的真实情况，在后面相应的位置上画"√"。

条目	完全不符	不大符合	不确定	比较符合	完全符合
1. 我的养老金（储蓄或收入）能满足应急需求					
2. 我的养老金（储蓄或收入）能满足基本生活需求					
3. 我的医疗保障能满足医疗需求					
4. 我的养老金（储蓄或收入）能满足自身娱乐消费需求					
5. 我能够合理规划养老金（储蓄或收入）					
6. 我能够自主支配养老金（储蓄或收入）					
7. 我能够自主决定养老金（储蓄或收入）的保管者					
8. 我能够自己洗澡					
9. 我能够自己穿脱衣服					

条目	完全不符	不大符合	不确定	比较符合	完全符合
10. 我能够自己上厕所及完成便后清洁					
11. 我能够自由进行躯体的上下活动					
12. 我能够自由进行躯体移动					
13. 我能够控制大小便					
14. 我能够自行进食、喝水					
15. 我能够自己修饰仪表					
16. 我能够自己料理家务					
17. 我能够独自出行					
18. 我会使用电话					
19. 我会使用交通工具					
20. 我能够自己办理日常生活业务					
21. 我能够遵医嘱用药					
22. 我能够合理饮食					
23. 我能够规律饮食					
24. 我注意饮食卫生和安全					
25. 我注重保持良好的运动习惯					
26. 我能根据自身情况控制运动量					
27. 我坚持定期体检					
28. 身体不适时，我会及时去医院就诊					
29. 我掌握了一些常见疾病的正确预防方法					
30. 我能保持良好的睡眠习惯					
31. 我对死亡并不恐惧					
32. 我不与他人攀比					
33. 我不担心子女的发展					
34. 我无须家人时刻陪伴					
35. 我接受因年老带来的改变					

续表

条目	完全不符	不大符合	不确定	比较符合	完全符合
36. 我能有意识地控制自己的不良情绪					
37. 我能在遇到困难时尽量保持乐观心态					
38. 我会想办法正确缓解压力					
39. 我尽可能多接触有益的社会事务					
40. 我常和亲朋好友沟通联系					
41. 我力所能及地帮助别人					
42. 我努力与家人和睦相处					
43. 遇到困难时我会积极想办法解决					
44. 我适应了目前的生活环境					
45. 我能维持良好的人际关系					

总分：

二十八、北京大学全国老年人口健康状况调查社会参与指数问卷

（一）问卷简介

北京大学全国老年人口健康状况调查社会参与指数问卷共 10 个条目，包括文化组织活动和家事个人活动 2 个维度。该问卷的 Cronbach's α 系数为 0.78，信、效度良好。

（二）应用方法

问卷采用 5 级评分，1 代表很少或从不，5 代表几乎每天。总分越高说明社会参与程度越高。

（三）问卷内容

请您认真阅读下面的陈述，根据您自己的真实情况，在后面相应的位置上画"√"。

条目	不参加	有时	每月至少一次	每周至少一次	几乎每天
1. 种花、养鸟					
2. 阅读书报、上网					
3. 打纸牌或打麻将					
4. 看电视、听广播					
5. 有组织的社会活动					
6. 锻炼					
7. 旅游					
8. 家事个人活动					
9. 个人户外活动					
10. 饲养家禽、家畜					

二十九、老年人生命意义源量表

（一）量表简介

老年人生命意义源量表由周静静编制，包含 6 个维度 28 个条目：家庭（4 个条目）、社会支持（4 个条目）、价值感（7 个条目）、休闲活动（5 个条目）、个人发展（4 个条目）、生活保障（4 个条目）。量表内部一致性信度系数为 0.924，6 个维度的内部一致性信度为 0.727 ~ 0.870。

（二）应用方法

量表采用 Likert 7 级评分，总分 28 ~ 196 分。得分越高代表生命意义感越强。依照四分位数法进行分组，≤148 分为低水平，149 ~ 159 分为中水平，≥160 分为高水平。

（三）量表内容

请您思考，以下这些方面能在多大程度上给您带来意义？请您就对该方面能给您带来的生命意义程度进行打分，在符合您情况的数字上画

"√"。答案没有对错好坏之分，请放心作答。

条目	完全没有意义（1分）	大部分没有意义（2分）	有一点意义（3分）	中等意义（4分）	稍多意义（5分）	比较多意义（6分）	非常多意义（7分）
家庭							
1. 教育后代							
2. 子孙学业或工作、成就							
3. 家庭和睦							
4. 爱情经历							
社会支持							
5. 朋友数量							
6. 朋友支持							
7. 走亲访友或亲友来探望							
8. 邻里关系							
价值感							
9. 工作或职业							
10. 得到他人的信任与尊重							
11. 事业上的成功							
12. 帮助他人（乐于助人）							
13. 为家庭做贡献							
14. 为社会及国家做贡献							
15. 实现人生价值							
休闲活动							
16. 娱乐活动（棋牌、电视、电影等）							
17. 外出活动（旅行、摄影、自驾游等）							
18. 集体活动（做保健操、跳广场舞、朋友聚会等）							
19. 美好的生活经历							
20. 分享人生经历							

续表

条目	完全没有意义(1分)	大部分没有意义(2分)	有一点意义(3分)	中等意义(4分)	稍多意义(5分)	比较多意义(6分)	非常多意义(7分)
个人发展							
21. 学习							
22. 追求人生目标							
23. 文艺爱好（阅读、写作）							
24. 艺术爱好（绘画、戏剧、书法、音乐）							
生活保障							
25. 自由地安排自己的生活							
26. 有一定积蓄，无经济压力							
27. 医疗保障							
28. 生活水平、物质保障							

三十、养老机构老年人护理服务需求问卷

（一）问卷简介

养老机构老年人护理服务需求问卷由孙靖根据马斯洛的基本需要层次理论编制。该问卷共包括 5 个维度 34 个条目：生理健康与医疗的需要（12 个条目）、安全的需要（7 个条目）、尊重的需要（6 个条目）、爱与归属的需要（6 个条目）、自我实现的需要（3 个条目）。还另外设置 2 个多项选择题，用来了解老年人选择机构养老的原因和优先考虑的因素。该问卷的 Cronbach's α 系数为 0. 825。

（二）应用方法

问卷所有条目评分均按照 Likert 5 级评分。得分越高，表示护理服务需求的程度越高。

（三）问卷内容

以下问题答案无对错之分，请根据自己的实际情况认真填写。在有些情况下，请您用自己的话来回答，我们会逐字记下您的答案；在另一些情况下，我们会提供一些答案，请您从中选择最合适的答案。在填写过程中有任何不清楚的地方，请随时告诉我。您的真实看法对于老年护理事业的发展非常重要！

1. 您之所以选择养老机构养老是因为（可选择多项）

□身体情况　　□习惯独立，不愿麻烦儿女

□儿女不在身边或无人照料　　□房屋拆迁等原因　　□其他_____

2. 您选择养老机构最先考虑的因素是（请根据考虑的优先程度进行排序，1 代表最优先考虑）

□公办还是民办　　□养老机构的环境　　□价格、经济因素

□信誉和服务质量　　□地理位置（离家远近）　　□有无认识的朋友

□其他_____

3. 下面我们将调查您对养老机构护理服务需求的情况，如您希望养老机构为您提供下列服务，请在您认为最符合您需要程度的选项上画"√"。

条目	非常需要（5分）	需要（4分）	无所谓（3分）	不太需要（2分）	不需要（1分）
1. 饮食的合理搭配、指导					
2. 指导改善睡眠					
3. 指导促进排便、预防便秘等					
4. 有组织地进行健身活动（跳舞、打太极拳）或指导功能康复训练（手指操、全范围关节活动）					
5. 为老年人建立健康档案					
6. 生病时养老院能联系医院或社区卫生服务中心上门诊治（看病）、护理（输液、注射）等					
7. 定期健康体检					

条目	非常需要（5分）	需要（4分）	无所谓（3分）	不太需要（2分）	不需要（1分）
8. 双向转诊服务（对养老机构无法确诊及危重症患者转移到上一级医疗机构进行治疗；经治疗进入恢复期后，重新返回养老院进行疗养和康复）					
9. 用药指导和护理					
10. 日常起居照护（喂食、帮助洗澡、辅助上厕所等）					
11. 健康教育、咨询					
12. 健康知识的宣传					
13. 改善居住环境（如防滑、物品无棱角等）					
14. 增加室内安全防护措施（如安装紧急呼救铃、卫生间装扶手等）					
15. 保持住所的清洁与整齐，定期开窗通风、清洁消毒					
16. 自我急救知识的宣传和培训					
17. 老年安全知识讲座（防病、防污、防火、防盗、防损）					
18. 紧急情况时得到及时救护					
19. 同房间老年人无异常行为或攻击行为					
20. 尊重老年人的隐私（尊重宗教信仰、出入征得同意等）					
21. 尊重老年人的自我决策（物品的摆放、房间的布置等）					
22. 当老年人有任何诉求时，照护人员高度重视并尽量满足					
23. 保持老年人被服的清洁					
24. 在帮助老年人擦身等护理操作时注意隐私保护					
25. 言行、行动上的尊重（对待老年人有耐心、亲切，不嫌弃、侮辱、打骂老年人）					
26. 家属和亲人定期或不定期的陪伴					

续表

条目	非常需要（5分）	需要（4分）	无所谓（3分）	不太需要（2分）	不需要（1分）
27. 照护人员陪伴老年人聊天、陪同就医					
28. 心理咨询、心理疏导，缓解压力					
29. 组织机构内的老年人交流，形成活动兴趣小组					
30. 提供社会交往的机会（旅游等）					
31. 引入非营利性的组织（社工、志愿者）定期看望老年人，给老年人表演节目等					
32. 提供老年人继续学习的机会					
33. 提供老年人为他人服务的机会					
34. 提供老年人发挥特长的机会（如唱歌、写书法、给年轻人讲故事等）					

三十一、老年人抑郁量表

（一）量表简介

老年人抑郁量表（geriatric depression scale，GDS）由 Brink 等于 1982 创制，是专用于老年人的抑郁筛查表。此量表的 Cronbach's α 系数为 0.94，研究结果表明 GDS 与 Hamilton 抑郁量表和 Zung 氏抑郁自评量表（SDS）等常用抑郁量表有较高的相关性。

（二）应用方法

该量表共有 30 个条目，包括情绪低落、活动减少、容易激惹、退缩痛苦的想法，以及对过去、现在与未来消极评分等内容。每个条目要求被测者回答是或否，10 个条目（1、5、7、9、15、19、21、27、29、30）以反向计分，回答"否"表示抑郁计 1 分；其余 20 个条目为正向计分，回答"是"表示抑郁计 1 分。总分为 0~10 分属正常，11~20 分为轻度抑郁，21~30 分为中重度抑郁。

（三）量表内容

请您选择最切合您最近 1 周来的感受的答案。

条目	是	否
1. 您对生活基本上满意吗		
2. 您是否已放弃了许多活动与兴趣		
3. 您是否觉得生活空虚		
4. 您是否常感到厌倦		
5. 您觉得未来有希望吗		
6. 您是否因为摆脱不掉脑子里的一些想法而烦恼		
7. 您是否大部分时间精力充沛		
8. 您是否害怕会有不幸的事落到您头上		
9. 您是否大部分时间感到幸福		
10. 您是否常感到孤立无援		
11. 您是否经常坐立不安、心烦意乱		
12. 您是否希望待在家里而不愿去做些新鲜事		
13. 您是否常常担心将来		
14. 您是否觉得记忆力比以前差		
15. 您觉得现在活着很惬意吗		
16. 您是否常感到心情沉重、郁闷		
17. 您是否觉得像现在这样活着毫无意义		
18. 您是否总为过去的事忧愁		
19. 您觉得生活很令人兴奋吗		
20. 您开始一件新的工作很困难吗		
21. 您觉得生活充满活力吗		
22. 您是否觉得您的处境已毫无希望		
23. 您是否觉得大多数人比您强得多		
24. 您是否常为些小事伤心		
25. 您是否常觉得想哭		
26. 您集中精力有困难吗		
27. 您早晨起来很快活吗		
28. 您希望避开聚会吗		
29. 您做决定很容易吗		
30. 您的头脑像往常一样清晰吗		

三十二、纽芬兰纪念大学幸福度量表

（一）量表简介

纽芬兰纪念大学幸福度量表由 Kozma 和 Stones 于 1980 年编制，1985 年经过我国学者翻译与校正后，广泛应用于老年人心理卫生领域的研究。刘仁刚、龚耀先于 1999 年对该量表进行了修订，修订版由 24 个条目组成。该量表分为 4 个维度：正性情感（PA）、正性体验（PE）、负性情感（NA）、负性体验（NE）。其中 10 个条目反映正性情感（5 个条目）和负性情感（5 个条目），14 个条目反映正性体验（7 个条目）和负性体验（7 个条目），分别测量老年人正、负性的情感和体验。汉化后全量表的 Cronbach's α 系数为 0.866。

（二）应用方法

量表采用 3 级评分：是计 2 分，不一定计 1 分，否计 0 分。计分方式采用正性因子分减去负性因子分，即总的幸福度 =（PA − NA）+（PE − NE）。得分范围为 −24 ~ 24 分。为了便于计算，常加上常数 24，即为总分，故得分范围转化为 0 ~ 48 分。得分越高说明主观幸福感水平越高。

（三）量表内容

下面的条目是关于您最近几个月生活情况的问题，选出最符合您的一项。

条目	是 （2 分）	不一定 （1 分）	否 （0 分）
1. 您对身边的一切都感到满意吗（PA）			
2. 您情绪很好吗（PA）			
3. 您对自己的生活特别满意吗（PA）			
4. 您感到很走运吗（PA）			

续表

条目	是 （2分）	不一定 （1分）	否 （0分）

5. 您烦恼吗（NA）

6. 您非常孤独或与人疏远吗（NA）

7. 您忧虑或非常不愉快吗（NA）

8. 您会因为不知道将会发生什么事情而担心吗（NA）

9. 您觉得目前的生活处境很艰苦吗（NA）

10. 总的来说，如今的生活处境您满意吗（PA）

11. 这段时间是您一生中最难受的时期吗（NE）

12. 您像年轻时一样高兴吗（PE）

13. 您所做的大多数事情都单调或令您厌烦吗（NE）

14. 过去您感兴趣的事情，现在仍感兴趣吗（PE）

15. 当您回顾一生时，感到相当满意吗（PE）

16. 随着年龄的增加，一切事情更加糟糕吗（NE）

17. 您感到很孤独吗（NE）

18. 今年的一些小事使您很烦恼吗（NE）

19. 如果您能随便选择自己住处的话，您是否想要换个住处（PE）

20. 有时您感到活着没意思（NE）

21. 您现在和年轻时一样快乐吗（PE）

22. 大多数时候您感到生活是艰苦的吗（NE）

23. 您对您当前的生活满意吗（PE）

24. 和同龄人相比，您的健康状况与他们差不多，甚至更好些（PE）

三十三、阿尔茨海默病知识量表

（一）量表简介

阿尔茨海默病知识量表（Alzheimer's disease knowledge scale，ADKS）由美国华盛顿大学的布莱恩·卡彭特教授于 2009 年编制，可用于评估医疗保健专业人员、患者、护理人员及外行人对阿尔茨海默病的知识掌握情况，是目前最权威、最新的测量工具。中文版 ADKS 由贺润莲等翻译、编制。

该量表的 Cronbach's α 系数为 0.756，各维度得分与量表总分之间相关系数为 0.551～0.705，具有较好的信度，内部一致性与整个量表一致性均良好。ADKS 共包括 7 个维度 30 个条目：风险因素（第 2、13、18、25、26、27 条，共 6 个条目）、评估和诊断（第 4、10、20、21 条，共 4 个条目）、症状（第 19、22、23、30 条，共 4 个条目）、病程（第 3、8、14、17 条，共 4 个条目）、生活影响（第 1、11、28 条，共 3 个条目）、护理（第 5、6、7、15、16 条，共 5 个条目）、治疗和管理（第 9、12、24、29 条，共 4 个条目）。

（二）应用方法

所有条目均为判断题，答对计为 1 分，答错计为 0 分。总分数通过将每个条目的正确分数相加来计算，总分数范围为 0～30 分。分数越高，回答者的阿尔茨海默病知识越全面。

（三）注意事项

在正式调查之前应统一培训调查员，进行预调查。在正式调查时，应由调查员亲自发放量表，现场调查以不记名的方式进行，且现场核查后再收回。如果被调查者有个别条目未填写完整，应尽量补填。

（四）量表内容

请选择一个合适答案并画"√"。

序号	评估条目	选项	
1	阿尔茨海默病患者特别容易抑郁	□对	□错
2	科学已经证明，智力训练能够避免患阿尔茨海默病	□对	□错
3	阿尔茨海默病症状出现后，平均期望寿命是 6～12 年	□对	□错
4	当阿尔茨海默病患者出现激越时，医学检查可能显示引起患者激越的其他健康问题	□对	□错
5	当一次只给一个简单的指令时，阿尔茨海默病患者会做得最好	□对	□错
6	当阿尔茨海默病患者自我照顾困难时，照护者应该马上替代他们去做	□对	□错

续表

序号	评估条目	选项	
7	如果阿尔茨海默病患者在夜间变得警觉和躁动，好的解决办法是尽量确保患者在白天进行足量的体力活动	□对	□错
8	极少数情况下，阿尔茨海默病患者可以康复	□对	□错
9	当阿尔茨海默病患者病情还不严重时，心理疗法有益于缓解抑郁和焦虑	□对	□错
10	如果突然出现记忆障碍和思维混乱，可能是由于患上了阿尔茨海默病	□对	□错
11	大部分阿尔茨海默病患者住在养老院	□对	□错
12	营养不良可以使阿尔茨海默病患者的症状加重	□对	□错
13	阿尔茨海默病的患病年龄可以在 30 多岁	□对	□错
14	随着病情加重，阿尔茨海默病患者跌倒的可能性会增大	□对	□错
15	当阿尔茨海默病患者多次重复相同的问题或事情，提醒他们是有帮助的	□对	□错
16	一旦患上阿尔茨海默病，他们便不再能对自己的生活做出合理决定	□对	□错
17	最终，阿尔茨海默病患者需要 24 小时看护	□对	□错
18	高胆固醇可能增加患阿尔茨海默病的风险	□对	□错
19	手或手臂的震颤是阿尔茨海默病的一个常见症状	□对	□错
20	严重的抑郁症状可被误认为是阿尔茨海默病的症状	□对	□错
21	阿尔茨海默病是痴呆的一种类型	□对	□错
22	管理钱或支付账单有困难是阿尔茨海默病的一个早期常见症状	□对	□错
23	阿尔茨海默病患者可出现一个症状，即认为有些人在偷他的东西	□对	□错
24	当患阿尔茨海默病时，依赖提醒便条会使他们的病情恶化	□对	□错
25	有预防阿尔茨海默病的处方药	□对	□错
26	患高血压可能增加患阿尔茨海默病的风险	□对	□错
27	基因只能部分解释阿尔茨海默病的发生	□对	□错
28	只要车里一直有人陪，阿尔茨海默病患者开车是安全的	□对	□错
29	阿尔茨海默病不能治愈	□对	□错
30	大部分阿尔茨海默病患者能记起近期发生的事情，但记不清过去发生的事情	□对	□错

三十四、养老护理人员对阿尔茨海默病态度问卷

（一）问卷简介

养老护理人员对阿尔茨海默病态度问卷是由日本和歌山县立医科大学保健护理学部研究编制的，由刘冬梅等翻译成中文，主要用于研究照护者对阿尔茨海默病患者的态度，具有良好的信度和效度。问卷共包括 5 个维度 13 个条目：积极因子（3 个条目）包括觉得阿尔茨海默病患者有趣、觉得阿尔茨海默病患者可爱、觉得阿尔茨海默病患者看上去高兴；倦怠因子（4 个条目）包括养老护理人员打不起精神、没有喜怒哀乐、感到照顾护理太难及觉得病患可怜；外部情感因子（2 个条目）包括养老护理人员不想变成这样、养老护理人员感到孤独；消极因子（2 个条目）包括养老护理人员对该病的存在感到不可思议、对阿尔茨海默病患者不耐烦；抵触因子（2 个条目）包括觉得阿尔茨海默病可怕、对阿尔茨海默病患者表示不关心。

（二）应用方法

所有条目均为单项选择题，选项分为非常认为、认为、不认为、完全不认为，依次计 1 分、2 分、3 分、4 分。其中，积极因子采用反向计分。问卷总分范围为 13 ~ 52 分，中间值为 32.5 分。

（三）问卷内容

请根据实际情况回答，选择一个合适答案并画"√"。

序号	条目	选项			
1	觉得阿尔茨海默病可怕	□非常认为	□认为	□不认为	□完全不认为
2	觉得阿尔茨海默病患者可怜	□非常认为	□认为	□不认为	□完全不认为
3	养老护理人员感到孤独	□非常认为	□认为	□不认为	□完全不认为
4	自己不想变成这样	□非常认为	□认为	□不认为	□完全不认为
5	对阿尔茨海默病患者不耐烦	□非常认为	□认为	□不认为	□完全不认为
6	养老护理人员感到照顾护理太难	□非常认为	□认为	□不认为	□完全不认为

续表

序号	条目	选项			
7	养老护理人员打不起精神	□非常认为	□认为	□不认为	□完全不认为
8	养老护理人员没有喜怒哀乐	□非常认为	□认为	□不认为	□完全不认为
9	对阿尔茨海默病患者不关心	□非常认为	□认为	□不认为	□完全不认为
10	对该病的存在感到不可思议	□非常认为	□认为	□不认为	□完全不认为
11	觉得阿尔茨海默病患者可爱	□非常认为	□认为	□不认为	□完全不认为
12	觉得阿尔茨海默病患者看上去高兴	□非常认为	□认为	□不认为	□完全不认为
13	觉得阿尔茨海默病患者有趣	□非常认为	□认为	□不认为	□完全不认为

三十五、Berg 平衡量表

（一）量表简介

Berg 平衡量表（Bergbalance scale，BBS）是目前国内外临床上应用最广泛的平衡量表，由日常生活中常见的 14 项任务组成，用于评估坐、站、转换位置等任务中的平衡能力。评分是基于个人独立完成每项任务的能力和是否满足一定的时间或距离要求。这些项目的测试是受试者从坐到站再到单腿站立时，通过减少支撑基础以增加难度来保持位置或动作的能力。这 14 个项目依次为坐到立、无支持站立、背部无支撑地坐立、单脚支撑在地板上或凳子上、站到坐、转移、闭眼无支撑站立、双脚并拢站立、站立时手臂向前伸、以站立姿势从地上拾起物体、站立时转头看左右肩后方、360°旋转、双脚交替放在台阶或凳子上、单脚站立。每个任务都分为 0、1、2、3、4 共 5 个等级，4 分表示能够无帮助完成所有任务动作，0 分则表示不能完成或需要中等、大量的帮助才能完成。该量表主要用于测量研究对象的平衡能力，是一种动静态平衡能力综合评估量表，具有良好的信、效度（ICC $=0.98$，$r=0.81$），是预测老年人未来跌倒风险的指标。

（二）应用方法

量表由 14 个条目组成，每个条目分值为 0～4 分，总分范围为 0～56分。分数越高表示患者平衡功能越好。41～56 分表明患者完全独立，平衡能力较好，跌倒风险低；24~40 分表明平衡能力一般，中等跌倒风险；0~20 分表明平衡能力较差，跌倒风险高。应用时，应备 2 把椅子、1 根皮尺、1 个台阶或矮凳、1 块秒表。

（三）量表内容

请选择一个合适答案并画"√"。

序号	条目	指令	评分	
1	由坐到站	尽量不用手支撑，站起来	☐	4 分：不用支撑站起来，且保持稳定
			☐	3 分：能用手支撑站起来，且保持稳定
			☐	2 分：尝试几次后，能用手支撑站起来
			☐	1 分：站起来或稳定需要少量帮助
			☐	0 分：站起来需要中等或大量帮助
2	独立站立	请独立站立 2 分钟	☐	4 分：能安全地独立站立 2 分钟
			☐	3 分：在监护下能站立 2 分钟
			☐	2 分：能独立站立 30 秒
			☐	1 分：尝试几次才能独立站立 30 秒
			☐	0 分：不能独立站立 30 秒
3	独立坐	双手抱胸坐 2 分钟（背部无支撑，脚可以踩在地上、矮凳上）	☐	4 分：能安全无协助地坐 2 分钟
			☐	3 分：在监护下能坐 2 分钟
			☐	2 分：能独立坐 30 秒
			☐	1 分：能独立坐 10 秒
			☐	0 分：需支撑才能坐 10 秒
4	由站到坐	请坐下	☐	4 分：需很少手的支撑力就能安全坐下
			☐	3 分：需用手控制才能慢慢坐下
			☐	2 分：需小腿后侧靠着椅子来控制坐下
			☐	1 分：能独立坐下但下降过程无控制
			☐	0 分：需要帮助才能坐下
5	床到椅转移	床椅转移	☐	4 分：能安全转移，很少用手
			☐	3 分：能安全转移，但需手支撑
			☐	2 分：口头提示/监督下能转移
			☐	1 分：需 1 个人帮助转移
			☐	0 分：需 2 个人帮助转移/监督
6	闭眼站立	闭眼站立 10 秒	☐	4 分：能安全地闭眼站立 10 秒
			☐	3 分：监督下闭眼站立 10 秒
			☐	2 分：闭眼站立 3 秒
			☐	1 分：不能闭眼站立 3 秒，但能安全站立
			☐	0 分：需帮助防止摔倒

序号	条目	指令	评分	
7	双足并拢站立	无支撑下双足并拢站立	☐	4 分：能双足并拢并安全站立 1 分钟
			☐	3 分：监督下能双足并拢并安全站立 1 分钟
			☐	2 分：能双足并拢但不能保持 30 秒
			☐	1 分：需帮助并拢双足能保持 15 秒
			☐	0 分：需帮助并拢双足不能保持 15 秒
8	站立位上肢前伸	抬起上肢呈 90°，伸开手指尽可能向前（检查者将直尺置于指尖处，臂前伸时勿触及直尺，测量身体尽量前伸时的距离）	☐	4 分：能安全地向前伸 25cm
			☐	3 分：能向前伸 12cm
			☐	2 分：能向前伸 5cm
			☐	1 分：监督下能向前伸
			☐	0 分：需外部支撑/向前伸时失去平衡
9	站立位从地上拾物	站立位捡起脚前面的物品（如鞋子）	☐	4 分：能安全容易地捡起
			☐	3 分：监督下能捡起
			☐	2 分：不能捡起但距离物品 2~5cm 能独立保持平衡
			☐	1 分：不能捡起，尝试时需监督
			☐	0 分：不能尝试/需帮助防止失去平衡或摔倒
10	转身向后看	交替转头，左右后顾（研究者在背后观察）	☐	4 分：左右后顾时重心移动平稳
			☐	3 分：只能一侧后顾，另一侧有少量重心移动
			☐	2 分：只能转到侧面，但可维持平衡
			☐	1 分：转头时需要监督
			☐	0 分：需要辅助避免摔倒
11	转身 1 周	顺时针转身 1 周，暂停，再逆时针转身 1 周	☐	4 分：安全转身 1 周用时≤4 秒
			☐	3 分：只能一个方向转身 1 周，用时≤4 秒
			☐	2 分：能安全地转身 1 周但较缓慢，用时 > 4 秒
			☐	1 分：需要密切监督或口头提示
			☐	0 分：需要帮助
12	双足交替踏台阶	无支撑下双足交替踏台阶（或矮凳）4 次	☐	4 分：能安全独立地交替踏 4 次，用时≤20秒
			☐	3 分：能独立地交替踏 4 次，用时 > 20 秒
			☐	2 分：监督下（不需帮助）双足交替踏 2 次
			☐	1 分：需少量帮助能双足交替踏 1 次
			☐	0 分：需帮助尝试/防止摔倒

续表

序号	条目	指令	评分	
13	双足前后站立	双足前后位站立，如果困难，增加双足前后距离	☐	4分：双足可前后接触位站立30秒
			☐	3分：双足前后站立不能接触，站立30秒
			☐	2分：可迈小步独立坚持30秒
			☐	1分：迈步需要帮助，坚持15秒
			☐	0分：站立或迈步失衡
14	单腿站立	不需扶物，单腿站立	☐	4分：可抬腿，坚持超过10秒
			☐	3分：可抬腿5~10秒
			☐	2分：可抬腿超过3秒
			☐	1分：尝试抬腿，不能坚持3秒，但可独自站立
			☐	0分：不能尝试/需要辅助避免摔倒

三十六、骨质疏松症知识问卷

（一）问卷简介

骨质疏松症知识问卷（osteoporosis knowledge tests，OKT）由 Kim 等于 1991 年编制，2005 年经陈玉平等翻译、修订成中文版本，用于测定对骨质疏松症知识的掌握程度。该问卷包含 3 个维度 26 个条目：骨质疏松症危险因素知识（第 1~11 条）、运动知识（第 12~18 条）和钙知识（第 19~26 条）。该问卷各条目的 Cronbach's α 系数为 0.83~0.87，具有良好的信、效度。

（二）应用方法

问卷每题答对为 1 分，答错或不知道计 0 分。各项分数累计即为总分，总分范围为 0~26 分。得分越高，骨质疏松症知识掌握得越好。

（三）问卷内容

下面是一系列可能或不太可能影响一个人患骨质疏松症的机会的事情。读完每一每一句话后想想是否更有可能/更不可能患骨质疏松症，是否与患骨质疏松症无关（中立），或者您不知道。请您读完每句话后在四个选项中选一个作为您的答案。

序号	评估条目	选项			
1	饮食中含乳制品较少	□更有可能	□更不可能	□无关	□不知道
2	绝经（本题男性不用选）	□更有可能	□更不可能	□无关	□不知道
3	身材高大	□更有可能	□更不可能	□无关	□不知道
4	吃大量的深绿色蔬菜	□更有可能	□更不可能	□无关	□不知道
5	妈妈或外婆患骨质疏松症，您呢	□更有可能	□更不可能	□无关	□不知道
6	白种人或黄种人	□更有可能	□更不可能	□无关	□不知道
7	卵巢切除（本题男性不用选）	□更有可能	□更不可能	□无关	□不知道
8	进行有规律的运动	□更有可能	□更不可能	□无关	□不知道
9	长期使用类固醇激素（如强的松）	□更有可能	□更不可能	□无关	□不知道
10	酗酒	□更有可能	□更不可能	□无关	□不知道
11	吸烟	□更有可能	□更不可能	□无关	□不知道

下面一组问题从四个选项中选出一个答案，确保只选一个答案。如果您认为不止一个选择，选择最好的答案；如果不能确定，选择不知道

12	相比之下，下列哪项运动是减少骨质疏松症患病机会的最好方式	□游泳 □快走 □做家务 □不知道
13	相比之下，下列哪项运动是减少骨质疏松症患病机会的最好方式	□骑单车 □练瑜伽 □打扫房间卫生 □不知道
14	您认为一个人为了强壮骨骼每周应运动多少天	□每周1天 □每周2天 □每周2天以上 □不知道

续表

序号	评估条目	选项
15	一个人为了强壮骨骼每次应运动多长时间	□少于 15 分钟
		□20 ~ 30 分钟
		□多于 45 分钟
		□不知道
16	运动使骨骼强壮的运动强度必须注意使呼吸	□稍快一点
		□快到不能说话
		□很快，但可以说话
		□不知道
17	相比之下，下列哪项是减少骨质疏松症患病机会的最好运动方式	□慢跑或跑步运动
		□进行高尔夫球运动
		□从事园艺
		□不知道
18	相比之下，下列哪项是减少骨质疏松症患病机会的最好运动方式	□打保龄球
		□洗衣、熨烫
		□做健美操
		□不知道
钙是我们身体为了保持骨骼强壮的必需营养素之一		
19	相比之下，以下哪种食物是最好的钙来源	□苹果
		□大豆
		□黄瓜
		□不知道
20	相比之下，以下哪种食物是最好的钙来源	□西瓜
		□玉米
		□虾
		□不知道

序号	评估条目	选项
21	相比之下，以下哪种食物是最好的钙来源	□鸡
		□花椰菜
		□葡萄
		□不知道
22	相比之下，以下哪种食物是最好的钙来源	□酸奶
		□草莓
		□卷心菜
		□不知道
23	相比之下，以下哪种食物是最好的钙来源	□豆腐
		□葡萄
		□萝卜
		□不知道
24	下列哪项是成人钙摄入的推荐剂量	□每天 100～300mg
		□每天 400～600mg
		□每天 800mg 以上
		□不知道
25	为了摄入足够推荐剂量的钙，成人应饮多少牛奶	□每日半杯（125ml）
		□每日 1 杯（250ml）至 2 杯（500ml）
		□每日 2 杯（500ml）以上
		□不知道
26	下列哪种人最需要补充钙剂	□不吃早餐的人
		□不能从食物中得到足够钙的人
		□超过 45 岁的人
		□不知道

三十七、骨质疏松症自我效能量表

（一）量表简介

骨质疏松症自我效能量表（osteoporosis self – efficacy scale，OSES）由 Gendler 等于 1998 年编制，2005 年经胡蓉芳等翻译和修订成中文版本。该量表包含 2 个维度 19 个条目：骨质疏松症锻炼效能（9 个条目）和钙摄入效能（10 个条目）。该量表各条目的 Cronbach's α 系数为 0.94，具有良好的信、效度。

（二）应用方法

考虑到受试对象为老年人，理解能力和反应能力均有一定程度的下降，OSES 将计分方法由直线法改为 5 分制法（1 分为完全没有把握，2 分为有二三成把握，3 分为有五成把握，4 分为有七八成把握，5 分为极有把握），各项分数的累积即为总分。钙摄入效能项目得分范围为 10～50 分，锻炼效能项目得分范围为 9～45 分。得分越高，自我效能越高。

（三）量表内容

下列每一个问题请您选择与您相符的选项，并在相对应的方框中画"√"（完全没有把握为 1 分，有二三成把握为 2 分，有五成把握为 3 分，有七八成把握为 4 分，极有把握为 5 分）。

问题类型	序号	评估条目	选项				
			完全没有把握	有二三成把握	有五成把握	有七八成把握	极有把握
锻炼效能	1	开始一项新的锻炼计划或项目	☐	☐	☐	☐	☐
	2	改变您的锻炼习惯	☐	☐	☐	☐	☐
	3	付出努力去锻炼	☐	☐	☐	☐	☐
	4	即使锻炼很困难，还是会锻炼	☐	☐	☐	☐	☐
	5	每次锻炼能坚持适当的时间（每次 20～40 分钟）	☐	☐	☐	☐	☐

续表

问题类型	序号	评估条目	选项				
			完全没有把握	有二三成把握	有五成把握	有七八成把握	极有把握
锻炼效能	6	每周至少锻炼3次	☐	☐	☐	☐	☐
	7	即使锻炼麻烦、令人疲倦，还是会锻炼	☐	☐	☐	☐	☐
	8	坚持锻炼	☐	☐	☐	☐	☐
	9	做您应该做的锻炼类型	☐	☐	☐	☐	☐
钙摄入效能	1	开始吃更多含钙量高的食物	☐	☐	☐	☐	☐
	2	充分摄取含钙量高的食物	☐	☐	☐	☐	☐
	3	有规律地摄入含钙量高的食物	☐	☐	☐	☐	☐
	4	改变您的饮食习惯来增加您对含钙量高的食物的摄入	☐	☐	☐	☐	☐
	5	经常进食含钙量高的食物	☐	☐	☐	☐	☐
	6	懂得挑选合适的食物来增加您的钙摄入	☐	☐	☐	☐	☐
	7	坚持能够提供足够钙量的饮食	☐	☐	☐	☐	☐
	8	能够获得含钙量高的食物	☐	☐	☐	☐	☐
	9	记得吃含钙量高的食物	☐	☐	☐	☐	☐
	10	当您不能从食物中获得足够的钙，能够及时补充钙剂	☐	☐	☐	☐	☐

三十八、骨质疏松症健康信念量表

（一）量表简介

骨质疏松症健康信念量表（osteoporosis health belief scale，OHBS）是由 Horaney 及 Kim 等于1991年编制的一个多维度、多级评价的健康信念调查表。该量表由锻炼分量表和钙分量表组成，每个分量表包括5个项目：自觉骨质疏松症易患性、自觉骨质疏松症严重性、预防性行动的利益的认知、预防性行动的障碍的认知、健康动机。其中易患性、严重性和健康动机是两个分量表共有的部分。2005年经胡蓉芳等翻译和修订成中文版本。

骨质疏松症健康信念量表的结构与项目说明

序号	项目	条目数	说明
1	锻炼利益（钙摄入利益）	5	测试个体对锻炼行动和钙摄入利益的认知
2	锻炼障碍（钙摄入障碍）	5	测试个体对锻炼行动和钙摄入障碍的认知
3	易患性	3	测试个体对骨质疏松症易患程度的认知
4	严重性	3	测试个体对骨质疏松症疾病严重性的认知
5	健康动机	5	测试个体健康动机水平

（二）应用方法

该量表采用5级评分，1~5分分别代表强烈反对（根本不可能）、反对（有点可能）、不同意也不反对（有一半可能）、基本同意（很有可能）、非常同意（完全有可能）等。各项分数的累积即为总分，易患性和严重性项目的得分范围是3~15分，健康动机、钙摄入利益、钙摄入障碍、锻炼利益、锻炼障碍等5个项目的得分范围是5~25分。

（三）量表内容

请对以下每个问题，各选择一个答案以表明您的看法，请在所选答案的标号前画"√"。

序号	评估条目	评分
1	骨质疏松症会让您觉得害怕吗	□ 非常会
		□ 大部分会
		□ 有一半会
		□ 有点会
		□ 根本不会

序号	评估条目	评分	
2	骨质疏松症会使日常活动变得困难吗	☐	完全有可能
		☐	很有可能
		☐	有一半可能
		☐	有点可能
		☐	根本不可能
3	得了骨质疏松症会影响一个人的家庭、婚姻或很重要的人际关系（如朋友、同事关系等）吗	☐	极度影响
		☐	很影响
		☐	有影响
		☐	有点影响
		☐	根本没有影响
4	您觉得自己将来有可能患上骨质疏松症吗	☐	完全有可能
		☐	很有可能
		☐	有一半可能
		☐	有点可能
		☐	根本不可能
5	您觉得您目前的身体状况会增加您患骨质疏松症的风险吗	☐	完全有可能
		☐	很有可能
		☐	有一半可能
		☐	有点可能
		☐	根本不可能
6	您觉得家族疾病史会使您患上骨质疏松症的可能性增加吗	☐	完全有可能
		☐	很有可能
		☐	有一半可能
		☐	有点可能
		☐	根本不可能

续表

序号	评估条目	评分
7	您经常做些事情来增进您的健康吗	☐ 完全是 ☐ 大部分是 ☐ 有一半是 ☐ 有点是 ☐ 根本不是
8	您会主动寻找一些关于您身体健康的讯息（如看书、咨询等）吗	☐ 完全是 ☐ 大部分是 ☐ 有一半是 ☐ 有点是 ☐ 根本不是
以下列出一些与钙和锻炼有关的陈述，请逐条阅读并确定您是否同意以及程度如何		
9	维持良好的健康状况对您来说极其重要	☐ 非常同意 ☐ 同意 ☐ 不同意也不反对 ☐ 反对 ☐ 强烈反对
10	您饮食均衡	☐ 非常同意 ☐ 同意 ☐ 不同意也不反对 ☐ 反对 ☐ 强烈反对
11	如果要增加您对含钙食物的摄入而需要改变您的饮食习惯，这对您来说困难吗	☐ 非常困难 ☐ 有一定困难 ☐ 有一半困难 ☐ 有点困难 ☐ 根本不困难

序号	评估条目	评分
12	您觉得含钙量高的食物太贵了	□ 非常同意 □ 同意 □ 不同意也不反对 □ 反对 □ 强烈反对
13	您不喜欢吃钙含量高的食物	□ 非常同意 □ 同意 □ 不同意也不反对 □ 反对 □ 强烈反对
14	您不适宜吃钙含量高的食物	□ 非常同意 □ 同意 □ 不同意也不反对 □ 反对 □ 强烈反对
15	您觉得没办法做到总是吃含钙量高的食物	□ 非常同意 □ 同意 □ 不同意也不反对 □ 反对 □ 强烈反对
16	吃含钙量高的食物可以预防将来的病痛	□ 非常同意 □ 同意 □ 不同意也不反对 □ 反对 □ 强烈反对

续表

序号	评估条目	评分
17	吃含钙量高的食物有助于骨的构建	☐ 非常同意 ☐ 同意 ☐ 不同意也不反对 ☐ 反对 ☐ 强烈反对
18	吃含钙量高的食物可以减少骨折的风险	☐ 非常同意 ☐ 同意 ☐ 不同意也不反对 ☐ 反对 ☐ 强烈反对
19	吃含钙量高的食物可以预防将来患骨质疏松症	☐ 非常同意 ☐ 同意 ☐ 不同意也不反对 ☐ 反对 ☐ 强烈反对
20	如果吃含钙量高的食物，就不必太担心会得骨质疏松症	☐ 非常同意 ☐ 同意 ☐ 不同意也不反对 ☐ 反对 ☐ 强烈反对
21	您平时都保持常规的运动（即每周3次以上，每次20~40分钟）	☐ 非常同意 ☐ 同意 ☐ 不同意也不反对 ☐ 反对 ☐ 强烈反对

序号	评估条目	评分	
22	有规律的锻炼有助于骨的构建	☐	非常同意
		☐	同意
		☐	不同意也不反对
		☐	反对
		☐	强烈反对
23	有规律的锻炼可以防止将来的病痛	☐	非常同意
		☐	同意
		☐	不同意也不反对
		☐	反对
		☐	强烈反对
24	有规律的锻炼可以减少骨折的风险	☐	非常同意
		☐	同意
		☐	不同意也不反对
		☐	反对
		☐	强烈反对
25	有规律的锻炼可以防止将来患骨质疏松症	☐	非常同意
		☐	同意
		☐	不同意也不反对
		☐	反对
		☐	强烈反对
26	如果坚持有规律的锻炼，就不必太担心患骨质疏松症	☐	非常同意
		☐	同意
		☐	不同意也不反对
		☐	反对
		☐	强烈反对

续表

序号	评估条目	评分
27	有规律的锻炼会很痛苦、麻烦	☐ 非常同意 ☐ 同意 ☐ 不同意也不反对 ☐ 反对 ☐ 强烈反对
28	有规律的锻炼会干扰您的日常活动	☐ 非常同意 ☐ 同意 ☐ 不同意也不反对 ☐ 反对 ☐ 强烈反对
29	您的身体状况不适合进行有规律的锻炼	☐ 非常同意 ☐ 同意 ☐ 不同意也不反对 ☐ 反对 ☐ 强烈反对
30	有规律的锻炼会占用时间	☐ 非常同意 ☐ 同意 ☐ 不同意也不反对 ☐ 反对 ☐ 强烈反对
31	进行有规律的锻炼需要改变生活习惯，这对您来说是困难的	☐ 非常同意 ☐ 同意 ☐ 不同意也不反对 ☐ 反对 ☐ 强烈反对

三十九、修订版良性前列腺增生患者生活质量量表

（一）量表简介

良性前列腺增生患者生活质量量表由史静琤等于 2003 年编制，量表贴合中国国情，共包含 74 个条目，涉及 5 个维度：疾病、生理、社会、心理及满意度。后经郭燕芳等改良形成了修订版良性前列腺增生患者生活质量量表（BPHQLS）。修订版量表共包含 32 个条目，涉及 5 个维度：疾病、生理、社会、心理及满意度。BPHQLS 较原量表更加简洁明了、使用方便，亦具有较好的信、效度，能够全面评估患者的生命质量。

（二）应用方法

该量表采用反向计分法，选项 1 ~ 5 分别计为 5 分、4 分、3 分、2 分、1 分。量表总分范围为 32 ~ 160 分。各维度总分分别为疾病 75 分、生理 20 分、社会 25 分、心理 30 分、满意度 10 分。由于各维度的总分不同，所以不能单独比较每个维度的得分，需换算成得分指标来进行比较。得分指标计算方式为：量表的实际得分 ÷ 量表可能的最高分 ×100% 。因为各维度所包含的条目数存在差异，为保证在评价时各得分的情况及结果具有可比性，应用得分指标将总分及各维度的得分均分为高、中、低 3 个水平。得分指标 66% 以上为高水平，33% ~ 66% 为中等水平，小于 33% 为低水平。

（三）量表内容

您好！为了更好地帮助我们改善和提高您的生活质量，我们需要对您的身心健康状况和生命质量进行测量，进而帮助我们制订适宜的治疗方案和干预措施。您的理解和支持是我们开展这项工作的前提。如您愿意，请您务必如实回答以下的问题。同时，我们郑重承诺，对于您的个人资料将绝对保密，谢谢您的合作！

序号	评估条目	选项				
您是否因为疾病原因出现下列一些症状，其程度如何？其在多大程度上影响了您的生活						
1	排尿后2小时内又要排尿	□没有	□有一点	□中等	□严重	□很严重
2	排尿不能等待	□没有	□有一点	□中等	□严重	□很严重
3	排尿时中断和开始多次	□没有	□有一点	□中等	□严重	□很严重
4	感觉尿线变细、无力	□没有	□有一点	□中等	□严重	□很严重
5	排完尿后仍感到没有排空	□没有	□有一点	□中等	□严重	□很严重
6	排尿开始时需要等待	□没有	□有一点	□中等	□严重	□很严重
7	排尿后又滴湿裤子	□没有	□有一点	□中等	□严重	□很严重
8	夜间起床排尿数次	□没有	□有一点	□中等	□严重	□很严重
9	您因排尿问题给生活带来困扰吗	□没有	□有一点	□中等	□严重	□很严重
10	您担心会出现尿路梗阻而无法排尿吗	□没有	□有一点	□中等	□严重	□很严重
11	在过去2周您有多少时间在担心这些排尿问题	□没有	□偶尔	□有时	□经常	□总是
12	您因夜间排尿次数多而影响睡眠吗	□没有	□有一点	□中等	□严重	□很严重
13	您因病影响您的性生活吗	□没有	□有一点	□中等	□严重	□很严重
14	排尿问题给您的外出活动、旅游带来不便吗	□没有	□有一点	□中等	□严重	□很严重
15	如果您目前有的这些排尿症状将一直伴随终身，您的感受如何	□很乐观	□无所谓	□难说清楚	□难受	□很恐怖
下面这些问题都与您的生活有关，您目前的健康状况对下列活动限制程度如何						
16	搬运10kg以上重物	□毫无限制	□有些限制	□限制一般	□很大限制	□无法做
17	一般户外活动（打拳、打门球等）	□毫无限制	□有些限制	□限制一般	□很大限制	□无法做
18	您能自己料理自己吗	□完全能	□有点困难，但不需人帮助	□基本能，但有时需人帮助	□勉强能，但需较大帮助	□完全不能
19	您的睡眠状况怎样	□从无失眠	□偶有失眠	□有时失眠	□经常失眠	□每晚失眠
在过去2周，您的工作和日常活动有无因为疾病原因出现以下这些问题						
20	您因病放弃了一些原来喜欢的业余爱好（如跳舞、打牌、钓鱼等）	□没有	□有一点	□中等	□严重	□很严重

序号	评估条目	选项				
21	您因病影响了您的家庭生活吗	□没有	□有一点	□中等	□严重	□很严重
22	您因病工作、家庭责任减轻了吗	□根本没减轻	□稍有减轻	□中度减轻	□较大减轻	□很大减轻
23	您因病别人对您的期望降低了吗	□根本没降低	□稍有降低	□中度降低	□较大降低	□很大降低
24	您因病与朋友或熟人的交往减少了吗	□没有	□有一点	□中等	□严重	□很严重
在过去2周，您有无因为疾病原因而出现下列情感方面的问题						
25	您担心治疗花钱太多，无法承担吗	□没有	□有一点	□中等	□严重	□很严重
26	您为自己的健康状况感到烦恼不安吗	□没有	□有一点	□中等	□严重	□很严重
27	您对疾病的后果感到忧虑吗	□没有	□有一点	□中等	□严重	□很严重
28	您因病感到情绪低落吗	□没有	□有一点	□中等	□严重	□很严重
29	您觉得自己是家庭和社会的负担吗	□没有	□有一点	□中等	□严重	□很严重
30	您因病变得比以前容易激惹或生气吗	□没有	□有一点	□中等	□严重	□很严重
31	您对目前的经济收入状况感到满意吗	□非常满意	□比较满意	□一般满意	□不大满意	□很不满意
32	总的来讲，您对自己的健康状况感到满意吗	□非常满意	□比较满意	□一般满意	□不大满意	□很不满意
总体感受条目： 如果让您综合以上各方面（生理健康、心理健康、社会关系和满意度等方面） 给自己的生活质量打一个总分，您打多少分？（满意为100分）＿＿＿＿＿分						

四十、帕金森病 39 项问卷

（一）问卷简介

帕金森病 39 项问卷（Parkinson's disease questionaire – 39，PDQ – 39）为专门针对帕金森病患者的状况而设计的问卷，是目前应用非常广泛的问卷。该问卷 1995 年由 Peto 等设计，包含 8 个维度 39 个条目：运动功能（第 1~10 条）、日常活动能力（第 11~16 条）、情感（第 17~22 条）、耻辱感（第23~26条）、社会支持（第27~29条）、认知力（第30~33条）、交往（第34~36条）、躯体不适（第37~39条），以评价帕金森病患者的日常生活质量。各种版本已被广泛应用，标准中文版于2002年引入国内，经评价具有较好的敏感性、内在一致性及可重复性。

（二）应用方法

问卷采用5级评分。选项为从不、偶尔、有时、经常、始终是或根本无法做，分别计0、1、2、3、4分，用于评价患者最近1个月的情况。总评分及条目类别评分均可转换为百分制指数（0~100分），分值越低代表生存质量越好。

（三）问卷内容

下面有39条问题，请仔细阅读每一条，根据您最近1个月的情况，选择一个最适当的答案（评分方法：从不为0分，偶尔为1分，有时为2分，经常为3分，始终或根本无法做为4分）。

序号	评估条目	选项				
		从不	偶尔	有时	经常	始终或根本无法做
1	做从前喜欢的消遣活动时有困难					
2	做家务工作（如做饭、打扫）时有困难					
3	购物后携带所购物品时有困难					
4	步行800m时有困难					
5	步行90m时有困难					
6	在家中自由走动时有困难					
7	在公共场所内走动时有困难					
8	外出时需要别人陪伴					
9	在公共场所内很怕或很担心跌倒					
10	留在家中的时间比起自己希望的长					
11	自己洗澡有困难					
12	自己穿衣有困难					
13	自己扣纽扣、系鞋带有困难					

序号	评估条目	选项				
		从不	偶尔	有时	经常	始终或根本无法做
14	要清楚地写字有困难					
15	用刀切食物有困难					
16	拿起水杯，要保持水不洒出来有困难					
17	感到抑郁					
18	感到孤单和被隔离					
19	感到想哭或流泪					
20	感到愤怒或苦涩					
21	感到焦虑					
22	为自己的将来感到忧虑					
23	不想让他人知道您有帕金森病					
24	尽量避免在公众场合饮食					
25	因自己患有帕金森病在公众场合会感到尴尬					
26	为别人对自己患病所做出的反应而感到担心					
27	亲密的人际关系，因患病而出现问题					
28	缺乏配偶或伴侣所给予的支持（如没有配偶或伴侣，请在方框内打钩□）					
29	缺乏家庭或挚友所给予的支持					
30	在日间无故睡着					
31	集中精神时有困难（如阅读或观看电视时）					
32	觉得自己记忆力很差					
33	有做噩梦或出现幻觉的情况					
34	说话时有困难					
35	觉得自己不能与别人正常沟通					
36	觉得被别人忽视					
37	肌肉有痛性抽筋					
38	关节或身体某部分觉得疼痛					
39	对外界环境的冷或热感到很不舒服（如进出开着空调的房间）					

四十一、帕金森病睡眠量表

（一）量表简介

帕金森病睡眠量表（Parkinson's disease sleep scale，PDSS）英文版是2002 年由 Chaudhuri 等制定并公布的用于测定帕金森病患者睡眠障碍的专用睡眠量表，信、效度好；2004 年 Martinez – Martin 等对 PDSS 的西班牙版本进行了信、效度检测，发现 PDSS 符合心理学测定的基本需求，可行性好。张锦红、彭蓉等对 PDSS 进行了翻译，获得了帕金森病睡眠量表中文版（CPDSS）。该量表的 Cronbach's α 系数为 0.79，重测信度 ICC = 0.94，且具有良好的效标效度、判别效度及结构效度，主要用于评估患者过去 1 周的睡眠状况，包括帕金森病患者中普遍存在的睡眠障碍相关症状 8 类 15 项。

（二）应用方法

量表共有 15 个条目，每条通过在 0～10 分刻度标注的直观模拟标度尺上画叉进行评分，0 分代表症状严重或持续，10 分代表无症状。总分 0～150 分，分值越高，代表睡眠质量越好，150 分代表无任何睡眠障碍，总分低于 90 分或某一条目低于 6 分者存在明显的睡眠问题。

（三）量表内容

请您根据最近 1 周的情况，评估如下问题：

序号	评估条目	打分										
		0	1	2	3	4	5	6	7	8	9	10
1	您夜间睡眠的总体情况如何	□	□	□	□	□	□	□	□	□	□	□
2	您是否每晚入睡困难	□	□	□	□	□	□	□	□	□	□	□
3	您睡眠中常醒吗（除起夜小便外）	□	□	□	□	□	□	□	□	□	□	□

续表

序号	评估条目	打分										
		0	1	2	3	4	5	6	7	8	9	10
4	您夜间是否因手足不适（不宁腿）影响睡眠	☐	☐	☐	☐	☐	☐	☐	☐	☐	☐	☐
5	您在床上辗转反侧难以入睡吗	☐	☐	☐	☐	☐	☐	☐	☐	☐	☐	☐
6	您夜间遭受噩梦的折磨吗	☐	☐	☐	☐	☐	☐	☐	☐	☐	☐	☐
7	您夜间有幻觉的痛苦吗	☐	☐	☐	☐	☐	☐	☐	☐	☐	☐	☐
8	您夜间起夜小便吗	☐	☐	☐	☐	☐	☐	☐	☐	☐	☐	☐
9	您有因"关"期活动不能而小便失禁吗	☐	☐	☐	☐	☐	☐	☐	☐	☐	☐	☐
10	您夜间因手足麻木或刺痛而觉醒吗	☐	☐	☐	☐	☐	☐	☐	☐	☐	☐	☐
11	您夜间入睡时，手足肌肉有痛性痉挛吗	☐	☐	☐	☐	☐	☐	☐	☐	☐	☐	☐
12	清晨，您是否因肢体处于不适体位引致疼痛而早醒	☐	☐	☐	☐	☐	☐	☐	☐	☐	☐	☐
13	刚醒时，您的手或足抖动吗	☐	☐	☐	☐	☐	☐	☐	☐	☐	☐	☐
14	早上醒来后，您感到疲乏思睡吗	☐	☐	☐	☐	☐	☐	☐	☐	☐	☐	☐
15	白天，您常无缘无故打瞌睡吗	☐	☐	☐	☐	☐	☐	☐	☐	☐	☐	☐

四十二、肾脏病生存质量简明量表

（一）量表简介

肾脏病生存质量简明量表（kidney disease quality of life – 36，KDQOL – 36™）是专门用于测评肾脏病和透析患者生存质量的简明调查工具。量表共包含36个条目：12个来源于SF – 36的一般健康问题条目和24个来源于肾脏病生存质量简表（kidney disease quality of life™ short form，KDQOL – SF™）中与肾脏疾病有关症状或问题的条目。量表分为5个维度：一般健康问题的身体方面和心理方面，共 12 个条目（第 1 ~ 12 条）；肾脏疾病的负担，共 4 个条目（第 13 ~ 16 条）；肾脏疾病的症状，共 12 个条目（第 17 ~ 28 条）；肾脏疾病的影响，共 8 个条目（第 29 ~ 36 条）。此量表将一般健康相关的生存质量项目与肾病、透析相关的生存质量项目合并制表，同时从普通健康和专科疾病两个角度评估肾脏疾病患者的生存质量，既有普适性量表的通用性，又有很高的临床敏感性和特异性，非常简明实用，容易取得患者的配合，应用便利。

（二）应用方法

KDQOL – 36™ 的分值计算是采用肾脏病生存质量工作组（The Kidney Disease Quality of Life Working Group）提供的 KDQOL – SF™ Veration1. 3 Scoring Program（V2. 0）程序登记汇总原始数据，程序自动得出每位患者一般健康的身体方面问题、一般健康的心理方面问题、有关肾脏疾病负担、有关肾脏疾病症状和有关肾脏疾病影响 5 个维度的得分。所有问题均采用百分制等距计算，两水平得分为 0、100，三水平得分为 0、50、100，五水平得分为 0、25、50、75、100，子量表按均值计算，分值越高说明患者生存质量越高。

（三）量表内容

请仔细阅读下列每一个条目，根据您的实际感受在每一个问题后选择一个适当选项画 "√"。感谢您的参与！

序号	评估条目	选项	
关于整体健康：			
1	整体来说，您的健康状况是	☐	非常健康
		☐	很健康
		☐	健康
		☐	较差
		☐	很差
下列项目是您平常一天中可能会做的事情，您现在的健康状况限制您从事这些活动吗？如果是的话，程度如何			
2	较温和的活动，如搬桌子、扫地（拖地）、做操（打太极拳）等	☐	是，很大限制
		☐	是，较少限制
		☐	否，不受限制

序号	评估条目	选项	
3	上多层楼梯	☐	是，很大限制
		☐	是，较少限制
		☐	否，不受限制
在最近4周，您是否因为身体健康问题而在工作或日常活动时发生以下情况			
4	不能完成预定的工作或活动	☐	是
		☐	否
5	某些性质的工作或活动受限制	☐	是
		☐	否
在最近4周，您是否因为情绪问题（如觉得沮丧或忧虑）而在工作或日常活动时发生以下情况			
6	不能完成预定的工作或活动	☐	是
		☐	否
7	不能像往常一样集中精力工作或从事其他活动	☐	是
		☐	否
8	在最近的4周，您身体的痛苦（不适）是否妨碍您的日常生活（包括工作和家务）	☐	毫无妨碍
		☐	少许
		☐	一般
		☐	较大
		☐	极大
下列问题是关于您最近4周的感觉，请对每一个问题选择您认为最接近的答案			
9	在最近4周，您有多少时间感到平静	☐	所有时间
		☐	大部分时间
		☐	相当多时间
		☐	部分时间
		☐	偶尔
		☐	从来没有
10	在最近4周，您有多少时间感到精力充沛	☐	所有时间
		☐	大部分时间
		☐	相当多时间
		☐	部分时间
		☐	偶尔
		☐	从来没有

续表

序号	评估条目	评分	
11	在最近 4 周，您有多少时间感到意志消沉和沮丧	☐	所有时间
		☐	大部分时间
		☐	相当多时间
		☐	部分时间
		☐	偶尔
		☐	从来没有
12	在最近 4 周，您有多少时间因为身体健康状况或情绪问题而影响您的社交活动（如走亲访友）	☐	所有时间
		☐	大部分时间
		☐	相当多时间
		☐	部分时间
		☐	从来没有
关于肾脏疾病：			
13	肾脏疾病对我的生活造成了很大影响	☐	非常正确
		☐	基本正确
		☐	不清楚
		☐	不太正确
		☐	非常不正确
14	治疗肾脏疾病花了我太多时间	☐	非常正确
		☐	基本正确
		☐	不清楚
		☐	不太正确
		☐	非常不正确
15	对于肾脏疾病的治疗感到沮丧	☐	非常正确
		☐	基本正确
		☐	不清楚
		☐	不太正确
		☐	非常不正确
16	觉得自己是家庭的负担	☐	非常正确
		☐	基本正确
		☐	不清楚
		☐	不太正确
		☐	非常不正确

序号	评估条目	评分	
在最近4周，下列症状对您造成多少影响			
17	肌肉酸痛	☐	毫无影响
		☐	轻微影响
		☐	中度影响
		☐	很大影响
		☐	严重影响
18	胸痛	☐	毫无影响
		☐	轻微影响
		☐	中度影响
		☐	很大影响
		☐	严重影响
19	抽筋	☐	毫无影响
		☐	轻微影响
		☐	中度影响
		☐	很大影响
		☐	严重影响
20	皮肤瘙痒	☐	毫无影响
		☐	轻微影响
		☐	中度影响
		☐	很大影响
		☐	严重影响
21	皮肤干燥	☐	毫无影响
		☐	轻微影响
		☐	中度影响
		☐	很大影响
		☐	严重影响
22	气短	☐	毫无影响
		☐	轻微影响
		☐	中度影响
		☐	很大影响
		☐	严重影响

续表

序号	评估条目	评分	
23	头昏眼花	☐	毫无影响
		☐	轻微影响
		☐	中度影响
		☐	很大影响
		☐	严重影响
24	食欲差	☐	毫无影响
		☐	轻微影响
		☐	中度影响
		☐	很大影响
		☐	严重影响
25	神疲乏力	☐	毫无影响
		☐	轻微影响
		☐	中度影响
		☐	很大影响
		☐	严重影响
26	手脚发麻	☐	毫无影响
		☐	轻微影响
		☐	中度影响
		☐	很大影响
		☐	严重影响
27	恶心欲吐	☐	毫无影响
		☐	轻微影响
		☐	中度影响
		☐	很大影响
		☐	严重影响
28	血管的插入导管部位有不适	☐	毫无影响
		☐	轻微影响
		☐	中度影响
		☐	很大影响
		☐	严重影响

续表

序号	评估条目	评分	
下列情况对您造成多少影响			
29	限制水的摄入量	☐	毫无影响
		☐	轻微影响
		☐	中度影响
		☐	很大影响
		☐	严重影响
30	饮食限制	☐	毫无影响
		☐	轻微影响
		☐	中度影响
		☐	很大影响
		☐	严重影响
31	家务能力	☐	毫无影响
		☐	轻微影响
		☐	中度影响
		☐	很大影响
		☐	严重影响
32	外出旅行	☐	毫无影响
		☐	轻微影响
		☐	中度影响
		☐	很大影响
		☐	严重影响
33	依赖医生及其他医务人员	☐	毫无影响
		☐	轻微影响
		☐	中度影响
		☐	很大影响
		☐	严重影响
34	肾脏疾病引起的压力或担心	☐	毫无影响
		☐	轻微影响
		☐	中度影响
		☐	很大影响
		☐	严重影响

续表

序号	评估条目	评分	
35	性生活	☐	毫无影响
		☐	轻微影响
		☐	中度影响
		☐	很大影响
		☐	严重影响
36	个人外表	☐	毫无影响
		☐	轻微影响
		☐	中度影响
		☐	很大影响
		☐	严重影响

（王　琰）

第十节　社区老年人健康服务记录表

一、老年人健康体检表

姓名：　　　　　　　　　　　　　　　　　编号☐☐-☐☐☐☐☐

体检日期	年　　月　　日	责任医生	
内容	检　查　项　目		
症状	1 无症状　2 头痛　3 头晕　4 心悸　5 胸闷　6 胸痛　7 慢性咳嗽　8 咳痰　9 呼吸困难　10 多饮　11 多尿　12 体重下降　13 乏力　14 关节肿痛　15 视物模糊　16 手脚麻木　17 尿急　18 尿痛　19 便秘　20 腹泻　21 恶心呕吐　22 眼花　23 耳鸣　24 乳房胀痛　25 其他_____　　　　　　　　　　　　　　☐/☐/☐/☐/☐/☐/☐/☐/☐		

续表

<table>
<tr><td rowspan="8">一般状况</td><td>体温</td><td colspan="2">℃</td><td>脉率</td><td colspan="3">次/分</td></tr>
<tr><td rowspan="2">呼吸频率</td><td rowspan="2" colspan="2">次/分</td><td rowspan="2">血压</td><td>左侧</td><td>/</td><td>mmHg</td></tr>
<tr><td>右侧</td><td>/</td><td>mmHg</td></tr>
<tr><td>身高</td><td colspan="2">cm</td><td>体重</td><td colspan="3">kg</td></tr>
<tr><td>腰围</td><td colspan="2">cm</td><td>体重指数</td><td colspan="3"></td></tr>
<tr><td>臀围</td><td colspan="2">cm</td><td>腰臀围比值</td><td colspan="3"></td></tr>
<tr><td>老年人
认知功能*</td><td colspan="6">1 粗筛阴性
2 粗筛阳性，简易智力状态检查，总分_____ □</td></tr>
<tr><td>老年人
情感状态*</td><td colspan="6">1 粗筛阴性
2 粗筛阳性，老年人抑郁评分检查，总分_____ □</td></tr>
<tr><td rowspan="19">生活方式</td><td rowspan="3">体育锻炼</td><td colspan="2">锻炼频率</td><td colspan="4">1 每天 2 每周一次以上 3 偶尔 4 不锻炼 □</td></tr>
<tr><td colspan="2">每次锻炼时间</td><td colspan="2">分钟</td><td>坚持锻炼时间</td><td>年</td></tr>
<tr><td colspan="2">锻炼方式</td><td colspan="4"></td></tr>
<tr><td>饮食习惯</td><td colspan="6">1 荤素均衡 2 荤食为主 3 素食为主 4 嗜盐 5 嗜油
6 嗜糖 □/□/□</td></tr>
<tr><td rowspan="3">吸烟情况</td><td colspan="2">吸烟状况</td><td colspan="4">1 从不吸烟 2 已戒烟 3 吸烟 □</td></tr>
<tr><td colspan="2">日吸烟量</td><td colspan="4">平均 支</td></tr>
<tr><td colspan="2">开始吸烟年龄</td><td colspan="2">岁</td><td>戒烟年龄</td><td>岁</td></tr>
<tr><td rowspan="5">饮酒情况</td><td colspan="2">饮酒频率</td><td colspan="4">1 从不 2 偶尔 3 经常 4 每天 □</td></tr>
<tr><td colspan="2">日饮酒量</td><td colspan="4">平均 两（1 两≈50ml）</td></tr>
<tr><td colspan="2">是否戒酒</td><td colspan="4">1 未戒酒 2 已戒酒，戒酒年龄_____岁 □</td></tr>
<tr><td colspan="2">开始饮酒年龄</td><td colspan="2">岁</td><td>近1年内是否曾醉酒</td><td>1 是 2 否 □</td></tr>
<tr><td colspan="2">饮酒种类</td><td colspan="4">1 白酒 2 啤酒 3 红酒 4 黄酒 5 其他 □/□</td></tr>
<tr><td rowspan="4">职业暴露情况</td><td colspan="6">1 无 2 有（具体职业_____从业时间____年） □</td></tr>
<tr><td colspan="6">毒物种类 化学品_____ 防护措施 1 无 2 有_____ □</td></tr>
<tr><td colspan="6">毒物_____ 防护措施 1 无 2 有_____ □</td></tr>
<tr><td colspan="6">射线_____ 防护措施 1 无 2 有_____ □</td></tr>
<tr><td rowspan="5">脏器功能</td><td rowspan="3">口腔</td><td colspan="6">口唇 1 红润 2 苍白 3 发干 4 皲裂 5 疱疹 □</td></tr>
<tr><td colspan="6">齿列 1 正常 2 缺齿 3 龋齿 4 义齿（假牙） □</td></tr>
<tr><td colspan="6">咽部 1 无充血 2 充血 3 淋巴滤泡增生 □</td></tr>
<tr><td>视力</td><td colspan="6">左眼____ 右眼____ （矫正视力：左眼____ 右眼____）</td></tr>
<tr><td>听力</td><td colspan="6">1 听见 2 听不清或无法听见 □</td></tr>
<tr><td colspan="2">运动功能</td><td colspan="6">1 可顺利完成 2 无法独立完成其中任何一个动作 □</td></tr>
</table>

续表

查体	皮肤	1 正常　2 潮红　3 苍白　4 发绀　5 黄染　6 色素沉着　7 其他	□
	巩膜	1 正常　2 黄染　3 充血　4 其他	□
	淋巴结	1 未触及　2 锁骨上　3 腋窝　4 其他	□
	肺	桶状胸　1 否　　　2 是	□
		呼吸音　1 正常　2 异常_____	□
		啰　音　1 无　2 干啰音　3 湿啰音　4 其他_____	□
	心脏	心率_____次/分　心律　1 齐　2 不齐　3 绝对不齐	□
		杂　音　1 无　2 有_____	□
	腹部	压痛　　　　　1 无　2 有_____	□
		包块　　　　　1 无　2 有_____	□
		肝大　　　　　1 无　2 有_____	□
		脾大　　　　　1 无　2 有_____	□
		移动性浊音　　1 无　2 有_____	□
	下肢水肿	1 无　2 单侧　3 双侧不对称　4 双侧对称	□
	足背动脉搏动	1 未触及　2 触及双侧对称　3 触及左侧弱或消失　4 触及右侧弱或消失	□
	肛门指诊*	1 未及异常　2 触痛　3 包块　4 前列腺异常　5 其他	□
	乳房*	1 未见异常　2 乳房切除　3 异常泌乳　4 乳房包块　5 其他	□/□/□/□
	妇科	外阴*　1 未见异常　2 异常_____	□
		阴道*　1 未见异常　2 异常_____	□
		宫颈*　1 未见异常　2 异常_____	□
		宫体*　1 未见异常　2 异常_____	□
		附件*　1 未见异常　2 异常_____	□
	其他*		
辅助检查	空腹血糖*	_____ mmol/L 或_____ mg/dl	
	血常规*	血红蛋白_____ g/L　白细胞_____/L　血小板_____/L 其他_____	
	尿微量白蛋白*	_____ mg/dl	
	大便隐血*	1 阴性　2 阳性	□
	肝功能*	血清谷丙转氨酶_____ U/L　血清谷草转氨酶_____ U/L 白蛋白_____ g/L　总胆红素_____ μmol/L 结合胆红素_____ μmol/L	

	肾功能 *	血肌酐_____ μmol/L　血尿素氮_____ mmol/L 血钾浓度_____ mmol/L　血钠浓度_____ mmol/L	
	血脂 *	总胆固醇_____ mmol/L　甘油三酯_____ mmol/L 血清低密度脂蛋白胆固醇_____ mmol/L 血清高密度脂蛋白胆固醇_____ mmol/L	
	糖化血红蛋白 *	_____%	
	乙型肝炎 表面抗原 *	1 阴性　2 阳性	□
	眼底 *	1 正常　2 异常	□
	心电图 *	1 正常　2 异常	□
	胸部 X 线片 *	1 正常　2 异常	□
	B 超 *	1 正常　2 异常	□
	宫颈涂片 *	1 正常　2 异常	□
	其他 *		
中医体质	平和质	1 是　2 基本是	□
	气虚质	1 是　2 倾向是	□
	阳虚质	1 是　2 倾向是	□
	阴虚质	1 是　2 倾向是	□
	痰湿质	1 是　2 倾向是	□
	湿热质	1 是　2 倾向是	□
	血瘀质	1 是　2 倾向是	□
	气郁质	1 是　2 倾向是	□
	特秉质	1 是　2 倾向是	□
现存主要健康问题	脑血管疾病	1 未发现　2 缺血性卒中　3 脑出血　4 蛛网膜 下腔出血　5 短暂性脑缺血发作　6 其他	□/□/□/□/
	肾脏疾病	1 未发现　2 糖尿病肾病　3 肾衰竭 4 急性肾炎　5 慢性肾炎　6 其他	□/□/□/□/
	心脏疾病	1 未发现　2 心肌梗死　3 心绞痛　4 冠状动脉 血运重建　5 充血性心力衰竭　6 心前区疼痛 7 其他	□/□/□/□/□/
	血管疾病	1 未发现　2 夹层动脉瘤　3 动脉闭塞性疾病 4 其他	□/□/□/
	眼部疾病	1 未发现　2 视网膜出血或渗出　3 视乳头水肿 4 白内障　5 其他	□/□/□/
	神经系统疾病	1 未发现　2 有_____	□
	其他系统疾病	1 未发现　2 有_____	□

续表

住院治疗情况	住院史	入/出院日期	原因	医疗机构名称	病案号
		/			
		/			
	家庭病床史	建/撤床日期	原因	医疗机构名称	病案号
		/			
		/			

主要用药情况	药物名称	用法	用量	用药时间	服药依从性 1 规律　2 间断　3 不服药
	1				
	2				
	3				
	4				
	5				
	6				

非免疫规划预防接种史	名称	接种日期	接种机构
	1		
	2		
	3		

健康评价	1 体检无异常　　　　　　　　　　　　　　　　　　□ 2 有异常 异常 1 异常 2 异常 3 异常 4

健康指导	1 定期随访 2 纳入慢性病患者健康管理 3 建议复查 4 建议转诊 　　　　　　　　　□/□/□/□	危险因素控制　　□/□/□/□/□/□ 1 戒烟　2 健康饮酒　3 饮食　4 锻炼 5 减体重（目标＿＿＿＿） 6 建议疫苗接种＿＿＿＿ 7 其他＿＿＿＿

填表说明：

1. 本表用于居民首次建立健康档案及老年人、高血压患者、2 型糖尿病患者和重性精神疾病患者等的年度健康检查。

2. 一般状况：

体重指数 = 体重（kg）/身高的平方（m^2）

老年人认知功能粗筛方法：告诉被检查者"我将要说 3 件物品的名称（如铅笔、卡车、书），请您立刻重复"，过 1 分钟后请其再次重复。如被检查者无法立即重复或 1 分钟后无法完整回忆 3 件物品的名称，为粗筛阳性，需进一步行"简易智力状态检查量表"检查。

老年人情感状态粗筛方法：询问被检查者"您经常感到伤心或抑郁吗"或"您的情绪怎么样"。如回答"是"或"我想不是十分好"，为粗筛阳性，需进一步行"老年抑郁量表"检查。

3. 生活方式：

体育锻炼：指主动锻炼，即有意识地为强体健身而进行的活动。不包括因工作或其他需要而必须进行的活动，如上班骑自行车、做强体力工作等。锻炼方式填写最常采用的具体锻炼方式。

吸烟情况：从不吸烟者不必填写"日吸烟量""开始吸烟年龄""戒烟年龄"等。

饮酒情况：从不饮酒者不必填写其他有关饮酒情况的项目。"日饮酒量"应折合相当于白酒"××两"。白酒 1 两折合葡萄酒 4 两、黄酒半斤（1 斤 ≈ 500ml）、啤酒 1 瓶、果酒 4 两。

职业暴露情况：指因患者职业原因造成的有毒化学品或射线接触情况。如有，需填写具体有毒化学品、射线名或填"不详"。

4. 脏器功能：

视力：填写采用对数视力表测量后的具体数值。佩戴眼镜者，可戴其平时所用眼镜测量矫正视力。

听力：在被检查者耳旁轻声耳语"您叫什么姓名"（注意检查时检查者的脸应在被检查者视线之外），判断被检查者的听力状况。

运动功能：请被检查者完成以下动作——"两手触枕后部""捡起这支笔""从椅子上站起，行走几步，转身，坐下"，判断被检查者的运动功能。

5. 查体：有异常请在横线上具体说明，如其他淋巴结部位、个数，心脏杂音描述，肝、脾肋下触诊大小，等等。

足背动脉搏动：糖尿病患者必须进行此项检查。

乳房：主要询问乳房是否有疼痛，检查外观有无异常，有无异常泌乳及包块。

妇科查体：

外阴：记录发育情况及婚产式（未婚、已婚未产或经产式），如有异常情况请具体描述。

阴道：记录是否通畅，黏膜情况，分泌物的量、色、性状及有无异味等。

宫颈：记录大小、质地、有无糜烂、撕裂、息肉、腺囊肿、有无接触性出血及举痛等。

宫体：记录位置、大小、质地、活动度、有无压痛等。

附件：记录有无块物、增厚或压痛；若扪及块物，记录其位置、大小、质地；表面光滑与否、活动度、与子宫和盆壁的关系。左右两侧分别记录。

6. 辅助检查：该项目根据各地实际情况及不同人群情况，有选择地开展。

空腹血糖：老年人健康体检、高血压患者、2 型糖尿病患者和重性精神疾病患者年度健康检查时应检查的项目。

尿常规中的"尿蛋白、尿糖、尿酮体、尿隐血"可以填写定性检查结果，阴性填"－"，阳性根据检查结果填写"＋""＋＋""＋＋＋"或"＋＋＋＋"，也可以填写定量检查结果（需写明计量单位）。

血钾浓度、血钠浓度为高血压患者年度健康检查时应检查的项目，建议有条件的地区为高血压患者提供该项检查。

糖化血红蛋白为糖尿病患者应检查的项目，建议有条件的地区为糖尿病患者提供该项检查。

眼底、心电图、胸部 X 线片、B 超结果若有异常，具体描述异常结果。其中 B 超写明检查的部位。

其他：表中列出的检查项目以外的辅助检查结果填写在"其他"一栏。

7. 中医体质辨识：该项由有条件的地区基层医疗卫生机构中医医务人员或经过培训的其他医务人员填写。

体质辨识方法：采用量表的方法，依据中华中医药学会颁布的《中医体质分类与判定标准》进行测评。根据不同的体质辨识，提供相应的健康指导。

8. 现存主要健康问题：指曾经出现或一直存在，并影响目前身体健康状况的疾病，可以多选。

9. 住院治疗情况：指最近 1 年的住院治疗情况，应逐项填写。日期填写年月，年份必须写 4 位。如因慢性病急性发作或加重而住院/家庭病床，请特别说明。医疗机构名称应写全称。

10. 主要用药情况：对长期服药的慢性病患者了解其最近 1 年的主要用药情况，西药填写化学名（通用名）而非商品名，中药填写药品名称或中药汤剂，用法、用量按医嘱填写。用药时间指在此时间段内一共服用此药的时间，单位为年、月或天。服药依从性是指对此药的依从情况，"规律"为按医嘱服药；"间断"为未按医嘱服药，频次或数量不足；"不服药"即为医生开了处方，但患者未使用此药。

11. 非免疫规划预防接种史：填写最近 1 年接种的疫苗的名称、接种日期和接种机构。填写疫苗名称应完整、准确。

二、健康教育活动记录表

活动时间：	活动地点：
活动形式：	主办单位：
合作伙伴：	参与人数：
宣传品发放种类及数量：	
活动主题：	
宣教人：	
活动小结：	
活动评价：	
存档材料请附后 □书面材料　　□图片材料　　□印刷材料　　□影音材料　　□居民签到表 □其他材料	

负责人（签字）：

填表时间：　　　　年　　月　　日

（刘　华）

第四章　社区慢性病患者保健与护理

第一节　原发性高血压患者社区保健与护理

一、概述

高血压（hypertension）是以动脉血压持续升高为特征的心血管综合征。在临床上，根据病因的不同，高血压可分为原发性高血压和继发性高血压，其中原发性高血压通常简称为高血压，患者数量占高血压总患者数的90%以上，是社区居民中最常见的高血压类型。高血压是最常见的慢性病之一，也是心脑血管病最主要的危险因素，其主要并发症如脑卒中、心肌梗死、心力衰竭及慢性肾脏病等的致残及致死率高，严重消耗医疗和社会资源，给家庭和社会造成沉重负担，已成为我国一项重要的公共卫生问题。

高血压诊断的主要依据是在静息状态下，上臂肱动脉部位血压的测量值。在未用降压药的情况下，非同日 3 次测量，收缩压 ≥ 140mmHg 和（或）舒张压 ≥ 90mmHg，可诊断为高血压。患者既往有高血压病史，现正在服降压药，虽血压 < 140/90mmHg，仍诊断为高血压。根据血压升高水平，又进一步将高血压分为 1 级、2 级和 3 级，见下表。

高血压水平分类

分类	收缩压/mmHg		舒张压/mmHg
正常血压	< 120	和	< 80
正常高值	120 ~ 139	和（或）	80 ~ 89
高血压	≥ 140	和（或）	≥ 90
1 级高血压（轻度）	140 ~ 159	和（或）	90 ~ 99

分类	收缩压/mmHg		舒张压/mmHg
2 级高血压（中度）	160～179	和（或）	100～109
3 级高血压（重度）	≥180	和（或）	≥110
单纯收缩期高血压	≥140	和	<90

资料来源：中国高血压指南修订委员会.中国高血压防治指南［S］.北京：卫生部疾病预防控制局，2010.

注：以上标准适用于≥18 岁的成人，当收缩压和舒张压属于不同级别时，以较高的级别作为标准。

高血压患者的诊断和治疗不能只根据血压水平，必须对患者进行心血管风险评估并分层，即按血压分级和影响预后的因素（包括危险因素、靶器官损害及并存临床情况）的合并作用，将高血压患者的心血管危险水平分为低危、中危、高危、很高危 4 层。心血管的危险因素包括年龄 >55 岁（男）和 >65 岁（女）、吸烟、血脂异常、糖耐量受损和（或）空腹血糖异常、早发心血管病家族史、腹型肥胖、血同型半胱氨酸，靶器官损害包括左心室肥厚、颈动脉内膜增厚或斑块、肾功能受损等，并存临床情况包括脑血管病、心脏疾病、肾脏疾病、外周血管疾病、视网膜病变、糖尿病。具体分层标准见下表。

高血压患者心血管风险水平分层

其他危险因素和病史	血压/mmHg		
	1 级高血压	2 级高血压	3 级高血压
无其他危险因素	低危	中危	高危
1～2 个其他危险因素	中危	中危	很高危
≥3 个其他危险因素或靶器官损害	高危	高危	很高危
伴临床疾患	很高危	很高危	很高危

资料来源：中国高血压指南修订委员会.中国高血压防治指南［S］.北京：卫生部疾病预防控制局，2010.

二、护理评估

（一）病史

1. 患病与诊治经过

了解患者确诊为高血压的时间，既往血压情况及血压最高水平，伴随症状及程度，是否接受过降压治疗及其疗效与不良反应，是否遵从医嘱治疗，有无提示继发性高血压的线索。

2. 目前状况

评估患者目前血压水平，有无伴随症状及程度，有无跌倒等受伤的危险，有无心血管危险因素、靶器官损害程度及伴随的临床疾患；评估患者的心血管风险程度。

3. 相关病史

评估患者有无冠心病、心力衰竭、脑血管病、周围血管病、糖尿病、痛风、血脂异常、支气管痉挛、睡眠呼吸暂停综合征、肾脏疾病等病史；评估患者直系亲属中有无高血压、糖尿病、冠心病、脑卒中家族史及其发病年龄。

4. 个人史

评估患者与疾病相关的生活方式，如膳食脂肪、盐、饮酒、吸烟、体力活动及体重变化等情况，是否服用使血压升高的药物等。

5. 心理－社会状况

评估患者的性格特点、文化程度、工作环境、心理状况及有无精神创伤史等，患者在人际关系中是否有可引起血压波动的应激因素，患者对高血压疾病相关知识的了解程度，患者的社会支持情况。

（二）身体评估

正确测量血压和心率，必要时测定立卧位血压和四肢血压；测量体重指数、腰围及臀围等；评估有无靶器官损害的健康问题。

（三）实验室及其他检查

通过检查结果，进一步了解患者是否存在危险因素、是否伴有靶器官损害，并寻找继发性高血压存在的证据等。

三、护理

（一）疼痛：头痛

1. 减少引起或加重头痛的因素

为患者提供安静、温暖、舒适的环境，尽量减少探视。护士操作应相对集中，动作轻巧，防止过多干扰患者。头痛时嘱患者卧床休息，抬高床头，改变体位时动作要慢。避免劳累、情绪激动、精神紧张、环境嘈杂等不良因素。向患者解释头痛主要与高血压有关，血压恢复正常且平稳后头痛症状可减轻或消失。指导患者使用放松技术，如心理训练、音乐治疗、缓慢呼吸等。

2. 用药护理

遵医嘱应用降压药物治疗，密切监测血压变化以判断疗效，并注意观察药物的不良反应。

（二）直立性低血压

1. 告知患者直立性低血压表现为乏力、头晕、出汗、心悸、恶心、呕吐等，在联合用药、服用首剂药物或加量时应特别注意。

2. 指导患者预防直立性低血压的方法。服药时间可选在平静休息时，服药后继续休息一段时间再下床活动，如在睡前服药，夜间起床排尿时应注意；避免长时间站立，尤其在服药后最初几个小时；改变姿势时，特别是从卧位、坐位起立时动作宜缓慢；避免用过热的水洗澡；不宜大量饮酒。

3. 应指导患者在直立性低血压发生时取头低足高位平卧，可抬高下肢超过头部，屈曲股部肌肉和摇动脚趾，以促进下肢血液回流，利于增加回心血量和脑部供血。

（三）高血压急症

1. 避免诱因

向患者讲明高血压急症的诱因，应避免情绪激动、劳累、寒冷刺激和随意增减药量。

2. 病情监测

定期监测血压，一旦发现血压急剧升高、剧烈头痛、呕吐、大汗、视物模糊、面色及神志改变、肢体运动障碍等症状，立即通知医生。

3. 急症护理

患者应绝对卧床休息，避免一切不良刺激和不必要的活动，协助生活护理，给予持续低浓度吸氧。对昏迷或抽搐的患者应加强护理，保持呼吸道通畅，防止咬伤、窒息或坠床。安抚患者情绪，必要时应用镇静药。进行心电、血压、呼吸监护。迅速建立静脉通路，遵医嘱尽早应用降压药物进行控制性降压。应用硝普钠和硝酸甘油时，应注意避光，并持续监测血压，严格遵医嘱控制滴速，密切观察药物的不良反应。

四、健康指导

（一）疾病知识指导

让患者了解病情，包括高血压分级、危险因素、同时存在的临床疾患情况及危害，了解控制血压及终身治疗的必要性。向患者解释改变生活方式的重要性，使之理解其治疗意义，自觉地付诸实践，并长期坚持。

（二）生活方式指导

1. 饮食指导

减少钠盐摄入，增加钾盐摄入。每天钠盐的摄入量应低于6g，尽可能减少烹调用盐，建议使用可定量的盐勺，减少味精、酱油等含钠盐调味品的使用量，减少含钠盐较高的各类加工食品，如咸菜、火腿肠等；限制总热量，尤其要控制油脂类的摄入量；营养均衡，适量补充蛋白质，增加新鲜蔬菜和水果，增加膳食中钙的摄入。

2. 控制体重

最有效的减重措施是控制能量摄入和增加体力活动。在饮食方面，要控制高热量食物（高脂肪食物、含糖饮料及酒类等）的摄入；在运动方面，规律的、中等强度的有氧运动是控制体重的有效方法。

3. 戒烟限酒

强烈建议并督促高血压患者戒烟，并指导患者寻求药物辅助戒烟（使用尼古丁替代品等），同时也应对戒烟成功者行随访和监督，避免复吸。所有患者均应控制饮酒量，每日酒精摄入量男性不应超过25g，女性不应超过15g。不提倡高血压患者饮酒，如饮酒，则应少量：每天白酒、葡萄酒（或米酒）、啤酒的量分别少于50ml、100ml和300ml。

4. 适当体育运动

指导患者根据年龄和血压水平选择适宜的运动方式，合理安排运动量。建议每周进行3～5次、每次30分钟的有氧运动，如步行、慢跑、骑车、游泳和跳舞等。运动强度建议中等强度，更有效、更安全。可选用以下方法评价中等强度。①主观感觉：运动中心跳加快，微微出汗，自我感觉有点累；②客观表现：运动中呼吸频率加快、微汗，可以与人交谈，但是不能唱歌；③步行速度：每分钟120步左右；④运动中的心率 = 170 – 年龄；⑤在休息后约10分钟，锻炼所引起的呼吸频率增加应明显缓解，心率也恢复到正常或接近正常，否则应考虑运动强度过大。

（三）用药指导

强调长期药物治疗的重要性，用降压药使血压降至理想水平后，应继续服用维持量，以保持血压相对稳定，对无症状者更应强调；遵医嘱按时按量服药，告知有关降压药的名称、剂量、用法、作用及不良反应，并提供书面材料；不能擅自突然停药，经治疗血压得到满意控制后，可遵医逐渐减少剂量。如果突然停药可导致血压突然升高，特别是冠心病患者，突然停用β受体阻断药可诱发心绞痛、心肌梗死等。

（四）家庭血压监测指导

应教会患者和家属正确的家庭血压监测方法，推荐使用合格的上臂式自动血压计自测血压。血压未达标者，建议每天早晚各测量血压1次，每次测量2～3遍，连续7天，以后6天血压平均值作为医生治疗的参考；血压达标者，建议每周测量1次。指导患者掌握测量技术，规范操作，如实记录血压测量结果，随访时提供给医护人员作为治疗参考。

（五）心理指导

应指导患者调整心态，学会自我心理调节，帮助患者缓解精神压力以及纠正和治疗病态心理，必要时建议患者寻求专业心理辅导或治疗。

（六）定期随访

经治疗后血压达标者，可每 3 个月随访 1 次；血压未达标者，建议每 2～4 周随访 1 次。当出现血压异常波动或有症状，随时就诊。

（焦艳会）

第二节　糖尿病患者社区保健与护理

一、概述

糖尿病（diabetes mellitus，DM）是由遗传和环境因素相互作用引起的一组以慢性高血糖为特征的代谢异常综合征。因胰岛素分泌和（或）作用缺陷而引起的碳水化合物、蛋白质、脂肪、水和电解质紊乱。随着病程的延长，可出现心、脑、肾、视网膜等多脏器损害，病情恶化时可发现酮症酸中毒、高血糖高渗状态等急性并发症。

糖尿病的临床诊断依据静脉血葡萄糖检测结果。目前国际通用的诊断标准和分类是 WHO（1999）标准。糖代谢状态分类标准、糖尿病的诊断标准见下表。

糖代谢状态分类

糖代谢状态	静脉血浆葡萄糖	
	空腹血糖	糖负荷后 2 小时血糖
正常血糖	<6.1mmol/L	<7.8mmol/L
空腹血糖受损（IFG）	6.1～7.0mmol/L	<7.8mmol/L
糖耐量减低（IGT）	<7.0mmol/L	7.8～11.1mmol/L
糖尿病	≥7.0mmol/L	≥11.1mmol/L

注：IFG 和 IGT 统称为糖调节受损，也称糖尿病前期。

糖尿病的诊断标准

诊断标准	静脉血浆葡萄糖水平
典型糖尿病症状（多饮、多尿、多食、体重下降）和随机血糖检测或加上	≥11.1mmol/L
空腹血糖检测或加上	≥7.0mmol/L
葡萄糖负荷后 2 小时血糖	≥11.1mmol/L
无典型糖尿病症状者，需改日复查确认	

注：空腹状态指至少 8 小时未进食热量；随机血糖指不考虑上次用餐时间，一天中任意时间的血糖，不能用以诊断空腹血糖异常或糖耐量异常。

二、护理评估

（一）病史

1. 患病及治疗经过

详细询问患者患病的相关因素，如有无糖尿病家族史、病毒感染史等，询问患者起病时间、主要症状及其特点。对糖尿病原有症状加重，伴食欲减退、恶心、呕吐、头痛、嗜睡、烦躁者，应警惕酮症酸中毒的发生，注意询问有无相关诱发因素。对病程长者要注意询问有无心悸、胸闷及心前区不适感，有无肢体发凉、麻木或疼痛、间歇性跛行，有无视物模糊，有无经常发生尿频、尿急、尿痛、尿失禁、尿潴留及外阴瘙痒等情况。了解患者患病后的检查和治疗经过、目前用药情况和病情控制情况等。

2. 心理 - 社会状况

详细评估患者对疾病知识的了解程度，患病后有无焦虑、恐惧等心理变化，家庭成员对本病的认识程度和态度，以及患者所在社区的医疗保健服务情况等。

（二）身体评估

1. 一般状况

评估患者生命体征、精神和神志状态。酮症酸中毒昏迷及高渗性昏迷者，应注意观察患者的瞳孔、体温、血压、心率及心律，以及呼吸节律、频率、气味等。

2. 营养状况

有无消瘦或肥胖。

3. 皮肤和黏膜

有无皮肤湿度和温度的改变，有无足背动脉搏动减弱、足底胼胝形成；有无下肢痛觉、触觉、温觉的异常；有无局部皮肤发绀、缺血性溃疡、坏疽或其他感染灶的表现；有无不易愈合的伤口，以及颜面、下肢的水肿；等等。

4. 眼部

有无白内障、视力减退、失明等。

5. 神经和肌肉系统

有无肌张力及肌力减弱、腱反射异及间歇性破行等。

（三）实验室及其他检查

血糖是否正常或维持在较好的水平；有无甘油三酯、胆固醇升高，高密度脂蛋白胆固醇（HDL－C）降低，血肌酐、尿素氮升高，以及出现蛋白尿等，血钾、钠、氯、钙是否正常。

三、护理

（一）营养失调：低于或高于机体需要量

1. 确定总热量

根据患者的年龄、性别、身高、体重、体力活动量、病情等综合因素来确定总热量。首先要算出患者的标准体重，可参照公式"标准体重（kg）＝身高（cm）－105"算出标准体重，再依据每个人日常体力活动情况来估算出每千克标准体重热量需要量。儿童、青春期、哺乳期、营养不良、消瘦及有慢性消耗性疾病应酌情增加总热量，肥胖者要严格限制总热量和脂肪的摄入。

2. 食物组成和分配

糖尿病患者的饮食原则为高碳水化合物、低脂肪、适量蛋白质和高纤维素的膳食。碳水化合物应占糖尿病患者膳食总热量中的 50% ～60% ，是热量的主要来源。提倡食用粗制米、面和一定量的杂粮。每日定时进餐，尽量保持碳水化合物均匀分配。蛋白质的摄入量占膳食总热量的 10% ～15% ，成人蛋白质的需要量为每千克标准体重约 1g。儿童、孕妇、哺乳期女性，以及营养不良、消瘦、有消耗性疾病者宜增加至每千克体重 1.5 ～2.0g。糖尿病肾病患者应限制蛋白质摄入量为 0.8g／（kg·d），若已有肾功能不全，应摄入优质蛋白质，摄入量应减至 0.6g／（kg·d）。脂肪的摄入量不超过饮食总热量的 30% 。动物脂肪主要含饱和脂肪酸，植物油中含不饱和脂肪酸多，糖尿病患者易患动脉粥样硬化，应以植物油为主。患者饮食注意应定时定量，病情稳定期可按每天三餐 1/5、2/5、2/5 或各按 1/3 分配；病情不稳定者应少量多餐，从 3 次正餐中匀出 25 ～50g 主食作为加餐。每日的食盐摄入量不超过 6g；严格限制各种甜食，如糖果、点心、饼干、水果、含糖饮料等。对于血糖控制良好的患者，可在两餐间加食水果，如苹果、橙子、梨等。食物中应增加膳食纤维的摄入，豆类、富含纤维的谷物类（每份食物纤维≥5g）、水果、蔬菜和全麦食物均为膳食纤维的良好来源。

（二）糖尿病足

1. 每天检查足部

注意观察足部有无颜色、温度改变及足背动脉搏动情况，注意足部有无感觉减退、麻木、刺痛感；尤其注意检查足部有无皮肤破损，如水疱、裂口、红肿、胼胝、鸡眼等；避免自行修剪胼胝或用化学制剂来处理胼胝或趾甲。

2. 养成每日用温水洗脚的习惯

水温一般控制在 40℃ 左右，时间以 10 ～15 分钟为宜。洗脚前用手腕掌部测试水温，若已对温度不太敏感者请家人代试水温，洗完后用柔软的毛巾擦干，尤其是脚趾间。若足部皮肤干燥，可涂润肤乳，保持足部皮肤润滑，防止发生皲裂。

3. 选择合适的鞋袜

最好选择透气好的纯棉浅色袜子，袜口不要太紧，以免影响血液循环。

若袜子有破损，尽量更换新的，不要修补后再穿，因为修补后的部位不平整，长期摩擦，容易引起足部损伤。鞋子最好也选择透气性好的棉质布鞋，不宜穿露出脚趾的凉鞋，不宜穿鞋跟过高或鞋头过尖的鞋，鞋底要平、厚，鞋子大小合适，才能保护足部避免磨损或外伤。

4. 预防外伤

糖尿病患者由于足部感觉异常，容易受到创伤，若合并血管病变，破损的伤口不易愈合。因此不宜赤脚走路，外出时不宜穿拖鞋，穿鞋前先检查鞋内有否异物或异常。冬天应注意足部保暖，预防冻伤，但避免使用热水袋、火炉等给足部取暖，防止烫伤；夏天注意避免蚊虫叮咬。

（三）酮症酸中毒、高渗高血糖综合征

1. 预防措施

定期监测血糖，应激状况时每天监测。合理用药，不要随意减量或停用药物。保证充足的水分摄入，特别是发生呕吐、腹泻、严重感染时。

2. 病情监测

严密观察和记录患者的生命体征、神志、24 小时出入液量等，遵医嘱定时监测电解质、酮体和渗透压等的变化。

3. 急救配合与护理

立即开放两条静脉通路，准确执行医嘱，确保液体和胰岛素的输入；绝对卧床休息，注意保暖，给予持续低流量吸氧；加强生活护理，特别注意皮肤、口腔护理；昏迷者按昏迷常规护理。

（四）低血糖

1. 加强预防

护士应充分了解患者使用的降糖药物，并告知患者和家属不能随意更改降糖药物及其剂量，尤其应用胰岛素注射治疗的患者，胰岛素注射时间过早、量过大更易引起低血糖。活动量增加时，要减少胰岛素的用量并及时加餐。容易在后半夜及清晨发生低血糖的患者，晚餐适当增加主食或含蛋白质较高的食物。速效或短效胰岛素注射后应及时进餐；病情较重者，可先进餐再注射胰岛素。初用各种降糖药时要从小剂量开始，然后根据血

糖水平逐步调整药物剂量。

2. 急救护理

一旦确定患者发生低血糖，应尽快补充糖分。神志清醒者，应尽快食用一些含糖量高的食物或饮料，如糖水、含糖饮料、饼干、面包等。若病情重，神志不清者，应立即将患者置于平卧位，头偏向一侧，并立即拨打急救电话，送往医院进行救治；若有条件者，首先可采取静脉注射50%葡萄糖20～40ml，切勿给患者喂食或饮水，避免发生窒息。同时了解低血糖发生的诱因，给予健康指导，以避免再次发生。

四、健康指导

（一）疾病知识指导

采取多种方法，如课堂或一对一讲解、放录像、发放宣传资料等，让患者和家属了解糖尿病的病因、临床表现、诊断与治疗方法，提高患者对治疗的依从性。教导患者外出时随身携带识别卡，以便发生紧急情况时及时处理。

（二）生活方式指导

1. 饮食指导

注意营养搭配比例，平衡膳食，主食以杂粮为主，少食动物内脏、肥肉、蛋黄、动物油等高脂肪、高胆固醇食物。多食高纤维食物如玉米、燕麦、芹菜、苦瓜、韭菜等。禁食生冷、辛辣、油煎的食物，严格控制甜食，如糖果、甜点心、饼干、含糖饮料等。在血糖控制不稳定时，可用黄瓜、番茄代替水果食用。应定时定量，少食多餐。

2. 运动指导

运动的方式、强度、时间应根据患者的总体健康状况来定，推荐糖尿病患者的运动方式是低至中等强度的有氧运动，如散步、快步走、跳健美操、跳舞、打太极拳、游泳等。合适的运动强度为靶心率 = ［220 − 年龄（岁）］ × （60%～80%）。运动时间一般为40分钟，包括准备活动、运动训练和放松活动三部分，其中达到靶心率的运动训练时间为20～30分钟，餐后 30 分钟至 1 小时开始运动为宜。运动频率为每天 1 次或每周 3 ~ 4 次，肥胖患者可根据身体状况适当增加活动次数，运动应注意坚持循序渐进、量力而行和持之以恒的原则。

（三）用药指导

指导患者了解口服降糖药物或胰岛素的名称、剂量、给药时间及方法，教会其观察药物疗效及不良反应，遵医嘱用药，不能随意停药减药。糖尿病患者用药应在医生的指导下，如糖皮质激素、避孕药、噻嗪类利尿剂、胰高血糖素、甲状腺激素，能对抗磺脲类药物及胰岛素的降血糖作用。而水杨酸类、保泰松、吲哚美辛（消炎痛）、巴比妥类等药物与降糖药联用会导致低血糖反应。

（四）病情监测

指导患者每 3 ~ 6 个月复查糖化血红蛋白。血脂异常者每 1 ~ 2 个月监测 1 次，如无异常每 6 ~ 12 个月监测 1 次。体重每 1 ~ 3 个月测 1 次。每年全面体检 1 ~ 2 次。以尽早防治慢性并发症。指导患者学习和掌握监测血糖、血压、体重指数的方法，了解糖尿病的控制目标。

（五）心理指导

糖尿病是一种慢性终身性疾病，由于不能彻底治愈，患者容易产生焦虑、抑郁等消极的情绪，进而影响对疾病的控制。因此应加强患者的心理护理，鼓励患者家属积极参与糖尿病的控制，给予患者精神上的支持，指导患者进行自我心理调适的技巧，如放松训练、音乐疗法等。

（焦艳会）

第三节　冠心病患者社区保健与护理

一、概述

冠状动脉粥样硬化性心脏病（coronary atherosclerotic heart disease）是指

由于冠状动脉粥样硬化使管腔狭窄、痉挛或阻塞导致心肌缺血、缺氧或坏死而引发的心脏病，统称为冠状动脉性心脏病，简称冠心病，归属为缺血性心脏病，是动脉粥样硬化导致器官病变的最常见类型。

二、护理评估

（一）病史

1. 患病及诊治经过

评估患者此次发病有无明显的诱因，胸痛发作的特征，如出现的部位、性质、严重程度、持续时间、发作率、是否进行性加重、加重或缓解因素，有无恶心、呕吐、乏力、头晕、呼吸困难等伴随症状，是否有心律失常、休克、心力衰竭的表现。患病后的诊治过程，是否遵从医嘱治疗，目前用药及有关的检查等。

2. 目前状况

目前的主要不适及病情变化，对日常活动、饮食、睡眠、大小便有无影响，体重、营养状况有无改变。

3. 危险因素及相关病史评估

包括患者的年龄、性别、职业；患者直系亲属中有无与遗传相关的心血管病如肥厚型心肌病、原发性高血压、冠心病等；了解患者有无肥胖、血脂异常、高血压、糖尿病等危险因素，是否已进行积极的治疗，疗效如何；有无摄入高脂饮食、吸烟等不良生活习惯，是否有充足的睡眠，有无锻炼身体的习惯；了解工作与生活压力情况及性格特征；等等。

4. 心理 - 社会状况

有无焦虑、恐惧、抑郁、悲观等心理反应及其严重程度。在患病急性期，患者常因疾病引起的严重症状，如呼吸困难、心悸、晕厥、疼痛、濒死感而产生恐惧；在康复期，部分患者常由于疾病带来生活上的限制、病情的反复、职业的改变或提前退休、在家中角色和地位的改变、家人过分保护等因素而感到自尊受到威胁，进而产生自卑、抑郁、悲观等负性情绪；还可能因担心心脏介入手术风险及效果而焦虑。同时，评估患者的家庭成员组成、家庭经济状况、文化与教育背景、对患者所患疾病的认识、对患者的关心和支持程度，患者工作单位所能提供的支持、有无医疗保障；患者出院后的就医条件、居住地的社区保健资源；等等。

（二）身体评估

1. 一般状态

观察患者的精神意识状态，尤其注意有无面色苍白、表情痛苦、大汗或神志淡漠、反应迟钝甚至晕厥等表现。

2. 生命体征

观察体温、脉搏、呼吸、血压有无异常及其程度。

3. 心脏听诊

注意心率、心律、心音的变化，有无奔马律、心脏杂音及肺部啰音等。

（三）实验室及其他检查

1. 心电图

心电图是否有心绞痛、心肌梗死的特征性变化，有无心律失常等。

2. 冠状动脉造影

冠状动脉是否出现狭窄，以及狭窄程度如何等。

3. 血液检查

检测心肌坏死标志物，评估血常规检查有无白细胞计数增高及血清电解质、血糖、血脂等异常。

三、护理

（一）疼痛：胸痛

1. 减少或避免诱因

与心绞痛患者分析发病诱因，保持排便通畅，切忌用力排便；调节饮食，禁烟酒；保持心境平和，改变焦躁易怒、争强好胜的性格等。

2. 休息与活动

心绞痛发作时应立即停止正在进行的活动，就地休息。心肌梗死患者发病 12 小时内应绝对卧床休息，保持环境安静，限制探视。

3. 饮食指导

心肌梗死患者起病后 4～12 小时内给予流质饮食，随后过渡到低脂、低胆固醇清淡饮食，提倡少量多餐。

4. 心理护理

安慰患者，解除紧张不安情绪，以减少心肌耗氧量。

5. 给氧

鼻导管给氧，保证患者血氧饱和度在 95% 以上。

6. 用药护理

心绞痛发作时给予舌下含服硝酸甘油，用药后注意观察患者胸痛变化情况，如服药后 3～5 分钟仍不缓解可重复使用。心肌梗死患者遵医嘱给予吗啡或哌替啶止痛，注意有无呼吸抑制等不良反应。

（二）潜在并发症：心律失常、休克、急性左心衰竭、猝死

1. 严密心电监测

及时发现心率及心律的变化。发现频发室性期前收缩，成对出现或呈非持续性室速，多源性或 R on T 现象的室性期前收缩及严重的房室传导阻滞时，应立即通知医生，警惕室颤或心搏骤停、心脏性猝死的发生。监测电解质和酸碱平衡状况。

2. 严密监测血压

动态观察患者有无血压下降，是否伴有烦躁不安、面色苍白、皮肤湿冷、脉细而快、大汗淋漓、少尿、神志迟钝，甚至晕厥。一旦发现患者有血压下降趋势应及时汇报医生，遵医嘱给予升压、补液等处理。

3. 心力衰竭的观察

应严密观察患者有无呼吸困难、咳嗽、咳痰、少尿、颈静脉怒张、低血压、心率加快等，听诊肺部有无湿啰音。避免情绪激动、饱餐、用力排便等可加重心脏负担的因素。

4. 急救

准备好急救药物和抢救设备，如除颤器、起搏器等，随时做好抢救准备。

四、健康指导

（一）避免各种诱发因素

过劳、激动、饱餐、寒冷、吸烟、便秘等常是诱发冠心病发作的因素。告知患者应注意生活要有规律，避免劳累；保持平和的心态，避免情绪波动；少量多餐，避免暴饮暴食；注意防寒保暖，防止受凉；避免吸烟及吸烟环境；平时注意保持排便通畅，上厕所最好使用坐式马桶，切忌排便时过度用力，以免诱发心绞痛。

（二）饮食指导

冠心病患者宜食用低热量、低脂、低胆固醇、低盐、适量蛋白质及富含纤维素的清淡饮食，少量多餐，多吃水果蔬菜，预防肥胖、高脂血症、高血压和糖尿病的发生。超重和肥胖者更应主动减少热量摄入，少食肥肉、动物内脏、鱼卵、花生等含油脂多、胆固醇高的食物，不宜食用油炸、煎、烧烤类食物。减少钠的摄入，一般每日不超过6g。摄入蛋白质应适量，每日食物中蛋白质的含量以每千克体重不超过1g为宜，牛奶、酸奶、鱼类和豆制品对防治冠心病有利。适当增加膳食纤维摄入，不仅可以保持大便通畅，还有助于降低血脂。

（三）运动指导

根据冠心病患者的身体情况确定运动的形式进行功能锻炼，以有氧运动为宜，如散步、骑车、游泳、打太极拳等。运动时以患者主观感觉轻松、睡眠改善、食欲增加、无任何不适为宜，逐步增加活动量。当运动过程中出现不适，应立即停止活动。运动时应注意：①运动前后避免情绪激动。②运动前不宜饱餐。③运动要循序渐进、持之以恒，平时不运动者不要突然进行剧烈的运动。

（四）用药指导

指导患者出院后遵医嘱服药，不要擅自增减量，自我监测药物的不良反应。心绞痛患者外出时随身携带硝酸甘油以备急需。硝酸甘油见光易分解，应放在棕色瓶内存放于干燥处，以免潮解失效。药瓶开封后每 6 个月更换 1 次，以确保疗效。心肌梗死后患者因用药多、用药久、药品贵等，往往用药依从性低，需要采取形式多样的健康教育途径强调药物治疗的必要性，告知药物的用法、作用和不良反应，并教会患者定时测脉搏、血压，发护嘱卡或个人用药手册，定期电话随访。若胸痛发作频繁、程度较重、时间较长，服用硝酸酯制剂疗效较差时，应及时就医。

（五）心理指导

调整心态，减轻精神压力，逐渐改变急躁易怒的性格，保持心理平衡，可采取放松技术或与他人交流的方式缓解。告诉家属对患者要积极配合和支持，为其创造一个良好的身心休养环境，生活中避免对其施加压力。当患者出现紧张、焦虑或烦躁等不良情绪时，应予以理解并设法进行疏导。

（焦艳会）

第四节　慢性阻塞性肺疾病患者社区保健与护理

一、概述

慢性阻塞性肺疾病（chronic obstructive pulmonary disease，COPD）简称慢阻肺，是一种具有气流受限特征的可以预防和治疗的疾病。气流受限不完全可逆，呈进行性发展。慢阻肺主要累及肺脏，但也可引起全身（或称肺外）不良效应。肺功能检查对确定气流受限有重要意义。在吸入支气管舒张剂后，第一秒用力呼气量（FEV_1）/用力肺活量（FVC）<70% 表明存在持续气流受限。慢阻肺可存在多种并发症。急性加重和并发症影响患者整体疾病的严重程度。慢阻肺是危害人类健康的常见病、多发病，是高致残率和高死亡率的慢性呼吸系统疾病。

二、护理评估

（一）病史

1. 患病及治疗经过

询问患者发作时的症状，如咳嗽、咳痰、气短或呼吸困难、胸闷和喘息等。了解既往和目前的检查结果、治疗经过和病情严重程度。了解患者对所用药物的名称、剂量、用法、疗效、不良反应等知识的掌握情况，是否了解慢阻肺急性加重的治疗与护理等。评估疾病对患者日常生活和工作的影响程度。

2. 评估是否有与慢阻肺有关或致病情加重的病因和诱因

有无主动或被动吸烟，有无吸入污染空气，有无接触职业性粉尘和化学物质，有无吸入生物燃料烟雾，有无发生感染，有无遗传因素，等等。

3. 心理－社会状况

评估患者有无烦躁、焦虑、恐惧等心理反应；有无忧郁、悲观情绪，以及对疾病治疗失去信心等。评估家属对疾病知识的了解程度和对患者关心程度、经济情况和社区医疗服务状况等。

（二）身体评估

1. 一般状况

评估患者的生命体征和精神状态。注意观察患者的呼吸频率和脉率情况等。

2. 胸部体征

胸部有无过度充气，触诊肺部语音震颤是否减弱，叩诊肺部有无过清音，听诊肺部有无啰音、呼吸音减弱、呼气音延长等。

（三）实验室及其他检查

肺功能检查是否持续气流受限，肺总量（TLC）、功能残气量（FRC）、残气量（RV）是否增高，肺活量（VC）是否减低。动脉血气分析：有无氧分压（PO_2）降低，二氧化碳分压（PCO_2）是否增高，有无呼吸性酸中毒或呼吸性碱中毒。

三、护理

（一）气体交换障碍

1. 环境与休息

保持病室环境安静舒适、空气洁净和温湿度适宜，协助患者采取舒适体位，视病情安排适当的活动，以不感到疲劳、不加重症状为宜。

2. 病情观察

观察咳嗽、咳痰及呼吸困难的程度，监测动脉血气分析和水、电解质、酸碱平衡情况。

3. 保持呼吸道通畅

协助患者清除呼吸道分泌物及异物，指导患者正确使用支气管扩张药以及时缓解支气管痉挛造成的呼吸困难。

4. 氧疗护理

呼吸困难伴低氧血症者，遵医嘱给予氧疗。一般采用鼻导管持续低流量吸氧，氧流量 1～2L/min，应避免吸入氧浓度过高而引起二氧化碳蓄积。提倡长期家庭氧疗。氧疗有效的指标：患者呼吸困难减轻、呼吸频率减慢、发绀减轻、心率减慢、活动耐力增加。密切观察氧疗的效果及不良反应，记录吸氧方式、吸氧浓度及吸氧时间。

5. 用药护理

遵医嘱应用抗生素、支气管扩张药和祛痰药等，观察药物疗效和不良反应。

6. 呼吸功能锻炼

目前最常用的技术是缩唇呼吸和腹式呼吸。缩唇呼吸：患者闭嘴经鼻吸气，然后通过缩唇（吹口哨样）缓慢呼气，同时收缩腹部。吸气与呼气的时间比值为 1:2 或 1:3，每日训练 2 次，每次 10～15 分钟。通过缩唇形成的微弱阻力来延长呼气时间，增加气道压力，延缓气道塌陷。腹式呼吸：可取卧位、半卧位或坐位，将双手分别放在前胸部和上腹部，全身肌肉放松，平静呼吸，用鼻缓慢吸气，使膈肌最大程度下降，腹部凸出，手感到腹部向上抬起，经口缓慢呼气，腹肌收缩，膈肌松弛，膈肌随腹腔内压增加而上抬，推动肺部气体排出，手感到腹部下降。

（二）清理呼吸道无效

1. 保持呼吸道通畅，促进有效排痰

①湿化气道：痰液多且黏稠、难以咳出的患者需多饮水，以达到稀释痰液的目的；也可遵医嘱每天进行雾化吸入。②深呼吸和有效咳嗽：咳嗽时，患者取坐位，头略前倾，双肩放松，屈膝，前臂垫枕，如有可能应使双足着地，有利于胸腔的扩展，增加咳痰的有效性。咳痰后恢复坐位，进行放松性深呼吸。③协助排痰：护士或家属给予患者胸部叩击或体位引流，有利于分泌物的排出；也可用特制的按摩器协助排痰。

2. 用药护理

遵医嘱应用止咳药、祛痰药等，注意观察药物疗效和不良反应。

3. 病情观察

密切观察咳嗽、咳痰的情况，包括痰液的颜色、量及性状，以及咳痰是否顺畅。

四、健康指导

（一）疾病预防指导

①教育与督促患者戒烟，戒烟后咳嗽、咳痰等症状会减轻，也能延缓肺功能逐年减退的速度。戒烟是阻止慢阻肺发生和进展的关键措施。②避免或减少有害粉尘、烟雾或气体的吸入。③减少室内空气污染，避免在通风不良的空间燃烧生物燃料，如烧柴做饭、在室内生炉火取暖等。④积极预防上呼吸道感染，在呼吸道传染病流行期间尽量避免到人群密集的地方。潮湿、大风、严寒、雾霾天气时避免室外活动，根据气候变化及时增减衣服，避免受凉感冒。发生上呼吸道感染时应积极治疗。必要时在秋冬季节注射流感疫苗、肺炎疫苗。

（二）疾病知识指导

教会患者及家属依据呼吸困难与活动之间的关系，或采用呼吸困难问卷或自我评估测试问卷，判断呼吸困难的严重程度，以便合理安排工作和生活。使患者理解康复锻炼的意义，发挥患者的主观能动性，制订个体化锻炼计划，进行腹式呼吸或缩唇呼吸等训练，以及步行、慢跑等体育锻炼。指导患者识别使病情恶化的因素。

（三）饮食指导

呼吸功的增加可使热量和蛋白质消耗增多，导致营养不良，应制订足够热量和蛋白质的饮食计划。正餐进食量不足时，应安排少量多餐，避免在餐前和进餐时过多饮水。腹胀的患者应进软食。避免进食产气食物，如汽水、啤酒、豆类、马铃薯和胡萝卜等；避免易引起便秘的食物，如油煎食物、干果、坚果等；避免摄入高碳水化合物和高热量饮食，以免产生过多二氧化碳。

（四）家庭氧疗指导

长期家庭氧疗是慢阻肺稳定期患者重要的支持治疗，可以明显提高血氧饱和度（SaO_2）和 PO_2，减轻呼吸困难，提高舒适度、运动耐力和生活质量。长期家庭氧疗一般是经鼻导管吸入氧气，流量 1~2L/min，每天吸氧持续 10~15 小时。患者和家属要了解氧疗的目的、必要性及注意事项；注意安全，供氧装置周围严禁烟火，防止氧气燃烧爆炸；氧疗装置定期更换、清洁、消毒。

（五）心理指导

引导患者适应慢性病并以积极的心态对待疾病，培养生活兴趣，如听音乐、养花种草等爱好，以分散注意力，减少孤独感，缓解焦虑、紧张的精神状态。

（焦艳会）

第五节　脑卒中患者社区保健与护理

一、概述

脑卒中（stroke）又称脑血管意外，是指脑血管疾病患者由于各种原因造成急性脑局部血液循环障碍所导致的神经功能缺损综合征，症状持续时间 24 小时以上。根据病理性质分类，脑卒中可分为缺血性卒中和出血性卒中。前者包括脑血栓形成和脑栓塞，统称为脑梗死；后者包括脑出血和蛛网膜下腔出血。

二、护理评估

（一）病史

1. 病因和危险因素

了解患者有无颈动脉狭窄、高血压、冠状动脉粥样硬化、糖尿病、高脂血症、短暂性脑缺血发作（TIA）病史，有无脑血管疾病的家族史，有无长期高盐、高脂饮食和烟酒嗜好等。详细询问 TIA 发作的频率与表现形式，是否进行正规、系统的治疗，是否遵医嘱正确服用降压、降糖、降脂、抗凝及抗血小板聚集药物，以及治疗效果及目前用药情况等。

2. 起病情况和临床表现

了解患者发病的时间、急缓；了解患者是在活动时还是安静状态下发病；发病前有无情绪激动、活动过度、疲劳、用力排便等诱因，以及头晕、头痛、肢体麻木等前驱症状；了解病情发展的速度；是否存在肢体瘫痪、失语、感觉和吞咽障碍等局灶定位症状和体征，有无剧烈头痛、喷射性呕吐、意识障碍等全脑症状、体征及其严重程度。

3. 心理-社会状况

了解患者是否存在因突然发生肢体残疾或瘫痪卧床，生活需要依赖他人而产生的焦虑、恐惧、绝望等心理反应；了解患者和家属对疾病发生的相关因素、治疗和护理方法、预后、如何预防复发等知识的认知程度；患者家庭条件与经济状况及家属对患者的关心和支持度。

（二）身体评估

1. 生命体征

监测血压、脉搏、呼吸、体温。注意患者血压升高程度，有无中枢性高热、呼吸节律（潮式、间停、抽泣样呼吸等）、呼吸频率和深度的异常。

2. 意识状态

有无意识障碍及其类型和严重程度。

3. 头颈部检查

瞳孔大小及对光反射有无异常；视野有无缺损；有无眼球震颤、运动受限及眼睑闭合障碍；有无面部表情异常、口角歪斜和鼻唇沟变浅；有无听力下降或耳鸣；有无饮水呛咳、吞咽困难或咀嚼无力；有无失语及其类型。

4. 四肢脊柱检查

有无肢体运动和感觉障碍及其类型、性质和程度；有无步态不稳或不自主运动；四肢肌力、肌张力，有无肌萎缩或关节活动受限；皮肤有无水肿、多汗、脱屑或破损；括约肌功能有无障碍；有无颈部抵抗等脑膜刺激征和病理反射。

（三）实验室及其他检查

1. 血液检查

血糖、血脂、血液流变学和凝血功能检查是否正常。

2. 影像学检查

头部 CT 和 MRI 有无异常及其出现的时间和表现形式，数字减影血管造影（DSA）和磁共振血管成像（MRA）是否显示有血管狭窄、闭塞、动脉瘤和动静脉畸形等。

3. 脑脊液

观察颜色及压力有无增高。

三、护理

（一）躯体功能障碍

1. 生活护理

卧床及瘫痪患者应保持床单位整洁、干燥、无渣屑，减少对皮肤的机械性刺激；患者垫气垫床或按摩床，抬高患肢并协助被动运动，必要时对骶尾部及足跟等部位给予减压贴保护，预防压疮和下肢静脉血栓形成；帮助患者建立舒适卧位，协助定时翻身、拍背；每天用温水擦拭全身 1～2 次，促进肢体血液循环，增进睡眠；指导患者学会和配合使用便器，注意勿拖拉和用力过猛，以免损伤皮肤；鼓励和帮助患者摄取充足的水分和营养均衡的饮食，养成定时排便的习惯，保持大便通畅，便秘者可适当运动和按摩下腹部，促进肠蠕动及预防肠胀气；注意口腔卫生，每天口腔护理 2～3 次，保持口腔清洁；提供特殊的餐具、牙刷、衣服等，方便和协助患者洗漱、进食、如厕和穿脱衣服等，增进患者的舒适感，满足患者的基本生活需求。

2. 运动训练

运动训练应考虑患者的年龄、性别、体能、疾病性质及程度，选择合适的运动方式、持续时间、运动频度和进展速度。瘫痪患者肌力训练应从助力活动开始，鼓励主动活动，逐步训练抗阻力活动。训练过程中应分步解释动作顺序与配合要求，并观察患者的一般情况，注意重要体征、皮温、颜色及有无局部疼痛不适；应注意保护或辅助，并逐渐减少保护和辅助量。

3. 安全护理

床铺高度适中，应有保护性床栏；呼叫器和经常使用的物品应置于床头患者伸手可及处；运动场所要宽敞、明亮，无障碍物阻挡；走廊、厕所要装扶手，以方便患者起坐、扶行；地面要保持平整、干燥，要防湿、防滑，去除门槛；患者最好穿防滑软橡胶底鞋，穿棉布衣服，衣着应宽松；行走不稳或步态不稳者，选用三角手杖等合适的辅助具，并有人陪伴，防止受伤。

4. 心理护理

关心、尊重患者，鼓励其表达自己的感受，避免任何刺激和伤害患者的言行。多与患者和家属沟通，耐心解答患者和家属提出的问题，解除患者的思想顾虑。鼓励患者和家属主动参与治疗、护理活动。

（二）感觉障碍

1. 日常生活护理

保持床单位整洁、干燥、无渣屑。避免高温或过冷刺激，慎用热水袋或冰袋，防止烫伤、冻伤。肢体保暖需用热水袋时，应外包毛巾，水温不宜超过50℃，且每30分钟查看、更换1次部位，对感觉过敏的患者尽量避免不必要的刺激。

2. 心理护理

感觉障碍常使患者缺乏正确的判断而产生紧张、恐惧心理或烦躁情绪，故应关心、体贴患者，主动协助日常生活活动；多与患者沟通，取得患者信任，使其正确面对，积极配合治疗和训练。

3. 感觉训练

可进行肢体的拍打、按摩、理疗、针灸、被动运动和各种冷、热、电的刺激。如每天用温水擦洗感觉障碍的身体部位，以促进血液循环；被动活动关节时反复适度地挤压关节，牵拉肌肉、韧带，让患者注视患肢并认真体会其位置、方向及运动感觉，让患者闭目寻找停滞在不同位置的患肢的不同部位，多次重复直至找准。这些方法可促进患者本体感觉的恢复。上肢运动感觉功能的训练可使用木钉盘，如使用砂纸、棉布、毛织物、铁皮等缠绕在木钉外侧，当患者抓木钉时，通过各种材料对患者肢体末梢的感觉刺激，提高中枢神经的感知能力。还可以通过患侧上肢的负重训练改善上肢的感觉和运动功能。

（三）语言沟通障碍

1. 心理护理

患者常因无法表达自己的需要和感情而烦躁、自卑，护士应耐心解释不能说话或说话吐词不清的原因，关心、体贴、尊重患者，避免挫伤其自尊心的言行；鼓励患者克服羞怯心理，大声说话，当患者进行尝试和获得成功时给予肯定和表扬；鼓励家属、朋友多与患者交谈，并耐心、缓慢、清楚地解释每一个问题，直至患者理解、满意，营造一种和谐的亲情氛围和轻松、安静的语言交流环境。

2. 沟通方法

指导鼓励患者采取任何方式向医护人员或家属表达自己的需要。可借助符号、描画、图片、表情、手势、交流板、交流手册等提供简单而有效的双向沟通方式。与感觉性失语患者沟通时，应和患者一对一谈话，减少外来干扰，除去患者视野中不必要的物品，避免患者精神分散；对于运动性失语的患者应尽量提出一些简单的问题，让患者回答"是""否"或用点头、摇头示意；与患者沟通时说话速度要慢，应给予足够的时间做出反应；听力障碍的患者可利用实物图片法进行简单交流。

3. 语言康复

构音障碍的康复以发音训练为主，遵循由易到难的原则。可在专业语言治疗师指导下，协助患者进行床旁训练。具体方法有肌群运动训练、发音训练、复述训练、命名训练、刺激法训练等。

四、健康指导

（一）疾病预防指导

对有发病危险因素或病史者，指导进高蛋白、高维生素、低盐、低脂、低热量清淡饮食，多食新鲜蔬菜、水果、谷类、鱼类和豆类，保持能量供需平衡；戒烟、限酒；养成定时排便的习惯，保持大便通畅；指导高血压患者避免使血压骤然升高的各种因素，如避免过分喜悦、愤怒、焦虑、恐惧、悲伤等不良心理和惊吓等刺激；应遵医嘱规则用药，控制血压、血糖、血脂和抗血小板聚集；建立健康的生活方式，保证充足睡眠；适当运动，坚持每天进行 30 分钟以上的慢跑、散步等运动，避免体力或脑力过度劳累和突然用力；对有 TIA 发作史的患者，指导其在改变体位时应缓慢，避免突然转动颈部；洗澡时间不宜过长，水温不宜过高；外出时有人陪伴，气候变化时注意保暖，防止感冒。

（二）疾病知识指导

告知患者和家属疾病的基本病因和主要危险因素、早期症状和及时就诊的指证；指导患者遵医嘱正确服用降压、降糖和降脂药物，定期复查。

（三）康复指导

告知患者和家属康复治疗的知识和功能锻炼的方法，帮助分析和消除不利于疾病康复的因素，落实康复计划，并与康复治疗师保持联系，以便根据康复情况及时调整康复训练方案；使患者和家属认识到坚持主动或被动康复训练的意义。

（四）心理指导

脑卒中患者容易对治疗产生急躁情绪，或失去信心。说服家属为患者创造一个适合治疗和休养的环境，家属要主动加强与患者之间的思想和感情交流，要尽量满足患者的合理需要，尤其要尊重患者的人格，不可随意训斥或态度冷淡。对患者进行心理疏导，消除其焦虑、恐惧、悲伤等不良心理活动。帮助患者树立战胜疾病的信心，鼓励其主动锻炼肢体功能，克服自卑心理，保持心态平衡，多参加有益身心的社交活动，注意劳逸结合。

（焦艳会）

第六节　社区慢性病患者评估常用量表

一、世界卫生组织生存质量测定量表简表

（一）量表简介

世界卫生组织生存质量测定量表（WHOQOL）是由世界卫生组织研制的，用于测量个体与健康有关的生存质量的国际性量表。目前，已经研制成的量表有 WHOQOL - 100 和 WHOQOL - BREF。WHOQOL 不仅具有较好的信度、效度、反应度等心理测量学性质，而且具有国际可比性。

中山医科大学卫生统计学教研室方积乾教授领导的课题组受世界卫生组织和中华人民共和国原卫生部的委托，在 WHOQOL - 100 和 WHOQOL - BREF 英文版的基础上，结合中国国情，遵照世界卫生组织推荐的程序，制定了上述两种量表的中文版。本文主要介绍 WHOQOL - BREF。

（二）应用方法

WHOQOL - BREF 由 26 个条目组成，其中测量生存质量的总体主观感

受和自身健康状况的 2 个项目为独立条目，其余 24 个条目构成生理领域（第 3、4、10、15~18 条）、心理领域（第 5~7、11、19、26 条）、社会关系领域（第 20~22 条）、环境领域（第 8、9、12~14、23~25 条）4 个维度。量表采用 5 级评分法，每个条目评分为 1~5 分，其中第 3、4、26 条为反向计分，受试者得分越高说明生活质量越好。通过计算各个领域所属条目的平均分乘以 4 即为领域得分原始分，各个领域的原始分也可转换成百分制。

$$百分制得分 = （原始得分 - 4）× （100 ÷ 16）$$

该量表具有较好的内部一致性、良好的区分效度和结构效度。WHOQOL - BREF 各个领域的得分与 WHOQOL - 100 相应领域的得分具有较高的相关性，Pearson 相关系数最低为 0.89（社会关系领域），最高等于 0.95（生理领域）。

（三）量表内容

以下所有问题都请您按照自己的标准、愿望，或者自己的感觉来回答。注意所有问题都只是您最近 2 周的情况。请阅读每一个问题，根据您的感觉，选择最适合您情况的答案。

1. （G1）您怎样评价您的生存质量？

①很　　②差　　③不好也不差　　④好　　⑤很好

2. （G2）您对自己的健康状况满意吗？

①很不满意　　②不满意　　③既非满意也非不满意

④满意　　⑤很满意

3. （F1.4）您觉得疼痛妨碍您去做自己需要做的事情吗？

①根本不妨碍　　②很少妨碍　　③有妨碍（一般）

④比较妨碍　　⑤极妨碍

4. （F11.3）您需要依靠医疗的帮助进行日常生活吗？

①根本不需要　　②很少需要　　③需要（一般）

④比较需要　　⑤极需要

5. （F4.1）您觉得生活有乐趣吗？

①根本没乐趣　　②很少有乐趣　　③有乐趣（一般）

④比较有乐趣　　⑤极有乐趣

6. （F24.2）您觉得自己的生活有意义吗?

①根本没意义　　　　②很少有意义　　　　③有意义（一般）

④比较有意义　　　　⑤极有意义

7. （F5.3）您能集中注意力吗?

①根本不能　　　　②很少能　　　　③能（一般）

④比较能　　　　⑤极能

8. （F16.1）日常生活中您感觉安全吗?

①根本不安全　　　　②很少安全　　　　③安全（一般）

④比较安全　　　　⑤极安全

9. （F22.1）您的生活环境对健康好吗?

①根本不好　　　　②很少好　　　　③好（一般）

④比较好　　　　⑤极好

10. （F2.1）您有充沛的精力去应付日常生活吗?

①根本没精力　　　　②很少有精力　　　　③有精力（一般）

④多数有精力　　　　⑤完全有精力

11. （F7.1）您认为自己的外形过得去吗?

①根本过不去　　　　②很少过得去　　　　③过得去（一般）

④多数过得去　　　　⑤完全过得去

12. （F18.1）您的钱够用吗?

①根本不够用　　　　②很少够用　　　　③够用（一般）

④多数够用　　　　⑤完全够用

13. （F20.1）在日常生活中您需要的信息都齐备吗?

①根本不齐备　　　　②很少齐备　　　　③齐备（一般）

④多数齐备　　　　⑤完全齐备

14. （F21.1）您有机会进行休闲活动吗?

①根本没机会　　　　②很少有机会　　　　③有机会（一般）

④多数有机会　　　　⑤完全有机会

15. （F9.1）您行动的能力如何?

①很差　　　　②差　　　　③不好也不差

④很好　　　　⑤好

16. （F3.3）您对自己的睡眠情况满意吗？

①很不满意　　　　　②不满意　　　　　③既非满意也非不满意
④满意　　　　　　　⑤很满意

17. （F10.3）您对自己做日常生活事情的能力满意吗？

①很不满意　　　　　②不满意　　　　　③既非满意也非不满意
④满意　　　　　　　⑤很满意

18. （F12.4）您对自己的工作能力满意吗？

①很不满意　　　　　②不满意　　　　　③既非满意也非不满意
④满意　　　　　　　⑤很满意

19. （F6.3）您对自己满意吗？

①很不满意　　　　　②不满意　　　　　③既非满意也非不满意
④满意　　　　　　　⑤很满意

20. （F13.3）您对自己的人际关系满意吗？

①很不满意　　　　　②不满意　　　　　③既非满意也非不满意
④满意　　　　　　　⑤很满意

21. （F15.3）您对自己的性生活满意吗？

①很不满意　　　　　②不满意　　　　　③既非满意也非不满意
④满意　　　　　　　⑤很满意

22. （F14.4）您对自己从朋友那里得到的支持满意吗？

①很不满意　　　　　②不满意　　　　　③既非满意也非不满意
④满意　　　　　　　⑤很满意

23. （F17.3）您对自己居住地的条件满意吗？

①很不满意　　　　　②不满意　　　　　③既非满意也非不满意
④满意　　　　　　　⑤很满意

24. （F19.3）您对得到卫生保健服务的方便程度满意吗？

①很不满意　　　　　②不满意　　　　　③既非满意也非不满意
④满意　　　　　　　⑤很满意

25. （F23.3）您对自己的交通情况满意吗？

①很不满意　　　　　②不满意　　　　　③既非满意也非不满意
④满意　　　　　　　⑤很满意

26.（F8.1）您有消极感受吗（如情绪低落、绝望、焦虑、忧郁）？

①没有消极感受　　　②偶尔有消极感受　③时有时无

④经常有消极感受　　　⑤总是有消极感受

此外，还有 3 个问题：

1. 家庭摩擦影响您的生活吗？

①根本不影响　　　②很少影响　　　　　③影响（一般）

④有比较大影响　　　⑤有极大影响

2. 您的食欲怎么样？

①很差　　　　　　②差　　　　　　　③不好也不差

④好　　　　　　　⑤很好

3. 如果让您综合以上各方面（生理健康、心理健康、社会关系和周围环境等方面）给自己的生存质量打一个总分，您打_____分（满分为100 分）。

二、慢性病管理自我效能量表

（一）量表简介

慢性病管理自我效能量表（chronic disease self – management program，CDSMP）由美国斯坦福大学的 Lorig 等于 2001 年针对慢性病患者自我管理行为研究过程中所开发。该量表共 6 个条目，包含症状管理及疾病共同管理自我效能 2 个维度，反映患者在症状管理、角色功能、情绪调控、与医护沟通等方面的自我效能。

（二）应用方法

量表采用 1～10 级评分，1 级代表完全没有信心，10 级代表完全有信心，6 个条目得分的平均分即最终得分，最终得分范围为 1～10 分，分越高反映自我效能水平越高。Lorig 等测得该量表的 Cronbach's α 系数为 0.91。自我效能得分水平划分标准为：<6 分为低水平，6～8 分为中等水平，>8 分为高水平。

（三）量表内容

请在下列选择一个能反映您完成这些任务自信心的数字，1 代表毫无自信，10 代表完全自信。

1. 疾病带来的疲劳不会影响我完成每天想要做的事情。

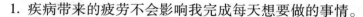

毫无自信 1　2　3　4　5　6　7　8　9　10 完全自信

2. 即使因生病引起身体不舒服或疼痛，也不会影响我完成每天想要做的事情。

毫无自信 1　2　3　4　5　6　7　8　9　10 完全自信

3. 因患病所引起的情绪低落不会影响我想做的事情。

毫无自信 1　2　3　4　5　6　7　8　9　10 完全自信

4. 现在的其他健康问题或症状不会影响我完成每天想要做的事情。

毫无自信 1　2　3　4　5　6　7　8　9　10 完全自信

5. 我自己采取措施来管理疾病，以减少看病的次数。

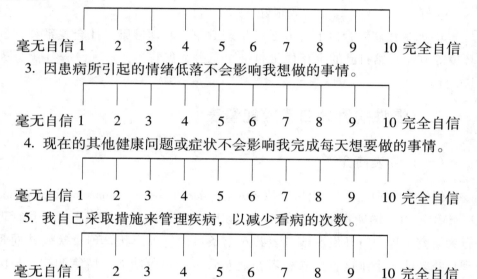

毫无自信 1　2　3　4　5　6　7　8　9　10 完全自信

6. 我不但遵医嘱服药，而且注意饮食、加强锻炼，通过改善生活方式来降低疾病对日常生活的影响。

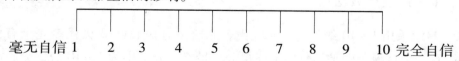

毫无自信 1　2　3　4　5　6　7　8　9　10 完全自信

三、老年慢性病患者益处发现问卷

（一）问卷简介

该问卷由张蕾制定，共 6 个维度 26 个条目，包含：灵性增长（第 1～2

条）、欣赏生活和生命（第3~7条）、领悟社会支持（第8~11条）、个人成长（第12~18条）、利他行为（第19~21条）、健康行为改变（第22~26条）。该问卷的Cronbach's α系数为0.924，重测信度数值是0.902。

（二）应用方法

问卷采用Likert 5级评分，从完全没有到非常多，分别对应的得分为0~4分。所有条目均为正向计分，问卷理论最低分0分，理论最高分104分，得分越高的患者说明其体验到的获益感水平也越高。

（三）问卷内容

该问卷关注的是您患病后的想法和行为上的积极改变。请您仔细阅读每个陈述，选择一个最接近您状况的答案并画"√"。

患慢性病后	完全没有	较少	中等程度	较多	非常多
1. 我明白人总是要面对死亡的，不再畏惧					
2. 我觉得不同的人生经历都有意义，现在我患病也是一种经历					
3. 我学会欣赏生活，发现生活的美好					
4. 我认识到生命是有限的，时间是宝贵的					
5. 我认识到自己不可能总会知道明天会发生什么，要过好每一天					
6. 我对活着的每一天都充满感恩					
7. 我意识到健康和生命才是最重要的					
8. 我意识到家人和朋友都很关心我					
9. 我意识到自己可以依靠家人和朋友，从他们那里获得帮助					
10. 我与家人的关系变得更加亲密团结、和谐融洽					
11. 我能够获得社区及相关组织对我的关心和帮助					
12. 我变得更加乐观，能够以更积极的方式看问题					
13. 我调整了自己的心态，减轻疾病对我造成的困扰					
14. 我会去适应我改变不了的事实					

续表

患慢性病后	完全没有	较少	中等程度	较多	非常多
15. 我发现自己比想象中更坚强，能够应对压力和困难					
16. 我学会控制自己的情绪，不再为小事情生气和烦恼					
17. 我变得更加有责任心					
18. 我更愿意去表达自己内心的想法和情感					
19. 我会将疾病治疗的相关信息告诉需要的人					
20. 我会鼓励那些与我患类似疾病的患者					
21. 我会帮助那些与我患类似疾病的患者					
22. 我开始采取更健康的生活方式					
23. 我开始培养规律的作息					
24. 我开始注重自己的饮食，吃得更加健康					
25. 我开始进行适当的体育锻炼					
26. 我试着戒除一些不良嗜好，如吸烟、饮酒					

四、高血压患者自我管理行为测评量表

（一）量表简介

高血压患者自我管理行为测评量表（hypertension patients self – management behavior rating scale，HPSMBRS）由赵秋利等于 2012 年开发，共有 33 个条目。该量表信、效度较好，Cronbach's α 系数为 0.914，内容效度为 0.91。

（二）应用方法

量表采用 Likert 5 级评分，根据患者患病以来行为出现的不同频率，分别赋值 1～5 分：1 为从不，2 为很少，3 为有时，4 为经常，5 为总是。量表总分范围为 33～165 分，由用药管理、病情监测、饮食管理、运动管理、工作与休息管理、情绪管理 6 个维度构成，得分越高表明高血压患者自我管理行为水平越高。

（三）量表内容

量表中条目描述的是高血压患者自我管理中出现的一些行为，请根据您最近 1 个月以来的实际情况，在相应的答案上画"√"，所有条目全部是单选，请不要多选或漏选。

条目	从不	很少	有时	经常	总是
1. 按医生处方药量服降压药					
2. 按医生处方服药时间服降压药					
3. 按医生处方服法要求服降压药					
4. 坚持长期规律服用降压药					
5. 如果患高血压≤5 年，1 年检查一次血生化、血糖、肾功能、眼底、心电图；如果患高血压＞5 年，1 年检查一次血生化、血糖、心电图、超声心电图、肾功能、眼底、脑部 CT、下肢动脉彩超、颈部彩色多普勒超声					
6. 高压为 140～159mmHg 或低压为 90～99mmHg 时，我每日测量 1 次血压；高压大于 160mmHg、低压大于 100mmHg 时，我每日测量 2 次血压					
7. 血压波动（忽高忽低）时咨询医生					
8. 按高血压分级所要求的时间定期复查					
9. 控制钠盐的摄入，少吃过咸的食物（腌菜、大酱、膨化食品、火腿肠等）					
10. 少吃高脂食物（肥肉、奶油、冰激凌、油炸食品等）					
11. 少吃胆固醇高的食物（动物内脏、鱼子、蛋黄、动物的皮等）					
12. 选择适量优质蛋白质食物（牛奶、鱼、瘦肉、大豆等）					
13. 选择适量降压食物（如芹菜、萝卜、胡萝卜、木耳等）					
14. 少吃刺激性强的食物（如辣椒、过冷或过热的食物等）					
15. 多吃新鲜蔬菜水果					
16. 注意营养均衡					
17. 控制体重					
18. 多食富含纤维的食物，防止大便干燥					

续表

条目	从不	很少	有时	经常	总是
19. 进行适宜的锻炼（慢跑、步行、打太极拳、扭秧歌等）					
20. 每周进行 3～5 次身体锻炼					
21. 每次运动持续 30～60 分钟					
22. 平时生活中注意放慢做事的速度					
23. 根据血压情况适当做些家务（如买菜、打扫卫生等）					
24. 根据血压情况，使用省力节力工具（如洗衣机等）来减少家务活					
25. 感觉疲劳时就停下来休息					
26. 根据血压情况调整工作（家务活）的时间、量和内容					
27. 努力改变自己的急躁性格					
28. 血压升高头晕时，我会静下心来休息					
29. 心情激动时努力平复心情					
30. 遇事生气时控制自己的情绪					
31. 为某事担心时劝说自己放宽心					
32. 患高血压后努力控制情绪，尽量保持平常心					
33. 保持情绪稳定，避免情绪波动					

五、杜氏高血压生活质量量表

（一）量表简介

杜氏高血压生活质量量表是评价高血压患者生活质量的常用量表，由杜勋明教授结合我国情况，依据国外高血压生活质量量表的有关方面编制。量表共 53 个条目，涉及睡眠状况、生理症状、性功能失调、焦虑、压抑、强迫状况、躯体化症状、工作状态、生气或活力、人际关系敏感、敌对等 11 个维度。

（二）应用方法

量表采用 Likert 5 级逆向评分：无症状为 4 分，极重为 0 分。得分越高说明生活质量越好，反之越差。该量表已被证实具有良好的信度和效度，各条目信度为 57.75% ~ 85.04%，效度为 45.5% ~ 77.7%。

（四）量表内容

请根据您的实际情况进行选择，在合适的选项下画"√"。

条目	程度				
	无	轻	中	重	极重
1. 头昏或昏倒					
2. 双下肢水肿					
3. 失眠					
4. 难以入睡					
5. 容易烦恼和激动					
6. 胸痛					
7. 胸痛连及左肩背					
8. 胸闷					
9. 感到自己的精力下降、活动减慢					
10. 性欲减弱了					
11. 醒得太早					
12. 噩梦或梦多					
13. 容易感到紧张或害怕					
14. 自己不能控制地发脾气					
15. 感到孤独、苦闷					
16. 出现发呆或动作迟缓现象					
17. 感情容易受到伤害					
18. 性功能出现障碍					
19. 工作的时候出现疲劳					
20. 感到别人对您不友好、不喜欢您					
21. 做事必须做得很慢以保证做得正确					
22. 感到前途没有希望					
23. 恶心（作呕）或胃部不舒服					
24. 感到比不上他人					

续表

条目	程度				
	无	轻	中	重	极重
25. 心悸					
26. 肌肉酸痛					
27. 白天昏睡或很想睡觉					
28. 难以做出决定					
29. 呼吸有困难					
30. 耳鸣					
31. 不能集中注意力					
32. 感到身体某一部分软弱无力					
33. 肢冷					
34. 感到手或脚发重					
35. 口干					
36. 掉头发					
37. 喘息或气短					
38. 皮肤瘙痒					
39. 眼睛干燥					
40. 经常与人争论					
41. 夜间多尿					
42. 感到坐立不安心神不宁					
43. 感到自己没有什么价值					
44. 视物模糊					
45. 很难跟上日常工作的速度					
46. 感到别人不理解您、不同情您					
47. 颈强					
48. 面红目赤					
49. 盗汗					
50. 自汗					
51. 口眼歪斜					
52. 语言不利					
53. 感到任何事情都很困难					

六、高血压患者自我效能量表

（一）量表简介

该量表由季韶荣改编，共 11 个条目，反映高血压患者在用药行为、饮食运动、烟酒管理、自护行为 4 个维度的自我效能。饮食运动维度的自我效能得分为第 1、3、7 条评分之和，用药行为维度的自我效能得分为第 2、5、8 条评分之和，烟酒管理维度的自我效能得分为第 4、6 条评分之和，自护行为维度的自我效能得分为第 9、10、11 条评分之和。

（二）应用方法

该量表采用 0 ~ 4 级评分，赋值 0 ~ 4 分，分别表示完全没信心、基本没信心、不确定、基本有信心、完全有信心。理论上自我效能总分范围为 0 ~ 44 分。量表的标准公式：标准分 = 量表的实际得分 ÷ 量表的理论得分 × 100%。根据标准化分级标准，低于 60 分代表低等水平自我效能，60 ~ 80 分代表中等水平自我效能，大于 80 分代表高等水平自我效能。该量表的 Cronbach's α 系数为 0.793。

（三）量表内容

请根据您的实际情况进行选择，在合适的选项空格内画"√"。

条目	完全有信心	基本有信心	不确定	基本没信心	完全没信心
1. 您对每次运动 15 ~ 30 分钟，每周 4 ~ 5 次有多少信心					
2. 您对坚持按医生开出的剂量用药有多少信心					
3. 您对每天早、中、晚三餐都在固定的时间、以固定的饭量吃饭有多少信心					
4. 您对能坚持少饮酒、不喝高度酒有多少信心					

续表

条目	完全 有信心	基本 有信心	不 确定	基本 没信心	完全 没信心
5. 您对坚持按医嘱定时服药有多少信心					
6. 您对戒烟有多少信心					
7. 与非高血压患者一起进餐时您对坚持低盐、 低脂、低胆固醇、低糖饮食有多少信心					
8. 您对坚持终身服药有多少信心					
9. 由于您的疾病所引起的情绪压抑会妨碍您做 自己想做的事，您对控制压抑有多少信心					
10. 您对坚持每天测量一次血压/血糖/血脂有多 少信心					
11. 您对坚持定期复诊有多少信心					

七、糖尿病特异性生存质量量表修订版

（一）量表简介

糖尿病特异性生存质量量表（DQOL）是 1988 年美国糖尿病并发症和控制试验研究小组等人参考众多生存质量量表和心理测试量表后研制开发的糖尿病专用量表。丁元林根据我国的国情对 DQOL 量表进行了文化调试与修订，开发了糖尿病特异性生存质量量表修订版（A－DQOL），并对其进行了信度与效度的测评。A－DQOL 的重测信度为 0.824，折半信度为 0.796，Cronbach's α 系数为 0.87。

（二）应用方法

A－DQOL 为 Likert 5 级评分，共 46 个条目，包括 4 个维度：满意程度、影响程度、忧虑程度 I （与社会、家庭或职业有关的忧虑程度）、忧虑程度 II （与疾病有关的忧虑程度）。评分越高表示生存质量越差。

（三）量表内容

请根据您的实际情况进行选择，在合适的选项空格内画"√"。

条目	选项				
满意度	非常满意	满意	一般	不满意	非常不满意
1. 您对医生控制您的病情所花的时间满意吗					
2. 您对常规的体格检查所花的时间满意吗					
3. 您对医生确定您的血糖水平所花的时间满意吗					
4. 您对您目前接受的治疗措施满意吗					
5. 您对自己受限制性的饮食满意吗					
6. 您对自己患糖尿病后给家庭带来的经济负担满意吗					
7. 您对自己关于糖尿病知识的了解程度满意吗					
8. 您对自己的睡眠状况满意吗					
9. 您对自己的社会关系和得到的友爱满意吗					
10. 您对自己的性生活满意吗					
11. 您对自己的工作、学业和家庭生活满意吗					
12. 您对自己的体形满意吗					
13. 您对自己每天能够用于锻炼身体的时间满意吗					
14. 您对自己的业余生活满意吗					
15. 总的来说，您对自己的生活感到满意吗					
影响程度	从来没有	很少有	偶尔有	经常有	一直有
1. 您患糖尿病后经常对不得不接受治疗感到痛苦吗					
2. 您经常对在公共场合下不得不谈及您的病情而感到尴尬吗					
3. 您经常有心慌、出虚汗、头昏、颤抖等低血糖反应吗					
4. 您经常感到身体不舒服吗					
5. 您经常觉得自己患糖尿病给您的家庭生活带来麻烦吗					
6. 您经常晚上睡不好吗					
7. 您经常感到糖尿病限制了您的社会交往和友谊吗					
8. 您经常自我感觉良好吗					
9. 您经常感到自己的饮食受到限制吗					
10. 您患糖尿病后性生活经常受影响吗					
11. 您患糖尿病后常被人劝阻不要骑车或从事打字员之类的工作吗					

续表

条目	选项				
12. 您患糖尿病后锻炼身体经常受到影响吗					
13. 您患糖尿病后经常无力承担家庭义务吗					
14. 您经常向别人解释糖尿病的危害吗					
15. 您患糖尿病后业余活动经常受到影响吗					
16. 您经常向别人诉说自己的病情吗					
17. 您患糖尿病后经常被别人取笑吗					
18. 您患糖尿病后经常感觉自己去洗手间的次数比别人多吗					
19. 您经常发现自己隐瞒病情而去吃一些自己不应该吃的东西吗					
20. 您经常隐瞒自己一直有胰岛素副反应的事实吗					
忧虑程度Ⅰ	从不担心	很少担心	偶尔担心	经常担心	总是担心
1. 您患糖尿病后经常为将来的婚姻状况感到忧虑吗					
2. 您患糖尿病后经常为孩子的将来感到忧虑吗					
3. 您患糖尿病后经常为以后可能找不到理想的工作感到忧虑吗					
4. 您患糖尿病后经常为以后可能得不到养老金或离退休金感到忧虑吗					
5. 您患糖尿病后经常为以后能否完成自己的继续教育感到忧虑吗					
6. 您患糖尿病后经常为将来可能会失业感到忧虑吗					
7. 您患糖尿病后经常为将来可能不能外出旅游感到忧虑吗					
忧虑程度Ⅱ	从不担心	很少担心	偶尔担心	经常担心	总是担心
1. 您患糖尿病后经常为将来可能会昏厥感到忧虑吗					
2. 您患糖尿病后经常为自己的体形与别人不同感到忧虑吗					
3. 您患糖尿病后经常为自己可能会发生并发症感到忧虑吗					
4. 您患糖尿病后经常为有人不愿意和您一起外出感到忧虑吗					

八、糖尿病自我管理活动量表

（一）量表简介

该量表是目前得到最广泛应用的糖尿病患者自我管理测评工具，由Toobert 等学者开发，我国学者孙胜男等人进行了引进和翻译。该量表共计6 个维度 13 个条目，主要包括糖尿病患者的饮食维度（4 个条目）、运动维度（2 个条目）、血糖监测维度（2 个条目）、足部护理维度（2 个条目）、遵医嘱用药维度（2 个条目）和吸烟情况维度（1 个条目）。

（二）应用方法

除吸烟情况维度外，其余各维度中的每个条目都会询问患者在过去 7天完成该行为活动的天数，并以此作为该条目的分数。各维度的内部分数计算为该维度内各条目的平均分。吸烟情况条目为统计吸烟人数及每天的吸烟量，不计算该条目的得分。该量表总分为各维度评分相加，分数越高表示该糖尿病患者的自我管理行为越好。此量表经评定，内容效度指数（CVI）为 1，各维度的 Cronbach's α 系数为 0.62～0.92。

（三）量表内容

以下问题是了解您在过去 7 天或 1 个月为糖尿病管理所做的活动，请您根据实际情况如实填写，在适合的天数下画"√"即可。

条目	0天	1天	2天	3天	4天	5天	6天	7天
1. 在过去 7 天，您有几天按照糖尿病的饮食要求吃东西								
2. 在过去 1 个月，平均来讲，您每周有几天完全按照糖尿病的饮食要求吃东西								
3. 在过去 7 天，您有几天在吃饭之外，会再吃一些水果或蔬菜								
4. 在过去 7 天，您有几天吃高脂的食物，如肥肉、动物内脏等								

续表

条目	0 天	1 天	2 天	3 天	4 天	5 天	6 天	7 天

5. 在过去 7 天，您有几天腾出 30 分钟运动

6. 在过去 7 天，您有几天在做家务或工作之余，参与到某个
特定的运动项目（如游泳、散步及骑自行车）中

7. 在过去 7 天，您有几天监测血糖

8. 在过去 7 天，您有几天完全按照医生的要求测血糖

9. 在过去 7 天，您有几天检查您的双脚

10. 在过去 7 天，您有几天在穿鞋之前检查您的鞋子里面

11. 在过去 7 天，您有几天按照医生的要求吃口服药（如果
无则不选）

12. 在过去 7 天，您有几天按照医生的要求注射胰岛素（如
果无则不选）

13. 您吸烟吗？　　□是　　　□否
在过去 7 天吸过吗（哪怕是一口）？□是　　　□否　　　如果吸过，每天吸_____支

九、糖尿病自我效能量表

（一）量表简介

斯坦福糖尿病患者自我管理自我效能量表（Stanford self – efficacy for diabetes management scale，SEDM）由斯坦福大学 Lorig 等学者开发，我国学者孙胜男将该量表进行翻译引入我国，成为糖尿病自我效能量表。糖尿病自我效能量表共 8 个条目，从饮食、运动、血糖监测和病情控制等方面反映糖尿病患者的自我效能水平。

（二）应用方法

每个条目均采用 1 ~ 10 级评分，从完全没有信心（1 分）到完全有信心（10 分）。各条目分数相加的总分代表该量表的得分，分数越高表名患者的自我效能水平越高。该量表经评定，内容效度指数为 1，Cronbach's α 系数为 0.75。

（三）量表内容

以下问题是为了了解您在进行如下活动时的信心，回答每一个问题时，从 1 到 10 分别代表从完全没有信心到完全有信心。请选择与您此时此刻的情况最贴近的一项，并在相应的数字上画"√"即可。

1. 您有信心做到每天早、中、晚餐三餐都在固定的时间、以固定的饭量吃饭吗？

完全没有信心 1　　2　　3　　4　　5　　6　　7　　8　　9　　10 完全有自信

2. 当您同非糖尿病者共同进餐时，您有信心仍然坚持自己饮食的量和种类吗？

完全没有信心 1　　2　　3　　4　　5　　6　　7　　8　　9　　10 完全有自信

3. 当您饥饿时，您有信心能够挑选合适的食物（如零食）吗？

完全没有信心 1　　2　　3　　4　　5　　6　　7　　8　　9　　10 完全有自信

4. 对于每次运动 15～30 分钟，每周 4～5 次，您有多大信心做到？

完全没有信心 1　　2　　3　　4　　5　　6　　7　　8　　9　　10 完全有自信

5. 当您在运动时，您有信心避免低血糖的发生吗？

完全没有信心 1　　2　　3　　4　　5　　6　　7　　8　　9　　10 完全有自信

6. 当您的血糖升高或降低时，您对于做出正确的处理有信心吗？

完全没有信心 1　　2　　3　　4　　5　　6　　7　　8　　9　　10 完全有自信

7. 当您的身体发生变化时，您有信心对身体状况做出判断并及时就医吗？

完全没有信心 1　　2　　3　　4　　5　　6　　7　　8　　9　　10 完全有自信

8. 对于控制您自身的糖尿病病情从而使它不影响到生活，您有信心做到吗？

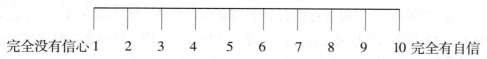

完全没有信心 1　2　3　4　5　6　7　8　9　10 完全有自信

十、糖尿病压力评价量表

（一）量表简介

糖尿病压力评价量表（appraisal of diabetes scale，ADS）由 Carey 等学者研制，我国学者程丽将该量表翻译为中文版引进我国。该量表共涉及 3 个维度 7 个条目，分别为：对糖尿病的控制（4 个条目），反映患者对糖尿病的自我管理能力；心理影响（2 个条目），反映糖尿病给患者带来的心理负担；对症状管理的认知和态度（1 个条目），反映患者认为想要良好控制糖尿病自身需要的努力程度。

（二）应用方法

该量表的 7 个条目均以 Likert 5 级评分，其中 5 个条目为正向评分，2 个条目为反向评分。该量表总分范围为 7 ~ 35 分，分数越低说明糖尿病给患者带来的压力越小。7 ~ 14 分表示患者对糖尿病的评价为积极，15 ~ 21 分为较积极，22 ~ 28 分为较消极，29 ~ 35 分为消极。该量表的 Cronbach's α 系数为 0.73，显示了良好的内部一致性。

（三）量表内容

以下问题是为了解糖尿病给您带来的压力，请您根据实际情况如实填写，在适合的选项下画"√"。

条目	一点都没有	有点	一般	比较大	非常大
1. 患糖尿病对您来说有多痛苦					
2. 您对自己的糖尿病有多大的控制力					

条目	一点 都没有	有点	一般	比较 大	非常 大
3. 在患糖尿病后您的生活经历了多少不确定性（如不知道吃什么样的食物，每天的运动量不知道应该达到怎样的程度）					
4. 您觉得自己的糖尿病在未来加重的可能性有多大					
5. 您认为要使糖尿病得到良好的控制，主要依赖于自身努力，还是其他的不可控制因素					
6. 您认为您控制糖尿病有效吗					
7. 糖尿病妨碍您实现自己的生活目标了吗					

十一、COPD 自我评估测试（CAT）

（一）量表简介

该量表由 Jones 等人于 2009 年开发，用于综合评定 COPD 患者的生活质量，同时反映病情的严重程度。量表共包括 8 个条目，可通过评估咳嗽、咳痰、胸闷、睡眠、精力、情绪和活动能力，来观察 COPD 对患者的影响。

（二）应用方法

患者根据自身情况，对每个条目做出相应评分（0～5 分）。CAT 分值范围是 0～40 分。得分 0～10 分表示生活质量遭受轻微影响，11～20 分为中等影响，21～30 分为严重影响，31～40 分为极严重影响。量表的 Cronbach's α 系数为 0.805，信、效度良好。

（三）量表内容

请选择最能反映您当前情况的选项，在相应数字上画"√"。每个问题只能标记一个选项。

症状	评分	症状
我从不咳嗽	0　1　2　3　4　5	我一直在咳嗽
我一点痰也没有	0　1　2　3　4　5	我有很多痰
我没有任何胸闷的感觉	0　1　2　3　4　5	我有很严重的胸闷感觉
当我爬坡或上一层楼梯时，我没有气喘的感觉	0　1　2　3　4　5	当我爬坡或上一层楼梯时，我感觉非常喘不过气来
我在家里能够做任何事情	0　1　2　3　4　5	我在家里做任何事情都很受影响
尽管我有肺部疾病，但我对外出很有信心	0　1　2　3　4　5	由于我有肺部疾病，我对离开家一点信心都没有
我的睡眠非常好	0　1　2　3　4　5	我的睡眠相当差
我精力旺盛	0　1　2　3　4　5	我一点精力都没有

十二、呼吸困难评分量表

（一）量表简介

改良版的英国医学研究委员会呼吸困难量评分表（mMRC）用来评估患者呼吸困难的严重程度。

（二）应用方法

该量表为5级评分（0~4级），级别越高表明呼吸困难越严重。该量表简单、方便，很适合门诊患者呼吸困难程度的评估。

（三）量表内容

mMRC 分级	mMRC 评估呼吸困难的严重程度
0	我仅在费力运动时出现呼吸困难
1	我平地快步行走或步行爬小坡时出现气短
2	我由于气短，平地行走时比同龄人慢或需要停下来休息
3	我在平地行走 100m 左右或数分钟后需要停下来喘气
4	我因严重呼吸困难不能离开家，或穿脱衣服时出现呼吸困难

十三、呼吸系统疾病焦虑量表

(一) 量表简介

该量表是由英国曼彻斯特城市大学医疗卫生系的 Yohannes 教授及其同事于 2013 年研究的一个特异性非躯体性的评估和筛查慢性阻塞性肺疾病患者焦虑状况的工具，是原量表作者通过采用回顾分析现有的焦虑量表和对 COPD 患者进行深度访谈，最终经临床医生和患者共同研发的工具。

(二) 应用方法

该量表共有 10 个条目，每个条目得分范围为 0～3 分。每个条目有 4 个等级选项：没有发生过为 0 分，偶尔为 1 分，经常为 2 分，几乎总在发生为 3 分。量表总分范围为 0～30 分，分数越高表明患者焦虑状况越严重。<8 分表示处于较低焦虑水平，≥8 分表示处于较高焦虑水平。量表重测信度为 0.81，Cronbach's α 系数为 0.92。

(三) 量表内容

请您仔细回想过去 2 周的情况，将最能体现您感受的选项标出来，并确保每个条目只有一个选项。

条目	没有发生过	偶尔	经常	几乎总在发生
1. 我脑子里总有一些担忧的想法				
2. 我感到非常害怕或恐慌				
3. 我感到易激惹和（或）烦躁				
4. 我有一种失去控制和（或）崩溃的恐惧感				
5. 我担心会陷入恐慌				
6. 我觉得自己很难放松				
7. 我有种突然的、强烈的恐惧和（或）恐慌感				
8. 我通常感到焦虑				
9. 我感到紧张或紧迫				
10. 我总觉得不好的事情可能会发生				
总分				

十四、COPD 患者自我管理能力量表

（一）量表简介

该量表由国内学者张彩虹等编制，共 51 个条目，包括症状管理、日常生活管理、情绪管理、信息管理、自我效能 5 个维度。

（二）应用方法

每个条目的得分范围是 1～5 分，总分范围是 51～255 分。各维度计分范围：①症状管理，8 个条目，计分范围为 8～40 分；②日常生活管理，14 个条目，计分范围为 14～70 分；③情绪管理，12 个条目，计分范围为 12～60 分；④自我效能，9 个条目，计分范围为 9～45 分；⑤信息管理，8 个条目，计分范围为 8～40 分。该量表分数越高，表示自我管理水平越高。该量表的 Cronbach's α 系数为 0.92，分半信度系数为 0.9，重测信度系数为 0.87。

（三）量表内容

这份量表主要用来帮助我们了解您对自己管理自己的信心及如何管理自己，以便更有效的指导我们的工作，让更多的病友从中获益。本次调查资料完全保密，数据仅作为了解病友生活情况并改进我们工作的依据，不涉及任何医疗问题，请您如实填写。

条目	没有	很少	有时	经常	总是
1. 无气促时，我会进行呼吸训练（如腹式呼吸、缩唇呼吸）					
2. 感到气促时，我会吸入支气管舒张剂（如氨茶碱、沙丁胺醇、特布他林）					
3. 感到明显气促时，我不会使用激素（如强的松、地塞米松等）					
4. 感到明显气促时，我不会吃消炎药					

条目	没有	很少	有时	经常	总是
5. 感到明显气促时，我会以每分钟 1~2ml 吸氧					
6. 我会自觉遵医嘱按时按量服药					
7. 气促急性加重时，我会寻求帮助（如拨打"120"或叫家属送医院）					
8. 咳嗽、咳痰时，我会使用有效方法清除呼吸道痰液（如有效咳嗽、胸部叩击、雾化吸入）					
9. 我会与其他慢性阻塞性肺疾病患者交流疾病知识					
10. 我会上网或查阅专业医学书籍获取相关信息					
11. 我会经常看报纸，了解疾病相关信息					
12. 将疾病相关资料保存完整（如门诊病历、检查结果等）					
13. 我觉得我能进行有效的相关锻炼					
14. 我能主动坚持遵医嘱按时按量服药					
15. 我觉得我可以自己缓解不舒服的症状					
16. 我会与医护人员商讨与病情有关的其他问题（如这个病有没有传染性）					
17. 我每年注射 1~2 次流感疫苗					
18. 我会进行防寒训练（如夏天、秋天开始用冷水洗脸）					
19. 我觉得我能控制由慢性阻塞性肺疾病引起的不良情绪（如悲观、抑郁、焦虑、恐惧等）					
20. 我觉得我可以乐观地看待慢性阻塞性肺疾病					
21. 当疾病反复发作时，我能找到解决的办法					
22. 我觉得我能够独立做家务活					
23. 我会避免吃生、冷、硬的食物					
24. 我认为控制症状可以减轻家人的负担					
25. 我会避免吃含糖过高、热量过多的食物（如汽水等）					
26. 身体无水肿但痰较多时，我会多喝水					
27. 我会尽力改变自己是家人负担的想法					

续表

条目	没有	很少	有时	经常	总是
28. 在冷天，我会使用取暖设施提高室温					
29. 我会通过锻炼调节自己的情绪（如悲观、抑郁、焦虑、恐惧等）					
30. 对治疗上不明白的地方，我会向医护人员咨询					
31. 对于检查结果不明白的地方，我会向医务人员咨询					
32. 我会根据身体状况，调整运动情况（如出现不适时，在屋子附近走走）					
33. 令人烦恼的事情我自己能够想得开					
34. 向医护人员咨询时，我会将想问的问题列成清单以免遗漏					
35. 病情稳定时，我每周运动的时间会超过 3 小时					
36. 冬天，为预防感冒，我会穿足够的衣物保暖					
37. 我会注意避免粉尘、烟雾或有害气体吸入					
38. 我会选择适当的方式锻炼（如散步、慢跑、登梯、骑自行车、打太极拳等）					
39. 我会根据身体状况，适量做家务（如打扫卫生、买菜等）					
40. 我觉得我能有效地预防感染					
41. 我会根据身体状况，调整运动速度					
42. 我会经常开窗通风，避免对着风吹					
43. 对于令人不安和烦恼的事情，我会向医务人员倾诉					
44. 我会尽量去看生活好的一面					
45. 只要我想办法，我觉得可以获得疾病相关信息					
46. 心情不好时，我会将注意力转移到其他想做的事情上					
47. 我会与其他类似患者交换心理感受					
48. 我会经常告诉自己要乐观					
49. 我会控制自己不向别人发脾气					
50. 有烦恼的事情，我会向家人、朋友倾诉					
51. 心情不好时，我会向朋友或家人寻求安慰和帮助					

十五、COPD 自我效能量表

（一）量表简介

COPD 自我效能量表（COPD self - efficacy scale，CSES）由雅典心理学家 Wigal 等于 1991 年编制，中文版由香港理工大学黄金月教授翻译、修订而成，用于评价 COPD 患者在各种情况下避免或应对呼吸困难的自信心。此量表共 31 个条目，分 5 个维度，包括呼吸困难管理、情绪波动、体力活动、环境与温度、安全行为。该量表的 Cronbach's α 系数为 0.88，内容效度为 0.74。

（二）应用方法

该量表采用 Likert 5 级评分，总分范围为 31～155 分。分值越高，患者自我效能越高。该量表各维度的条目数不同，为方便比较，采用得分指标进行评价，即量表维度的实际得分÷维度可能最高得分×100%。根据得分指标将自我效能分为 3 个水平：得分指标 >80% 为高水平，40%～80% 为中等水平，<40% 为低水平。

（三）量表内容

请根据您的实际情况进行选择，在合适的选项下画"√"。

条目	非常没有信心	没有信心	有一点信心	相当有信心	非常有信心
1. 当我感到太疲劳时					
2. 当周围的空气潮湿时					
3. 当我从温暖的环境，进入寒冷的环境时					
4. 当我觉得情绪紧张或不开心时					
5. 当我上楼梯太快时					
6. 当我否认我有呼吸困难时					

条目	非常没有信心	没有信心	有一点信心	相当有信心	非常有信心
7. 当我周围都有香烟的烟雾时					
8. 当我生气时					
9. 当我运动或付出很大的体力时					
10. 当我为我的生活而感到苦恼时					
11. 当我夫妻生活不和谐时					
12. 当我感到无奈时					
13. 当我举起重的物件时					
14. 当我叫喊或大声说话时					
15. 当我躺床上休息时					
16. 在炎热或寒冷的天气里					
17. 当我笑得很多时					
18. 当我没有跟随恰当的日常饮食时					
19. 当我感到无助时					
20. 当我受到感染（如咽喉炎、鼻窦炎、感冒等）					
21. 当我感到孤立而不想理会所有人或所有事时					
22. 当我觉得焦虑时					
23. 当我在污染的环境中					
24. 当我吃得过多时					
25. 当我感到沮丧或意志消沉时					
26. 当我在空气不流通的房间运动时					
27. 当我害怕时					
28. 当我经历到失去重要的物件或挚爱时					
29. 当我家中有问题时					
30. 当我感到不能胜任时					
31. 当我匆忙时					

十六、冠心病知识问卷

（一）问卷简介

冠心病知识问卷（CHD awareness and knowledge questionnaire）由 Kaya-niyi 等研制，用于评价冠心病患者对疾病知识的了解程度，包括冠心病的病理机制、病因、危险因素、症状、诊疗方法等。该问卷的 Cronbach's α 系数为 0.84。

（二）应用方法

该问卷共 20 个条目，正确计 1 分，错误计 0 分。得分越高表示越了解疾病相关知识，正确率≥70% 可以认为调查对象知识水平良好。

（三）问卷内容

这部分问卷是测量您对冠心病的知识和认识程度。请用第一反应判断下面每一题的说法是否正确，在"正确""错误"两个选项下画"√"。

条目	正确	错误
1. 经常性、规律性的运动有助于降低冠心病的发病风险		
2. 同男性一样，心脏病对女性健康也是一大威胁		
3. 吸烟多年后再戒烟没有什么用，因为健康已经受损了		
4. 如果因戒烟而导致了体重增加，这对一个人的健康是没有益处的		
5. 遗传因素是一项无法控制的心脏病危险因素		
6. 消化不良也可能是心肌梗死发作的一个症状		
7. 每位心肌梗死的患者都会有胸痛的症状		
8. 心脏的血流供给受阻会导致心肌梗死的发生		
9. 心肌梗死将会导致心肌受损		
10. 动脉硬化起始于脂肪沉积在动脉壁内		
11. 饮食上的调整有助于降低血胆固醇的水平		

续表

条目	正确	错误
12. 高密度脂肪酸（HDL）会降低冠心病的发病风险		
13. 改变生活方式可以降低心脏病的死亡率		
14. 为了有益于心脏，运动量需达到出汗和气喘才可以		
15. 硝酸甘油对心肌梗死有很大的帮助		
16. 酒石酸美托洛尔（倍他乐克）能减慢心率、降低血压		
17. 每日服用阿司匹林有益于降低心脏病的风险		
18. 经皮冠脉介入术（PCI）是用于诊断冠心病的		
19. 血管造影术能增加通过狭窄或阻塞动脉的血流		
20. 冠状动脉搭桥术不能增加通过狭窄或阻塞动脉的血流		

十七、冠心病自我效能量表

（一）量表简介

冠心病自我效能量表（CESS）由 Sullivan 等研制，2001 年由谢博钦等学者翻译，用于测量冠心病患者的自我效能水平。量表共 16 个条目，包括功能维持（第 1～4 条）和症状维持（第 5～16 条）2 个维度。该量表的 Cronbach's α 系数为 0.82。

（二）应用方法

该量表每个条目均采用 Likert 5 级评分，完全没有信心、有部分信心、中等程度信心、很有信心、非常有信心分别赋值 0～4 分。量表得分范围为 0～64 分，得分越高表示自我效能感越高。

（三）量表内容

该量表测量的是您对完成日常生活中疾病管理和照护性行为的自信心有多少。请根据您的情况在相应的选项下画"√"。结果没有好坏之分，请您如实填写。

针对以下条目您有把握的程度是	完全没有信心	有部分信心	中等程度信心	很有信心	非常有信心
1. 您知道什么时候应复诊或打电话咨询您的医生吗					
2. 您知道如何让医生了解您的心脏病问题吗					
3. 您知道如何服用心脏病药物吗					
4. 您知道多大的运动量适合自己吗					
5. 您能通过服药来控制呼吸困难症状吗					
6. 您能通过改变运动量来控制呼吸困难症状吗					
7. 您能通过服药来控制疲乏吗					
8. 您能通过改变运动量来控制疲乏吗					
9. 您能通过服药来控制胸痛症状吗					
10. 您能通过改变运动量控制胸痛症状吗					
11. 如果医生建议您改变自己的饮食，您有多大的信心做到这一点					
12. 您能维持日常工作中的正常活动量吗					
13. 您能维持日常的社交活动吗					
14. 您能维持与家人在家中的日常活动吗					
15. 您能够进行常规的有氧运动吗（运动到稍有出汗和心率增快）					
16. 您能维持与伴侣正常的性生活吗					

十八、冠心病自我管理量表

（一）量表简介

冠心病自我管理量表（CSMS）由任洪艳等研制，用于调查冠心病患者过去3个月的自我管理行为，在国内被广泛应用于测量冠心病患者的自我管理行为。量表共27个条目，包括不良嗜好管理（第1~4条）、日常生活管理（第5~8条）、症状管理（第9~12条）、疾病知识管理（第13~17条）、治疗依从性管理（第18~19、27条）、急救管理（第20~22条）和情绪认知管理（第 23～26 条）7 个维度。

（二）应用方法

该量表采用 Liket 5 级评分，从来不、几乎不、有时、经常、总是分别赋值 1～5 分。量表得分范围为 27～135 分，总分越高表明自我管理行为越好。通过计算得分指标比较量表各维度得分，得分指标 = 该维度的实际得分÷该维度可能的最高得分×100%，>80% 为高水平，60%～80% 为中水平，<60% 为低水平。该量表的 Cronbach's α 系数为 0.913。

（三）量表内容

为了更好地了解您的自我管理行为情况及对生活方式的依从性情况，请您配合我们如实填写，您可以在选项分数前画"√"。

1. 在过去 3 个月，您饮食中盐的摄入情况是（根据冠心病饮食要求每日摄入钠盐 3～5g）

　　1 分　每月钠盐 >210g

　　2 分　每月钠盐 180～210g

　　3 分　每月钠盐 150～179g

　　4 分　每月钠盐 120～149g

　　5 分　每月钠盐 <120g

2. 在过去 1 周，您饮食中脂肪和胆固醇摄入情况是

条目	评分
①您最近 1 周吃肉是否 <75g/d：0 分为是，1 分为否	（　　）
②您吃肉的种类：0 分为瘦肉，1 分为肥瘦肉，2 分为肥肉，3 分为内脏	（　　）
③您近 1 周吃蛋的数量（个）：1 分为 0～3 个/周，2 分为 4～7 个/周，3 分为 7 个以上/周	（　　）
④您近 1 周吃煎炸食品的次数（油饼、油条、炸糕等）：0 分为未吃，1 分为 1～4 次/周，2 分为 5～7 次/周，3 分为 7 次以上	（　　）
⑤您近 1 周吃奶油糕点的次数：0 分为未吃，1 分为 1～4 次/周，2 分为 5～7 次/周	（　　）
评分总和	（　　）

根据 CSMS 评分要求将脂肪和胆固醇膳食评价表得分转化为：

1 分　膳食评价表得分≥6 分

2 分　膳食评价表得分 4~5 分

3 分　膳食评价表得分 3 分

4 分　膳食评价表得分 2 分

5 分　膳食评价表得分 1 分

3. 在过去 3 个月，您饮酒的情况是

1 分　每次 > 60ml 纯酒精量（啤酒 > 520ml，葡萄酒 > 180ml，白酒 > 45ml）

2 分　每次 40~60ml 纯酒精量（啤酒 350~520ml，葡萄酒 120~180ml，白酒 30~45ml）

3 分　每次 < 40ml 纯酒精量（啤酒 350ml，葡萄酒 120ml，白酒 30ml）且经常饮酒

4 分　每次 < 40ml 纯酒精量（啤酒 350ml，葡萄酒 120ml，白酒 30ml）且偶尔饮酒

5 分　从不饮酒

4. 在过去 3 个月，您吸烟的情况怎样

1 分　每天 6 支以上

2 分　每天 3~5 支

3 分　每天 1~2 支

4 分　偶尔吸烟

5 分　从来不吸烟

5. 在过去 3 个月，您是否能合理搭配饮食营养

①从来不　　②几乎不　　③有时　　④经常　　⑤总是

6. 在过去 3 个月，您是否能平衡工作、活动和休息

①从来不　　②几乎不　　③有时　　④经常　　⑤总是

7. 在过去 3 个月，您是否能保持日常生活规律

①从来不　　②几乎不　　③有时　　④经常　　⑤总是

8. 在过去 3 个月，您参与推荐的活动和锻炼的情况怎样

1 分　从来不参与推荐的活动（如快走、游泳、跳舞、打太极拳、爬楼

梯等)

  2 分 参与推荐的活动每周不到 30 分钟

  3 分 参与推荐的活动每周 30 ~ 60 分钟

  4 分 参与推荐的活动每周 1 ~ 3 小时

  5 分 参与推荐的活动每周 3 小时以上

  9. 在过去 3 个月,您是否能自己监测心绞痛发作的情况(次数、程度、持续时间)

  1 分 从不记录心绞痛发作的情况

  2 分 每 15 ~ 30 天记录一次

  3 分 每 8 ~ 14 天记录一次

  4 分 每 3 ~ 7 天记录一次

  5 分 每 1 ~ 2 天记录一次

  10. 在过去 3 个月,您是否能自己定期监测脉率和心率

  ①从来不 ②几乎不 ③有时 ④经常 ⑤总是

  11. 在过去 3 个月,您是否能定期监测血压

  ①从来不 ②几乎不 ③有时 ④经常 ⑤总是

  12. 在过去 3 个月,您是否能就诊前总结病情,写下需问的问题

  ①从来不 ②几乎不 ③有时 ④经常 ⑤总是

  13. 在过去 3 个月,您是否能主动学习疾病保健知识

  ①从来不 ②几乎不 ③有时 ④经常 ⑤总是

  14. 在过去 3 个月,您是否关注药物的作用

  ①从来不 ②几乎不 ③有时 ④经常 ⑤总是

  15. 在过去 3 个月,您是否能关注药物副作用

  ①从来不 ②几乎不 ③有时 ④经常 ⑤总是

  16. 在过去 3 个月,您是否能与他人沟通疾病信息和感受(包括医务人员、病友等)

  ①从来不 ②几乎不 ③有时 ④经常 ⑤总是

  17. 在过去 3 个月,您是否能制订战胜疾病的生活、锻炼等计划和目标

  ①从来不 ②几乎不 ③有时 ④经常 ⑤总是

18. 在过去 3 个月，您的复查次数为

1 分　0 次

2 分　1 次

3 分　2 次

4 分　3 次

5 分　≥4 次

19. 在过去 3 个月，您能严格按处方服药吗

①从来不　　②几乎不　　③有时　　④经常　　⑤总是

20. 在过去 3 个月，您是否能随身携带急救药物

①从来不　　②几乎不　　③有时　　④经常　　⑤总是

21. 在过去 3 个月，当心绞痛发作时，您能识别并正确自救吗

①从来不　　②几乎不　　③有时　　④经常　　⑤总是

22. 您的家属会学习急救知识吗

①从来不　　②几乎不　　③有时　　④经常　　⑤总是

23. 在过去 3 个月，当您紧张、激动时，能采用自我放松的技巧吗

①从来不　　②几乎不　　③有时　　④经常　　⑤总是

24. 在过去 3 个月，当您情绪低落时，能鼓励自己振作吗

①从来不　　②几乎不　　③有时　　④经常　　⑤总是

25. 在过去 3 个月，您有使疾病不影响自己的信心吗

①从来不　　②几乎不　　③有时　　④经常　　⑤总是

26. 在过去 3 个月，您能从事喜欢的休闲娱乐活动吗

①从来不　　②几乎不　　③有时　　④经常　　⑤总是

27. 在过去 2 年，您是否接种过免疫接种流感和肺炎疫苗

接种流感疫苗 0　1　2　3　4　5　6 次

接种肺炎疫苗 0　1　2 次

（计分方法：接种流感疫苗 0 次为 0 分，1~2 次为 1 分，3~4 次为 2 分，5~6 次为 3 分；接种肺炎疫苗 0 次为 0 分，1~2 次为 2 分；两种疫苗分值相加为该条目得分。）

十九、脑卒中健康知识问卷

（一）问卷简介

该问卷由中山大学张小培、万丽红等人设计，共计 36 个条目，包括生活起居、运动、饮食、危险因素、服药、血压监测、卒中征兆、卒中处理 8 个维度，分别对应 8、4、4、5、5、2、6、2 个条目。该问卷内容效度为 0.89，Cronbach's α 系数为 0.87。

（二）应用方法

问卷总得分范围为 0～36 分，高得分与良好的卒中健康知识掌握水平相对应。因各维度条目不同，故采用因子分（因子分＝维度总分÷组成该维度的条目数）对各维度得分进行横向比较。采用得分率（得分率＝实际得分÷应得总分×100%）对卒中总知识水平进行划分：得分率≥80% 表示患者卒中相关知识水平掌握良好，得分率低于 80% 则表示卒中知识水平较差。

（三）问卷内容

以下是有关您最近对脑卒中防治知识的了解程度，请仔细阅读每个问题，并在相应的选项下画"√"。注意：不要去猜测怎样才是正确的答案，以便医护人员为您提供适宜的指导。

条目	知道	不知道
1. 应保持大便通畅		
2. 应保持积极乐观心态		
3. 应规律作息、充足睡眠		
4. 避免过度劳累		
5. 不宜过喜过悲		
6. 天气变冷容易诱发脑卒中，应注意保暖		
7. 天气炎热容易诱发脑卒中，应及时补充水分		

续表

条目	知道	不知道

8. 不宜长时间浸泡/洗热水澡

9. 保持适量体育活动能预防脑卒中

10. 康复锻炼可改善日常生活活动功能

11. 不宜空腹晨练及运动过度

12. 行动不宜过快过猛，起床应缓慢，避免引起头晕

13. 应限食盐的摄入量

14. 应减少进食脂肪及含糖高的食物，防止肥胖

15. 应戒烟

16. 应限酒

17. 有效控制脑卒中的危险因素（高血压、高脂血症、糖尿病）是预防脑卒中发生的重要手段，其中高血压是脑卒中最重要的危险因素

18. 高血压患者预防控制脑卒中的关键是长期平稳控制高血压

19. 血压正常或偏低的动脉粥样硬化者也可能发生缺血性脑卒中

20. 中老年人易发生脑卒中，但近年来脑卒中有年轻化的趋势，尤其是患有高血压、糖尿病、有抽烟习惯的人

21. 有心脑血管病家族史者患脑卒中的可能性较大

22. 应遵医嘱服用降压药，降压药忌临睡前服用，以防血压过低和心动过缓，导致脑血栓形成

23. 血压不是降得越快越好

24. 大多数高血压患者需长期服用维持量降压药，不应随意停药、减药或换药

25. 睡前坚持加服抗栓药（如阿司匹林肠溶片）有助于预防脑卒中

26. 如有糖尿病，应遵医嘱控制血糖

27. 血压控制的标准是≤140/90mmHg（老年人≤150/90mmHg，有糖尿病或肾病、曾有脑卒中者应≤130/90mmHg）

28. 高血压患者不能凭感觉估计血压，应定期监测血压

29. 嘴角歪斜、口水下滴

30. 一侧脸部麻木，一侧肢体麻木、乏力或活动不灵活

31. 突然不能讲话/吐字不清，或语不达意

32. 一过性眼前发黑、视物不清、视野缺损或出现复视

续表

条目	知道	不知道
33. 突然出现不明原因的剧烈头痛、头晕，甚至恶心、呕吐		
34. 进食及饮水时出现咳，甚至吞咽困难		
35. 一旦发生脑卒中的任何一种征兆应在 3 小时内就诊		
36. 怀疑发生脑卒中时患者应立即卧床休息，如有呕吐应头偏向一侧并立即拨打"120"		

二十、脑卒中影响量表

（一）量表简介

脑卒中影响量表（stroke impact scale，SIS）是由美国堪萨斯大学 Duncan 等研制完成的，包括 59 个条目，每个条目采用 5 级评分。该量表目前已经被广泛翻译和应用，与其他量表一起被推荐用于脑卒中患者的跟踪调查。朱雪娇等汉化的量表具有良好的信度和效度：总量表和各维度的 Cronbach's α 系数均 >0.8，重测结果的组内相关系数均 >0.7，可应用于脑卒中患者生存质量的评定。

（二）应用方法

量表得分范围为 59 ~ 295 分。得分越高说明卒中后患者的生活质量越高。量表包括 8 个维度，分别测量脑卒中患者的力气、手功能、日常生活活动能力、移动能力、交流、情绪、记忆与思维、参与 8 个方面受脑卒中影响的情况。

（三）量表内容

我们将询问您关于脑卒中给您造成的损伤、障碍及它如何影响您的生存质量的相关问题，借此了解脑卒中是如何影响您的，从而评估脑卒中对您的健康和生活产生的影响。请阅读每一个问题，根据您的感觉，选择最适合您情况的答案。

1. 以下是关于由脑卒中导致的生理问题：

在过去 1 周，您下列身体部位的如何	力气很大	力气较大	有点力气	力气较小	没力气
a. 主要受脑卒中影响而致手臂的力气	5	4	3	2	1
b. 主要受脑卒中影响而致握拳的力气	5	4	3	2	1
c. 主要受脑卒中影响而致腿的力气	5	4	3	2	1
d. 主要受脑卒中影响而致脚（踝）的力气	5	4	3	2	1

2. 以下是关于您的记忆和思维能力的问题：

在过去 2 周，您做下面的事有多困难	没有困难	比较困难	有点困难	很困难	特别困难
a. 记住别人刚跟您说过的话	5	4	3	2	1
b. 记住前一天发生的事情	5	4	3	2	1
c. 记住要做的事情（如记得预定的约会或吃药）	5	4	3	2	1
d. 记住星期几	5	4	3	2	1
e. 集中注意力	5	4	3	2	1
f. 快速的思考	5	4	3	2	1
g. 处理日常事务	5	4	3	2	1

3. 以下是关于脑卒中后您的感觉、情绪变化及情感控制的能力问题：

在过去 2 周，您是否经常	从来没有	偶尔	有时	经常	总是
a. 觉得忧伤	5	4	3	2	1
b. 觉得没有亲近的人	5	4	3	2	1
c. 觉得您是其他人的负担	5	4	3	2	1
d. 觉得没有什么值得您期望	5	4	3	2	1
e. 为自己犯的错责备自己	5	4	3	2	1
f. 仍然像以前一样快乐	5	4	3	2	1
g. 觉得很紧张	5	4	3	2	1
h. 觉得生活很值得	5	4	3	2	1
i. 每天至少微笑和发笑一次	5	4	3	2	1

4. 以下是关于您与别人的交流能力、阅读理解能力和听力理解能力：

在过去2周，您做下面的事有多困难	没有困难	比较困难	有点困难	很困难	特别困难
a. 说出站在您眼前的人的名字	5	4	3	2	1
b. 听懂别人对您所说的话	5	4	3	2	1
c. 回答问题	5	4	3	2	1
d. 正确说出物体的名称	5	4	3	2	1
e. 参与群体谈话	5	4	3	2	1
f. 在电话中与人交谈	5	4	3	2	1
g. 给他人打电话，包括选择正确的号码和正确拨号	5	4	3	2	1

5. 以下是有关您一天中可能做的日常活动的问题：

在过去2周，您做下面的事有多困难	没有困难	比较困难	有点困难	很困难	特别困难
a. 使用筷子夹食物	5	4	3	2	1
b. 穿上衣（如扣纽扣、拉拉链等）	5	4	3	2	1
c. 自己洗澡	5	4	3	2	1
d. 剪脚趾甲	5	4	3	2	1
e. 及时到达厕所	5	4	3	2	1
f. 控制小便不会失禁	5	4	3	2	1
g. 控制大便不会失禁	5	4	3	2	1
h. 做一些轻体力的家务活（如扫地、整理床铺、倒垃圾、洗碗）	5	4	3	2	1
i. 去买东西	5	4	3	2	1
j. 做一些重体力的家务活（如洗衣服、拖地）	5	4	3	2	1

6. 以下是关于您在家里和社区活动能力的问题：

在过去 2 周，您做下面的事有多困难	没有困难	比较困难	有点困难	很困难	特别困难
a. 坐着保持平衡	5	4	3	2	1
b. 站着保持平衡	5	4	3	2	1
c. 走路时保持平衡	5	4	3	2	1
d. 从床上移动到椅子上	5	4	3	2	1
e. 走 100m 左右的路程	5	4	3	2	1
f. 快速走路	5	4	3	2	1
g. 上 1 层楼梯	5	4	3	2	1
h. 上几层楼梯	5	4	3	2	1
i. 上下车	5	4	3	2	1

7. 以下是关于主要由脑卒中引起的您手活动能力的问题：

在过去 2 周，主要由脑卒中引起的您用手做下列事情的困难程度	没有困难	比较困难	有点困难	很困难	特别困难
a. 提重物（如一袋食品）	5	4	3	2	1
b. 旋转门把手	5	4	3	2	1
c. 打开瓶子或者罐子	5	4	3	2	1
d. 系鞋带（用双手）	5	4	3	2	1
e. 拾硬币	5	4	3	2	1

8. 以下是有关脑卒中如何影响您参与日常活动的能力、参与对您有意义并能够帮助您发现生活目标的活动的能力问题：

在过去 4 周，下面活动您被限制了多少时间	从来没有	偶尔	有时	经常	总是
a. 您的工作（包括有报酬的、无偿的或其他任何工作）	5	4	3	2	1
b. 您的社会活动（如走亲访友、外出就餐等）	5	4	3	2	1
c. 安静的娱乐活动（如做手工、看电视、看报纸等）	5	4	3	2	1
d. 动态的娱乐（如运动、旅游等）	5	4	3	2	1

续表

在过去4周，下面活动您被限制了多少时间	从来没有	偶尔	有时	经常	总是
e. 您作为家庭成员或者朋友的角色	5	4	3	2	1
f. 您参与宗教性的活动（如去教堂、寺庙等）	5	4	3	2	1
g. 您根据自己的愿望控制生活的能力	5	4	3	2	1
h. 您帮助其他人的能力	5	4	3	2	1

二十一、脑卒中专用生活质量量表

（一）量表简介

脑卒中专用生活质量量表（stroke specific quality of life，SS – QOL）于1999年由 Williams 等人开发，王伊龙等对其进行了修订，用于评价患者的日常生活质量。该量表的 Cronbach's α 系数为 0.76。

（二）应用方法

量表共49个条目，包括精力（3个条目）、家庭角色（3个条目）、语言（5个条目）、活动能力（6个条目）、情绪（5个条目）、个性（3个条目）、自理能力（5个条目）、社会角色（5个条目）、思维（3个条目）、上肢功能（5个条目）、视力（3个条目）、工作或劳动（3个条目）12个维度。每个条目均采用5级评分，得分范围为49~245分，总得分越高表示生活质量越好。

（三）量表内容

1. 这些问题是关于脑卒中对您精力的影响（3项）：

您觉得最近1周以来	完全是这样	基本是这样	不能肯定	基本不是这样	完全不是这样
1. 大多数时间感到疲倦	1	2	3	4	5
2. 白天必须时常休息	1	2	3	4	5
3. 非常疲倦，不能从事想干的工作	1	2	3	4	5

2. 这些问题是关于脑卒中对您在家庭中所担角色的影响（3 项）：

您觉得最近 2 周以来	完全 是这样	基本 是这样	不能 肯定	基本 不是这样	完全 不是这样
1. 不与家人一起进行消遣活动	1	2	3	4	5
2. 是家庭的负担	1	2	3	4	5
3. 身体状况影响家庭生活	1	2	3	4	5

3. 这些问题是关于脑卒中对您语言的影响（5 项）：

您觉得最近 2 周以来	完全 困难	有很大 困难	中等 困难	有一点 困难	完全 没有困难
1. 语言是否有困难？如停顿、结巴、口吃、吐字不清等，不与家人一起进行消遣活动	1	2	3	4	5
2. 是否由于说话不清，打电话存在困难	1	2	3	4	5
3. 他人是否难以理解您的话语	1	2	3	4	5
4. 是否常常难以找到恰当的词达意	1	2	3	4	5
5. 是否得重复说才能让他人明白您的意思？	1 是 这样	2 基本 是	3 不 肯定	4 基本 不是	5 不是

4. 这些问题是关于脑卒中对您的活动能力的影响（6 项）：

您觉得最近 2 周以来	完全 困难	有很大 困难	中等 困难	有一点 困难	完全 没有困难
1. 走路是否有困难（如是，见问题 4）	1	2	3	4	5
2. 俯身或者取物时是否会失去平衡	1	2	3	4	5
3. 上楼梯是否困难	1	2	3	4	5
4. 走路或者乘轮椅时，是否不得不时常休息	1	2	3	4	5
5. 站立是否有困难	1	2	3	4	5
6. 从椅子上起来是否有困难	1	2	3	4	5

5. 这些问题是关于脑卒中对您的情绪的影响（5 项）：

您觉得最近 2 周以来	完全 是这样	基本 是这样	不能 肯定	基本 不是这样	完全 不是这样
1. 对前途失望	1	2	3	4	5
2. 对他人、对周围活动没兴趣	1	2	3	4	5
3. 不愿与他人交往	1	2	3	4	5
4. 对自己没有信心	1	2	3	4	5
5. 对食物没兴趣（厌食）	1	2	3	4	5

6. 这些问题是关于脑卒中对您个性的影响（3 项）：

您觉得最近 1 周以来	完全 是这样	基本 是这样	不能 肯定	基本 不是这样	完全 不是这样
1. 爱发脾气	1	2	3	4	5
2. 对别人没耐心	1	2	3	4	5
3. 性格变了	1	2	3	4	5

7. 这些问题是关于脑卒中对您自理能力的影响（5 项）：

您觉得最近 2 周以来	完全 困难	有很大 困难	中等 困难	有一点 困难	完全 没有困难
1. 吃饭是否有困难	1	2	3	4	5
2. 做饭（比如在切食品或准备特殊食品时）是否有困难	1	2	3	4	5
3. 穿衣，比如在穿袜子、穿鞋、解衣扣或拉拉链时是否有困难	1	2	3	4	5
4. 洗浴是否有困难	1	2	3	4	5
5. 大小便是否有困难	1	2	3	4	5

8. 这些问题是关于脑卒中对您的社会角色的影响（5 项）：

您觉得最近 2 周以来	完全 是这样	基本 是这样	不能 肯定	基本 不是这样	完全 不是这样
1. 想出去，但常常不能出去	1	2	3	4	5
2. 想消遣娱乐，但是不能时间长	1	2	3	4	5
3. 想见朋友，但是常常不能如愿去见	1	2	3	4	5
4. 性生活不如以前	1	2	3	4	5
5. 身体状况影响了社交	1	2	3	4	5

9. 这些问题是关于脑卒中对您思维的影响（3 项）：

您觉得最近 2 周以来	完全 是这样	基本 是这样	不能 肯定	基本 不是这样	完全 不是这样
1. 思想很难集中	1	2	3	4	5
2. 记事困难	1	2	3	4	5
3. 把事情写下来才能记住	1	2	3	4	5

10. 这些问题是关于脑卒中对您上肢功能的影响（5 项）：

您觉得最近 2 周以来	完全 困难	有很大 困难	中等 困难	有一点 困难	完全 没有困难
1. 书写有困难吗	1	2	3	4	5
2. 穿袜子有困难吗	1	2	3	4	5
3. 解衣扣有困难吗	1	2	3	4	5
4. 拉拉链有困难吗	1	2	3	4	5
5. 启瓶盖有困难吗	1	2	3	4	5

11. 这些问题是关于脑卒中对您视力的影响（3 项）：

您觉得最近 2 周以来	完全 困难	有很大 困难	中等 困难	有一点 困难	完全 没有困难
1. 是否因看不清而难以看爱看的电视节目	1	2	3	4	5
2. 因视力不好而难以看清东西吗	1	2	3	4	5
3. 难以看见从旁而过的东西吗	1	2	3	4	5

12. 这些问题是关于脑卒中对您工作或劳动的影响（3 项）：

您觉得最近 2 周以来	完全困难	有很大困难	中等困难	有一点困难	完全没有困难
1. 干户外日常的工作或劳动有困难吗	1	2	3	4	5
2. 已开始的工作或劳动完成它有困难吗	1	2	3	4	5
3. 以前的工作或劳动现在干有困难吗	1	2	3	4	5

二十二、脑卒中自我管理行为评定量表

（一）量表简介

量表由王艳桥编制，共 50 个条目，包括疾病管理、安全用药管理、饮食管理、生活起居管理、情绪管理、社会功能和人际管理、康复锻炼管理 7 个维度。量表的 Cronbach's α 系数为 0.835，内容效度指数 0.95，结构效度为 0.594 ~ 0.771。

（二）应用方法

该量表的条目采用 Likert 5 级评分，总分范围为 50 ~ 255 分。得分越高说明患者的自我管理行为越好。量表的 7 个维度分别反映脑卒中患者在某个方面的自我管理行为的情况。①疾病管理：测量脑卒中恢复期患者血压、血糖、血脂的监测情况以及与医生交流获取信息的行为，共 11 个条目，得分区间为 11 ~ 55 分；②安全用药管理：测量患者安全、正确用药的行为，共 5 个条目，得分区间为 5 ~ 25 分；③饮食管理：测量患者在日常生活中健康、合理饮食的行为，共 8 个条目，得分区间为 8 ~ 45 分；④生活起居管理：测量患者在日常生活中娱乐、作息和避免诱发疾病的行为，共 8 个条目，得分区间为 8 ~ 40 分；⑤情绪管理：测量患者对紧张、抑郁、焦虑、激动等不良情绪的管理行为，共 5 个条目，得分区间为 5 ~ 25 分；⑥社会功能和人际管理：测量患者发挥社会功能、合理寻求支持系统的行为，共 6 个条目，得分区间为 6 ~ 30 分；⑦康复锻炼管理：测量患者主动康复训练的行为，共 7 个条目，得分区间 7 ~ 35 分。

由于各维度条目数不同，为使各维度得分具有可比性，亦采用因子分对各维度得分进行比较，将量表得分率为 < 60% 、60% ~ 80% 、> 80% 的患者自我管理水平分别划分为偏差、中等、良好。

（三）量表内容

第一部分　疾病管理

1 ~ 4 题是调查您血压的管理情况。如果您患有高血压，请读题后选择适宜选项；如果没有，请您在题中选择 E。

1. 在住院前 1 个月，您平时测血压的情况是

①没有　　②每月 1 ~ 3 次　　③每月 4 ~ 8 次　　④每月 11 ~ 25 次

⑤每天都会测

2. 在住院前 1 个月，当您身体不舒适时，您测量血压的次数比平时多些

①没有　　②偶尔　　③有时　　④经常　　⑤总是

3. 在住院前 1 个月，您将每次血压的测量结果记录下来

①没有　　②偶尔　　③有时　　④经常　　⑤总是

4. 在住院前 1 个月，当您出现血压异常的情况会及时咨询医生（正常情况下，收缩压 90 ~ 139mmHg，舒张压 60 ~ 89mmHg）

①没有　　②偶尔　　③有时　　④经常　　⑤总是

5. 在住院前 1 个月，您按照医生指示的时间测血糖

①没有　　②偶尔　　③有时　　④经常

⑤总是（我没有糖尿病和糖耐量增高）

6. 在过去 1 年，您测血脂的状况

①没测过　　②没有固定测血脂的习惯，有义诊可能会测一次

③每年测一次　④每年测 1 ~ 2 次，并且血脂异常会看医生

⑤每 3 ~ 6 个月一次（因为血脂高经常在监测），并且定期看医生

7. 在住院前 1 个月，您定期到专科门诊（神经内科、内分泌科等）检查

①没有　　②偶尔　　③有时　　④经常　　⑤总是

8. 在过去 1 个月，您关注脑卒中复发的信号，一旦发生能及时就医

①您不知道脑卒中复发的信号　　②您对脑卒中复发的信号知道一点

③您能说出脑卒中复发的信号，一旦发生会比较恐惧，不知道如何处理

④您能说出脑卒中复发的信号，但是对于些症状不愿意就医或者觉得不需要就医

⑤您关注脑卒中的信号，能及时来就医

9. 在过去 1 个月，当您见医生时，您会预先把要想知道的问题记下来

①没有　　②偶尔　　③有时　　④经常　　⑤总是

10. 在过去 1 个月，您会主动和医生讨论与病情有关的问题

①没有　　②偶尔　　③有时　　④经常　　⑤总是

11. 在过去 1 个月，您是否能主动学习疾病保健知识

①没有　　②偶尔　　③有时　　④经常　　⑤总是

第二部分　安全用药管理

1. 在过去 1 个月，您按照医生交代的时间服用药物

①没有　　②偶尔　　③有时　　④经常　　⑤总是

2. 在过去 1 个月，您按照医生交代的剂量服用药物

①没有　　②偶尔　　③有时　　④经常　　⑤总是

3. 在过去 1 年，您在专科医生的建议与监督下服药，不乱买阿司匹林自我保健，或是买大堆号称通血路的不知名产品来服用

①没有　　②偶尔　　③有时　　④经常　　⑤总是

4. 在过去 1 个月，您关注疾病相关常用药物的用法、作用及副作用

①完全不了解　　②只了解一点　　③有些知道，有些不知道

④知道绝大多数内容　　⑤非常清楚地知道

5. 在过去 1 个月，您用酒、果汁、咖啡、茶水送服药物

①总是　　②经常　　③有时　　④偶尔　　⑤没有

第三部分　饮食管理

1. 在过去 1 个月，您饮食盐分的摄入情况〔根据世界卫生组织建议饮食要求每日摄入钠盐 3～5g（啤酒盖平满为 6g）〕

①口味重，每日食盐量 >11g，喜欢咸菜、腌制品等，没有忌口

②口味重，每日食盐量 >11g，但不吃咸菜、腌制品、苏打饼干等高盐食品

③主动控制饮食口味，但因为不方便，有时候从外面订饭吃

④主动控制食盐摄入量，每日 8～10g

⑤主动控制食盐摄入量，每日 3～7g

2. 请您按实际情况在（　　　）里面填相应数字。

条目	评分
①您最近 1 周吃肉是否 <75g/d：0 为是，1 为否	（　　　）
②您吃肉的种类：0 为瘦肉，1 为肥瘦肉，2 为肥肉，3 为内脏	（　　　）
③您近 1 周吃蛋的数量：1 为 0～3 个，2 为 4～7 个，3 为 7 个以上	（　　　）
④您近 1 周吃煎炸食品（油饼、油条、炸糕等）的次数：0 为未吃，1 为 1～4 次，2 为 5～7 次，3 为 7 次以上	（　　　）
评分总和	（　　　）

3. 在过去 1 个月，您吸烟的情况怎么样

①每天 6 支以上　　②每天 3～5 支　　③每天 1～2 支　　④偶尔吸烟

⑤从不吸烟

4. 在过去 1 个月，您有饮用淡茶的习惯

①总是　　②经常　　③有时　　④偶尔　　⑤没有

5. 在过去 1 个月，您有无进食过多、过饱的情况

①总是　　②经常　　③有时　　④偶尔　　⑤没有

6. 在过去 1 个月，您每天的饮水量

①少于 125ml　　②125～250ml　　③251～500ml　　④501～700ml

⑤700ml 以上

7. 在过去 1 个月，您每天吃新鲜蔬菜或水果

①总是　　②经常　　③有时　　④偶尔　　⑤没有

8. 在过去 1 个月，您饮食上注意粗细粮搭配

①总是　　②经常　　③有时　　④偶尔　　⑤没有

第四部分　生活起居管理

1. 在过去 1 个月，您能参与喜欢的轻松的娱乐项目

①总是　　②经常　　③有时　　④偶尔　　⑤没有

2. 在过去 1 个月，您在休闲娱乐活动中不让自己陷入紧张、激动的情

绪中（如避免惊险紧张的电视情节、激烈起伏的音乐、局势紧张的新闻等）

①总是　　②经常　　③有时　　④偶尔　　⑤没有

3. 在过去1个月，您存在玩物过度的情况（如沉溺于打牌、打游戏）

①总是　　②经常　　③有时　　④偶尔　　⑤没有

4. 在过去1个月，您生活规律，有充足的睡眠，不过度疲劳

①总是　　②经常　　③有时　　④偶尔　　⑤没有

5. 在过去1个月，您保持良好的饮食和生活习惯，大便通畅，定时大便

①总是　　②经常　　③有时　　④偶尔　　⑤没有

6. 在过去1个月，您洗浴时水温适宜，且时间不会超过半小时

①总是　　②经常　　③有时　　④偶尔　　⑤没有

7. 在过去1个月，您会注意气候变化，并随温度及时增减衣物，不嫌麻烦

①总是　　②经常　　③有时　　④偶尔　　⑤没有

8. 在过去1个月，您脑卒中后会考虑到平时活动要小心，谨防跌倒、跌伤

①总是　　②经常　　③有时　　④偶尔　　⑤没有

第五部分　情绪管理

1. 在过去1个月，您长时间处于紧张状态

①总是　　②经常　　③有时　　④偶尔　　⑤没有

2. 在过去1个月，您长时间处于焦虑状态（如恐慌不安、心烦意乱、坐卧不宁等）

①总是　　②经常　　③有时　　④偶尔　　⑤没有

3. 在过去1个月，您长时间处于抑郁状态（如心情不佳、苦恼、忧伤、唉声叹气；对日常生活的兴趣丧失；疲倦，什么都懒得做；入睡困难或睡不醒；自卑、内疚）

①总是　　②经常　　③有时　　④偶尔　　⑤没有

4. 在过去1个月，您感到知足和心态平和

①总是　　②经常　　③有时　　④偶尔　　⑤没有

5. 在过去1个月，您情绪较稳定，没有出现情绪激动的情况

①总是　　②经常　　③有时　　④偶尔　　⑤没有

第六部分　社会功能和人际管理

1. 在过去 1 个月，您与家人、好朋友相聚的情况是

①没有　②每周不足 1 次　③每周 1~2 次　④每周 3~4 次

⑤每天都在见面

2. 在过去 1 个月，当您遇到困难或顾虑时是否会主动与亲朋好友一起讨论

①总是　　②经常　　③有时　　④偶尔　　⑤没有

3. 在过去 1 个月，您从他人（如家人、病友等）关心自己的人群中获得支持

①总是　　②经常　　③有时　　④偶尔　　⑤没有

4. 在过去 1 个月，您通过讨论、思考、协商解决与他人的冲突

①总是　　②经常　　③有时　　④偶尔　　⑤没有

5. 在过去 1 个月，您主动与人打招呼，关心别人

①总是　　②经常　　③有时　　④偶尔　　⑤没有

6. 在过去 1 个月，您在人际交往中会运用一些技巧（微笑、自我放松、自我开解等）来应对自己的压力

①总是　　②经常　　③有时　　④偶尔　　⑤没有

第七部分　康复锻炼管理

此部分是调查您康复锻炼的管理情况，如果您存在瘫痪、明显或严重的肢体活动障碍、身体活动明显受限的情况，请读第 1~7 题后根据自身情况选择适宜选项；如果您只有轻度活动障碍，生活能基本自理，请读第 5~11 题后根据自身情况选择适宜选项。

1. 在过去 1 周，您（在家属帮助下）按医生的指导，正确进行肢体按摩

①总是　　②经常　　③有时　　④偶尔　　⑤没有

2. 在过去 1 周，您（在家属帮助下）按医生的指导，正确进行肢体关节的被动活动

①总是　　②经常　　③有时　　④偶尔　　⑤没有

3. 在过去 1 周，您能主动或配合医护人员及家属定时进行翻身

①总是　　②经常　　③有时　　④偶尔　　⑤没有

4. 在过去 1 周，您按医生的指导，主动进行有针对性的康复锻炼（如

医生根据您自身肢体恢复情况提出的侧卧训练、坐起训练、语言训练等）

　　①总是　　②经常　　③有时　　④偶尔　　⑤没有

　　5. 在过去 1 周，您按医生的指导，主动进行力所能及的日常活动训练（如屈伸手臂和手腕、手指抓握、穿脱衣服、梳头洗脸、如厕等）

　　①总是　　②经常　　③有时　　④偶尔　　⑤没有

　　6. 在过去 1 周，您（或者家属）主动与康复医生沟通，掌握正确科学的康复锻炼方法，不进行错误的康复锻炼

　　①总是　　②经常　　③有时　　④偶尔　　⑤没有

　　7. 在过去 1 周，您是否制订了康复锻炼的计划和目标，或者已经在按计划和目标进行每天的锻炼

　　①总是　　②经常　　③有时　　④偶尔　　⑤没有

　　8. 在过去 1 周，您主动与康复医生沟通，进行有针对性的康复锻炼（如医生根据您恢复情况提出的步行、上下楼梯、踩脚踏车、写字及作业训练等）

　　①总是　　②经常　　③有时　　④偶尔　　⑤没有

　　9. 在过去 1 周，您按医生的指导，主动进行力所能及的家务活动（如洗衣服、买菜和择菜、购物、打扫等）

　　①总是　　②经常　　③有时　　④偶尔　　⑤没有

　　10. 在过去 1 周，您在医生的指导下，坚持每日在室内外进行散步或打太极拳等有氧锻炼，每次不少于 30 分钟

　　①总是　　②经常　　③有时　　④偶尔　　⑤没有

　　11. 在过去 1 周，您每次锻炼及体育运动规律，强度不过低或过量（如监测脉搏达到或接近每分钟 170 次减去年龄）

　　①总是　　②经常　　③有时　　④偶尔　　⑤没有

二十三、Morisky 服药依从性量表

（一）量表简介

　　Morisky 服药依从性量表（8 – item Morisky medication adherence scale, MMAS – 8）由学者 Morisky 在 2008 年提出。该量表反映患者对服药过程中发生的遗忘、不良反应及其他问题。MMAS – 8 首先在高血压人群中进行验证，量表

的 Cronbach's α 系数为 0.774，灵敏度和特异性分别为 0.93 和 0.44。

（二）应用方法

该量表由 8 个条目组成，总分为 8 分。前 7 个条目的选项为是、否，选择否为 1 分，选择是为 0 分；第 5 个条目采取反向计分的方法；第 8 个条目采用 Likert 5 级评分，从不为 1 分，偶尔为 0.75 分，有时为 0.5 分，经常为 0.25 分，总是为 0 分。依据得分水平对患者服药依从性进行划分：高服药依从性得分为 8 分，中等服药依从性为 6~7 分，低服药依从性为 <6 分。

（三）量表内容

请您根据实际情况如实填写，在适合的选项上画"√"。

条目	是 否
1. 您是否有时忘记服药	
2. 在过去 2 周，您是否有一天或几天忘记服药	
3. 治疗期间，当您觉得症状加重或出现其他症状时，您是否未告知医生，而自行减少药量或停止服药	
4. 当您外出旅行或长时间离家，您是否有时忘记随身携带药物	
5. 昨天您服药了吗	
6. 当您觉得自己的疾病已经得到控制时，您是否停止过服药	
7. 您是否觉得要坚持治疗计划有困难	
8. 您觉得要记住按时按量服药很难吗 □从不 □偶尔 □有时 □经常 □总是	

（焦艳会）

第七节　社区慢性病患者服务记录表

一、高血压患者随访服务记录表

高血压患者随访服务记录表如下：

姓名：_____ 编号□□□-□□□□□

随访日期	年　月　日	年　月　日	年　月　日	年　月　日
随访方式	1门诊　2家庭　3电话　□	1门诊　2家庭　3电话　□	1门诊　2家庭　3电话　□	1门诊　2家庭　3电话　□
症状 1 无症状 2 头痛、头晕 3 恶心、呕吐 4 眼花、耳鸣 5 呼吸困难 6 心悸、胸闷 7 鼻出血不止 8 四肢发麻 9 下肢水肿	□/□/□/□/□/□/□/□/□ 其他：	□/□/□/□/□/□/□/□/□ 其他：	□/□/□/□/□/□/□/□/□ 其他：	□/□/□/□/□/□/□/□/□ 其他：
体征 血压/mmHg	/	/	/	/
体重/kg	/	/	/	/
体重指数				
心率				
其他				
生活方式指导 日吸烟量（支）				
日饮酒量（两）				
运动	次/周 分钟/次	次/周 分钟/次	次/周 分钟/次	次/周 分钟/次
摄盐情况（克/天）				
心理调整	1良好　2一般　3差 □	1良好　2一般　3差 □	1良好　2一般　3差 □	1良好　2一般　3差 □
遵医行为	1良好　2一般　3差 □	1良好　2一般　3差 □	1良好　2一般　3差 □	1良好　2一般　3差 □

续表

随访日期	年 月 日	年 月 日	年 月 日	年 月 日
随访方式	1门诊 2家庭 3电话 □	1门诊 2家庭 3电话 □	1门诊 2家庭 3电话 □	1门诊 2家庭 3电话 □
辅助检查*				
服药依从性	1规律 2间断 3不服药 □	1规律 2间断 3不服药 □	1规律 2间断 3不服药 □	1规律 2间断 3不服药 □
药物不良反应	1无 2有___ □	1无 2有___ □	1无 2有___ □	1无 2有___ □
此次随访分类	1控制满意 2控制不满意 3不良反应 4并发症 □	1控制满意 2控制不满意 3不良反应 4并发症 □	1控制满意 2控制不满意 3不良反应 4并发症 □	1控制满意 2控制不满意 3不良反应 4并发症 □
用药情况 药物名称1 用法	每日 次 每次 mg	每日 次 每次 mg	每日 次 每次 mg	每日 次 每次 mg
药物名称2 用法	每日 次 每次 mg	每日 次 每次 mg	每日 次 每次 mg	每日 次 每次 mg
药物名称3 用法	每日 次 每次 mg	每日 次 每次 mg	每日 次 每次 mg	每日 次 每次 mg
其他药物 用法	每日 次 每次 mg	每日 次 每次 mg	每日 次 每次 mg	每日 次 每次 mg
转诊 原因				
机构及科别				
下次随访日期				
随访医生签名				

填表说明：

1. 本表为高血压患者在接受随访服务时由医生填写。每年的综合评估后填写居民健康档案的健康体检表。

2. 体征：体重指数＝体重（kg）/身高的平方（m²）。如有其他阳性体征，请填写在"其他"一栏。体重和心率斜线前填写目前情况，斜线后填写下次随访时应调整到的目标。

3. 生活方式指导：在询问患者生活方式时，同时对患者进行生活方式指导，与患者共同确定下次随访目标。

日吸烟量：斜线前填写目前吸烟量，不吸烟填"0"，吸烟者写出每天的吸烟量"××支"；斜线后填写吸烟者下次随访目标吸烟量"××支"。

日饮酒量：斜线前填写目前饮酒量，不饮酒填"0"，饮酒者写出每天的饮酒量相当于白酒"××两"；斜线后填写饮酒者下次随访目标饮酒量相当于白酒"××两"。白酒1两相当于葡萄酒4两、黄酒半斤、啤酒1瓶、果酒4两。

运动：填写每周几次，每次多少分钟，即"××次/周，××分钟/次"。第一行填写目前情况，第二行填写下次随访时应达到的目标。

摄盐情况：斜线前填写目前摄盐量，根据患者的饮食情况计算出每天的摄盐量"×克/天"，斜线后填写患者下次随访目标摄盐量。

心理调整：根据医生的印象选择对应选项。

遵医行为：指患者是否遵照医生的指导去改善生活方式。

4. 辅助检查：记录患者在上次随访到这次随访之间在各医疗机构进行的辅助检查结果。

5. 服药依从性："规律"为按医嘱服药；"间断"为未按医嘱服药，频次或数量不足；"不服药"即为医生开了处方，但患者未使用此药。

6. 药物不良反应：如果患者服用的降压药物有明显的药物不良反应，具体描述哪种药物，何种不良反应。

7. 此次随访分类：根据此次随访时的分类结果，由责任医生在4种分类结果中选择一项在"□"中填上相应的数字。"控制满意"意为血压控制满意，无其他异常；"控制不满意"意为血压控制不满意，无其他异常；"不良反应"意为存在药物不良反应；"并发症"意为出现新的并发症或并发症出现异常。如果患者同时并存几种情况，填写最严重的一种情况，同时结合上次随访情况确定患者下次随访时间，并告知患者。

8. 用药情况：根据患者整体情况，为患者开具处方，填写患者即将服用的降压药物名称，写明用法。

9. 转诊：如果转诊要写明转诊的医疗机构及科室类别，如"××市人民医院心内科"，并在"原因"一栏写明转诊原因。

10. 随访医生签名：随访完毕，核查无误后随访医生签署其姓名。

二、2型糖尿病患者随访服务记录表

2型糖尿病患者随访服务记录表如下：

姓名：　　　　　　　　　　　　　　　　　　　　　　　　　　　　　　编号□□□-□□□□□

随访日期				
随访方式	1门诊　2家庭　3电话 □ □/□/□/□/□/□/□ 其他：	1门诊　2家庭　3电话 □ □/□/□/□/□/□/□ 其他：	1门诊　2家庭　3电话 □ □/□/□/□/□/□/□ 其他：	1门诊　2家庭　3电话 □ □/□/□/□/□/□/□ 其他：
症状　1无症状　2多饮　3多食　4多尿　5视物模糊　6感染　7手脚麻木　8下肢水肿	□	□	□	□
体征　血压/mmHg	/	/	/	/
体重/kg	/	/	/	/
体重指数				
足背动脉搏动　1未触及　2触及	□	□	□	□
其他：				
生活方式指导　日吸烟量	支	支	支	支
日饮酒量	两	两	两	两
运动	次/周 分钟/次	次/周 分钟/次	次/周 分钟/次	次/周 分钟/次
主食（克/天）	/	/	/	/
心理调整　1良好　2一般　3差	□	□	□	□
遵医行为　1良好　2一般　3差	□	□	□	□

续表

随访日期	年 月 日	年 月 日	年 月 日	年 月 日
随访方式	1门诊 2家庭 3电话 □	1门诊 2家庭 3电话 □	1门诊 2家庭 3电话 □	1门诊 2家庭 3电话 □
辅助检查* 空腹血糖值	_____mmol/L	_____mmol/L	_____mmol/L	_____mmol/L
其他检查* 糖化血红蛋白 检查日期:	_____% _____月_____日	_____% _____月_____日	_____% _____月_____日	_____% _____月_____日
服药依从性	1规律 2间断 3不服药 □	1规律 2间断 3不服药 □	1规律 2间断 3不服药 □	1规律 2间断 3不服药 □
药物不良反应	1无 2有 □	1无 2有 □	1无 2有 □	1无 2有 □
低血糖反应	1无 2偶尔 3频繁 □	1无 2偶尔 3频繁 □	1无 2偶尔 3频繁 □	1无 2偶尔 3频繁 □
此次随访分类	1控制满意 2控制不满意 3不良反应 4并发症 □	1控制满意 2控制不满意 3不良反应 4并发症 □	1控制满意 2控制不满意 3不良反应 4并发症 □	1控制满意 2控制不满意 3不良反应 4并发症 □
用药情况 药物名称1 用法	每日 次 每次 mg	每日 次 每次 mg	每日 次 每次 mg	每日 次 每次 mg
药物名称2 用法	每日 次 每次 mg	每日 次 每次 mg	每日 次 每次 mg	每日 次 每次 mg
药物名称3 用法	每日 次 每次 mg	每日 次 每次 mg	每日 次 每次 mg	每日 次 每次 mg
胰岛素				
转诊 原因				
机构及科别				
下次随访日期				
随访医生签名				

填表说明：

1. 本表为 2 型糖尿病患者在接受随访服务时由医生填写。每年的综合评估填写居民健康档案的健康体检表。

2. 体征：体重指数 = 体重（kg）/身高的平方（m²）。如有其他阳性体征，请填写在"其他"一栏。体重斜线前填写目前情况，斜线后填写下次随访时应调整到的目标。

3. 生活方式指导：询问患者生活方式的同时对患者进行生活方式指导，与患者共同确定下次随访目标。

日吸烟量：斜线前填写目前吸烟量，不吸烟填"0"，吸烟者写出每天的吸烟量"××支"；斜线后填写吸烟者下次随访目标吸烟量"××支"。

日饮酒量：斜线前填写目前饮酒量，不饮酒填"0"，饮酒者写出每天的饮酒量相当于白酒"××两"；斜线后填写饮酒者下次随访目标饮酒量相当于白酒"××两"。白酒 1 两相当于葡萄酒 4 两、黄酒半斤、啤酒 1 瓶、果酒 4 两。

运动：填写每周几次，每次多少分钟，即"××次/周，××分钟/次"。第一行填写目前情况，第二行填写下次随访时应达到的目标。

主食：根据患者的实际情况估算主食（米饭、面食、饼干等淀粉类食物）的摄入量，为每天各餐的合计量。

心理调整：根据医生的印象选择对应选项。

遵医行为：指患者是否遵照医生的指导去改善生活方式。

4. 辅助检查：为患者进行空腹血糖检查，记录检查结果。若患者在上次随访到此次随访之间在各医疗机构进行过糖化血红蛋白或其他辅助检查，应如实记录。

5. 服药依从性："规律"为按医嘱服药；"间断"为未按医嘱服药，频次或数量不足；"不服药"即为医生开了处方，但患者未使用此药。

6. 药物不良反应：如果患者服用上述药物有明显的药物不良反应，具体描述哪种药物及有何种不良反应。

7. 低血糖反应：根据上次随访到此次随访之间患者出现的低血糖反应情况填写。

8. 此次随访分类：根据此次随访时的分类结果，由随访医生在 4 种分类结果中选择一项在"□"中填上相应的数字。"控制满意"意为血糖控制满意，无其他异常；"控制不满意"意为血糖控制不满意，无其他异常；"不良反应"意为存在药物不良反应；"并发症"意为出现新的并发症或并发症出现异常。如果患者并发几种情况，填写最严重的一种情况，同时结合上次随访情况，决定患者下次随访时间，并告知患者。

9. 用药情况：根据患者整体情况，为患者开具处方，填写患者即将服用的降糖药物名称，写明用法。胰岛素具体写明胰岛素的种类、时间、剂量。

10. 转诊：如果转诊要写明转诊的医疗机构及科室类别，如"××市人民医院内分泌科"，并在"原因"一栏写明转诊原因。

11. 随访医生签名：随访完毕，核查无误后随访医生签署其姓名。

（李雪萍）

参考文献

［1］姜丽萍. 社区护理学［M］. 5 版. 北京：人民卫生出版社，2021.

［2］李春玉，姜丽萍. 社区护理学［M］. 5 版. 北京：人民卫生出版社，2021.

［3］姬栋岩，邹金梅. 社区护理学［M］. 北京：中国协和医科大学出版社，2018.

［4］宋梅，李晓莉. 社区护理学［M］. 西安：世界图书出版西安分公司，2014.

［5］王卫平，孙锟，常立文. 儿科学［M］. 9 版. 北京：人民卫生出版社，2018.

［6］崔焱，张玉侠. 儿科护理学［M］. 7 版. 北京：人民卫生出版社，2021.

［7］王朝晖，王玉香. 儿童护理［M］. 3 版. 北京：高等教育出版社，2019.

［8］喻安银. 儿科护理学［M］. 长沙：中南大学出版社，2021.

［9］詹建英，邵洁. 婴幼儿铁缺乏的早期筛查和干预［J］. 中华儿科杂志，2019，57（10）：813－815.

［10］代莹，郑先琳，舒烈琳，等. 简化版改良耶鲁术前焦虑量表的汉化及信效度研究［J］. 护理研究，2019，33（15）：2596－2599.

［11］张鑫杰. 改良耶鲁术前焦虑量表的汉化及信效度评价［D］. 大连：大连医科大学，2018.

［12］苏林雁，王凯，朱焱，等. 儿童抑郁障碍自评量表的中国城市常模［J］. 中国心理卫生杂志，2003（8）：547－549.

［13］刘贤臣，刘连启，杨杰，等. 青少年生活事件量表的编制与信度效度测试［J］. 山东精神医学，1997（1）：15－19.

［14］李飞，苏林雁，金宇，等. 儿童社交焦虑量表的中国城市常模［J］. 中国儿童保健杂志，2006（4）：335－337.

［15］王才康，胡中锋，刘勇. 一般自我效能感量表的信度和效度研究［J］. 应用心理学，2001（1）：37－40.

［16］胡月琴，甘怡群. 青少年心理韧性量表的编制和效度验证［J］. 心理学报，2008（8）：902－912.

［17］严谨. 住院学龄期儿童的医疗恐惧及其影响因素［J］. 中华护理杂志，2000（10）：7－9.

［18］蒋奖，鲁峥嵘，蒋苾菁，等. 简式父母教养方式问卷中文版的初步修订［J］. 心理发展与教育，2010，26（1）：94－99.

［19］吴谨准，杨运刚，张健民，等. 儿童哮喘控制测试的应用研究［J］. 中国实用儿科杂志，2011，26（4）：256－259.

［20］叶晓青，林芳宇，陈维清. 高血压病患者药物治疗依从性影响因素的研究［J］. 现代预防医学，2007（3）：494－496.

［21］李真真. 哮喘儿童家庭功能与睡眠障碍的关系：服药依从性与哮喘控制的链式中介作用［D］. 济南：山东大学，2021.

［22］徐毅飞，张海莲，吕美昱，等. 国内外疫苗犹豫影响因素与测评工具研究现状［J］. 中国健康教育，2020，36（7）：639－643.

［23］徐毅飞. 儿童家长预防接种知识、疫苗犹豫对接种行为的影响［D］. 延边：延边大学，2021.

［24］孔凡君. 8～10 岁儿童口腔健康相关生活质量量表的汉化及应用［D］. 北京：中国医科大学，2022.

［25］卢奕云，田琪，郝元涛，等. 儿童生存质量测定量表 PedsQL 4.0 中文版的信度和效度分析［J］. 中山大学学报（医学科学版），2008（3）：328－331.

［26］王才康. 考试焦虑量表（TAI）的信度和效度研究［J］. 中国临床心理学杂志，2003（1）：69－70.

［27］杨显君. 学龄前儿童饮食行为量表的编制与评价［D］. 西安：第四军医大学，2013.

［28］陈贵，蔡太生，胡凤姣，等. 情绪化进食量表在中国青少年中的修订［J］. 中国临床心理学杂志，2013，21（4）：572－575，588.

［29］张学军，郑捷. 皮肤性病学［M］. 9版. 北京：人民卫生出版社，2018.

［30］席淑新，肖惠明. 眼耳鼻咽喉科护理学［M］. 5版. 北京：人民卫生出版社，2021.

［31］张永爱，李小妹，张海苗，等. 月经症状量表中文版的信度和效度评价［J］. 中华护理杂志，2015，50（3）：374－377.

［32］BILLINGS A G，MOOS R H. The role of coping responses and social resources in attenuating the stress of life events［J］. Journal of Behavioral Medicine，1981（4）：157－189.

［33］KIM J E. A model of the theoretical structure of factors influencing college women's attitudes toward menstruation［J］. Korea Nursing Science Paper，1993，23（2）：224－243.

［34］JOHN B. Premenstrual Syndrome：a reappraisal of the concept and the evidence［J］. Psychol Med，1993，24：3.

［35］高延，杨玉凤，洪琦，等. 妊娠期生活事件影响新生儿神经行为发育的多因素分析［J］. 中国儿童保健杂志，2004（6）：484－486.

［36］高延，杨玉凤，洪琦，等. 孕妇生活事件量表的编制和信效度分析［J］. 中国妇幼健康研究，2010，21（6）：743－746.

［37］张作记. 行为医学量表手册［M］. 北京：中华医学电子音像出版社，2005.

［38］蔡金英，钱敏才. 妊娠期生活事件与产后抑郁［J］. 护理与心理杂志，1996，7（3）：23.

［39］陈彰惠，陈惠敏，黄德慧. 孕妇心理压力之探讨［J］. 高雄医志，1991，5（5）：505－509.

［40］潘颖丽，高玲玲，金秀华. 孕妇及其配偶心理压力的对比研究［J］. 广东医学，2004，25（10）：1209－1210.

［41］WANG L，KROENKE K，STUMP T E，et al. Screening for perinatal depression with the Patient Health Questionnaire depression scale (PHQ – 9): A systematic review and meta-analysis [J]. General Hospital Psychiatry, 2021, 68: 74 – 82.

[42] 刘颖, 张兰, 郭娜菲, 等. 爱丁堡产后抑郁量表应用于围产期抑郁筛查的研究进展 [J]. 中华现代护理杂志, 2021, 27 (36): 5026 – 5031.

[43] LIU Y, ZHANG L, GUO N F, et al. Research progress of Edinburgh Postnatal Depression Scale in screening of perinatal depression [J]. Chinese Journal of Modern Nursing, 2021, 27 (36): 5026 – 5031.

[44] COX J L, HOLDEN J M, SAGOVSKY R. Detection of postnatal depression. Development of the 10 – item Edinburgh Postnatal Depression Scale [J]. The British Journal of Psychiatry: The Journal of Mental Science, 1987, 150 (6): 782 – 786.

[45] LEE D T, YIP S K, CHIU H F, et al. Detecting postnatal depression in Chinese women. Validation of the Chinese version of the Edinburgh Postnatal Depression Scale [J]. The British Journal of Psychiatry: the Journal of Mental Science, 1998. 172 (5): 433 – 437.

[46] 郭秀静, 王玉琼, 陈静. 爱丁堡产后抑郁量表在成都地区产妇中应用的效能研究 [J]. 中国实用护理杂志, 2009, 25 (1): 4 – 6.

[47] HAREL D, LEVIS B, ISHIHARA M, et al. Shortening the Edinburgh postnatal depression scale using optimal test assembly methods: Development of the EPDS-Dep – 5 [J]. Acta Psychiatrica Scandinavica, 2021, 143 (4): 348 – 362.

[48] 肖菊兰, 文艺, 罗伟香, 等. 中文版简版爱丁堡产后抑郁量表在孕妇人群中的信效度检验. [J] 现代预防医学, 2022, 49 (18): 3320 – 3325.

[49] JONES G, KENNEDY S, BARNARD A, et al. Development of an endometriosis quality-of-life instrument: The Endometriosis Health Profile – 30 [J]. Obstet Gynecol, 2001, 98 (2): 258 – 264.

[50] VINCENT K, KENNEDY S, STRATTON P. Pain scoring in endometriosis: entry criteria and outcome measures for clinical trials. Report from the

Art and Science of Endometriosis meeting ［J］. Fertil Steril, 2010, 93 (1)： 62 - 67.

［51］ 贾双征. 子宫内膜异位症患者生命质量及 microRNA 表达谱的初步研究 ［D］. 北京： 北京协和医学院, 2013.

［52］ 徐小玲. 中文版 PCOS 患者生存质量量表的临床应用与评价 ［D］. 广州： 广州中医药大学, 2016.

［53］ BARNARD L, FERRIDAY D, GUENTHER N, et al. Quality of life and psychological well being in polycystic ovary syndrome ［J］. Hum Reprod, 2007, 22 (8)： 2279 - 2286.

［54］ MONK B J, HUANG H Q, CELLA D, et al. Quality of life outcomes from a randomized phase Ⅲ trial of Cisplatin with or without Topotecan in advanced carcinoma of the cervix： a gynecologic oncology group study ［J］. Journal of Clinical Oncology, 2016, 23 (21)： 4617 - 4625.

［55］ 万崇华, 孟琼, 汤学良, 等. 癌症患者生命质量测定量表 FACT - G 中文版评价 ［J］. 实用肿瘤杂志, 2006, 21 (1)： 77 - 80.

［56］ 李诵铉, 于传薪. 实用妇科内分泌学 ［M］. 上海： 上海医科大学出版社, 1997.

［57］ 谢幸, 苟文丽. 妇产科学 ［M］. 8 版. 北京： 人民卫生出版社, 2013.

［58］ ZHANG J, CHEN G, LU W, et al. Effects of physical exercise on health-related quality of life and blood lipids in perimenopausal women： a randomized placebocontolled trial ［J］. Menopause, 2014, 21 (12)： 1269 - 1276.

［59］ HILDITCH J R, LEWIS J, PETER A. A menopause-specific quality of life questionnaire： Development and psychometric properties ［J］. Maturitas, 1996, 61 (1)： 107 - 121.

［60］ 杨洪艳, 成芳平, 王小云, 等. 绝经期生存质量量表中文版本的临床应用与评价 ［J］. 中华流行病学杂志, 2005, 26 (1)： 47 - 50.

［61］ 刘格. 绝经综合征评定量表与 KI、更年期生存质量量表的比较研究 ［D］. 广州： 广州中医药大学, 2008.

［62］ Derogatis L R. How to use the system Distress Checklist (SCL - 90) in clinical evaluations, Psychiatric Rating Scale [J]. Self-Report Rating Scale, Hoffmann – La Roche Inc, 1975, 2: 22 – 36.

[63] 肖水源, 杨德森社会支持对身心健康的影响 [J]. 中国心理卫生杂志, 1987, 1: 184 – 187.

[64] 郭念锋. 心理咨询师（三级）[M]. 2 版. 北京: 民族出版社, 2012.

[65] BLUMENTHAL J A, BURG M M, BAREFOOT J, et al. Social support, type A behavior, and artery disease [J]. Psychosomatic Disease, 1987, 49: 331 – 340.

[66] 黄丽, 姜乾金, 任蔚红. 应对方式、社会支持与癌症病人心身症状的相关性研究 [J]. 中国心理卫生杂志, 1996, 10 (4): 160 – 161.

[67] 杨德森. 行为医学 [M]. 长沙: 湖南师范大学出版社, 1990.

[68] ZUNG W W. Depression Status Inventory and Self-Rating Depression Scale//GUY W. ECDEU Assessment Manual for Psychopharmacology, Revised [M]. Washington: DHEW Publication, 1976: 172 – 178.

[69] 汪向东, 王希林, 马弘, 等. 心理卫生评定量表手册 [J]. 中国心理卫生杂志, 1999, 13 (增): 124 – 127, 129, 194 – 196.

[70] 汤毓华. 汉密顿抑郁量表 [J]. 上海精神医学, 1984, 2 (2): 61 – 64.

[71] HAMILTON M. DevelopmentofaPsychiatric Rating Scale for Primary Depression [J]. Brit J Soe Clin Psychol, 1967, 6: 278 – 296.

[72] ZUNG W W. A Rating Instrument for Anxiety Disorders [J]. Psychosomatics, 1971, 12 (6): 371 – 379.

[73] 沈晓金, 姜乾金. 医学应对问卷（MCMQ）701 例调查结果分析 [J]. 中国行为医学科学, 2000, 9 (1): 18 – 20.

[74] 王艳桥. 中风自我管理项目的构建与应用研究 [D]. 成都: 成都中医药大学, 2012.

[75] 叶圣雅, 沈晓红, 姜乾金, 等. 心理社会因素与手术康复的关系（一）临床调查与理论探讨 [J]. 中国行为医学科学, 1999, 3: 41 – 43.

[76] 滕建荣, 钱美宝. 各型病毒性肝炎患者医学应对方式的对比研究 [J]. 中国行为医学科学, 1998, 72: 140 – 141.

［77］ 黄丽，王桂娣，沈晓红. 34 例女性生殖器畸形病人的心身特点及相关性研究［J］. 中国心理卫生杂志，1998，12：225 – 226.

［78］ BUYSSE D J，REYNOLDS C F，MONK T H，et al. The Pittsburqh Sleep Quality Index：a new instrument for psychiatric practice and research ［J］. Psychiatry Research，1989，28：193 – 213.

［79］ HALL M，BAUM A，BUYSSE D J，et al. Sleep as a mediator of the Stress-immune relationship ［J］. Psychosomatic Medicine，1998，60：48 – 51.

［80］ NONELL P D. REYNOLDS I C F. BUYSSE D J，et al. Paroxetine in the treatment of primary insomnia：preliminary Clinical and electroencepha-logram sleep data ［J］. J Clin Psychiatry，1999，60：89 – 95.

［81］ 刘贤臣，唐茂芹，胡蕾，等. 匹兹堡睡眠质量指数的信度和效度研究 ［J］. 中华精神科杂志，1996，29：103 – 107.

［82］ FAZIO A F. A concurrent validational study of the NCHS general well – being schedule ［J］. Vital Health Stat，1977，73（73）：1 – 53.

［83］ 段建华. 总体幸福感量表在我国大学生中的试用结果与分析 ［J］. 中国临床心理学杂志，1996（1）：56 – 57.

［84］ JOHNS M W. A new method for measuring daytime sleepiness：The Epworth Sleepiness Scale ［J］. Sleep，1991，14（6）：540 – 545.

［85］ 彭莉莉，李进让，孙建军，等. Epworth 嗜睡量表简体中文版信度和效度评价 ［J］. 中华耳鼻咽喉头颈外科，2011，46（1）：44 – 49.

［86］ MADEWELL A N，PONCE-GARCIA E，MARTIN S E. Data replicating the factor structure and reliability of commonly used measures of resilience：The Connor – Davidson Resilience Scale，Resilience Scale，and Scale of Protective Factors ［J］. Data Brief，2016，8：1387 – 1390.

［87］ CONNOR K M，DAVIDSON J R. Development of a new resilience scale：the Connor-Davidson Resilience Scale（CD – RISC）［J］. Depress Anxiety，2003，18（2）：76 – 82.

［88］ YU X N，LAU J T，MAK W W，et al. Factor structure and psychometric properties of the Connor-Davidson Resilience Scale among Chinese adolescents［J］. Compr Psychiatry, 2011, 52（2）: 218 - 224.

［89］宋梅, 李雪萍. 社区老年人医养健康护理手册［M］. 西安: 西北大学出版社, 2021.

［90］尤黎明, 吴瑛. 内科护理学［M］. 7 版. 北京: 人民卫生出版社, 2022.

［91］胡秀英, 肖惠敏. 老年护理学［M］. 5 版. 北京: 人民卫生出版社, 2022.

［92］刘哲宁, 杨芳宇. 精神科护理学［M］. 5 版. 北京: 人民卫生出版社, 2022.

［93］罗裕琴. 阿尔兹海默病（AD）患者认知能力和运动能力相关性分析研究［D］. 上海: 复旦大学, 2012.

［94］万利平. 阿尔茨海默病生命质量和阿尔茨海默病知识量表中文版跨文化调适［D］. 太原: 山西医科大学, 2014.

［95］马燕茹, 许阳, 马妍琪. 北京市 580 名医护人员阿尔茨海默病知识认知调查［J］. 华南预防医学, 2022, 48（1）: 125 - 127.

［96］陈梦婷. 基于依恋及痴呆需求代偿行为理论的模拟在场疗法干预老年痴呆患者激越行为的效果［D］. 湖州: 湖州师范学院, 2020.

［97］李清风. 老年阿尔兹海默症患者衰弱对认知能力下降的影响: 社交接触的中介作用［D］. 合肥: 安徽医科大学, 2023.

［98］于雪微. 长春市养老机构护理人员对阿尔兹海默症认知与态度的现状调查［D］. 长春: 长春中医药大学, 2023.

［99］曾丽娟. 中文版阿尔茨海默病患者挑战性行为量表的信效度研究及其应用［D］. 广州: 南方医科大学, 2019.

［100］何乐业. 前列腺增生症与下尿路症状的临床研究［D］. 长沙: 中南大学, 2010.

［101］姜傲. 良性前列腺增生症患者生命质量及其影响因素研究［D］. 沈阳: 中国医科大学, 2021.

［102］潘月. 老年良性前列腺增生患者健康行为、自我护理能力与生活质量的相关性研究［D］. 锦州: 锦州医科大学, 2020.

［103］付至江. 膝骨关节炎患者的健康管理及依从性分析［D］. 广州：广州中医药大学，2015.

［104］柯尚生. 左归丸加减治疗肝肾不足型帕金森病便秘的临床研究［D］. 武汉：湖北中医药大学，2019.

［105］王云龙. 简易平衡评定系统测试的汉化及信效度检验［D］. 唐山：华北理工大学，2016.

［106］张锦红. 帕金森病患者生存质量及影响因素研究［D］. 成都：四川大学，2008.

［107］胡林燕. 基于家庭和社区练习中国传统健身功法对帕金森病患者运动功能、心理状态和生活质量的影响［D］. 上海：上海体育学院，2020.

［108］王迪. 帕金森病患者生活质量及相关影响因素［D］. 长春：吉林大学，2023.

［109］曲柯璇. 帕金森病患者心理社会适应量表的应用研究［D］. 大连：大连医科大学，2019.

［110］王雁，王文昭，赵忠新. 帕金森病生活质量量表应用及评价［J］. 中国现代神经疾病杂志，2014，14（4）：286－290.

［111］张仕飞. 早期帕金森患者疲劳的相关性分析［D］. 昆明：昆明医科大学，2014.

［112］周莎. 针刺改善帕金森病患者生活质量的近期临床观察［D］. 北京：北京中医药大学，2013.

［113］程晓佩. 基于慢性疾病轨迹模式的护理干预在慢性肾衰竭非透析患者中的应用效果研究［D］. 太原：山西医科大学，2023.

［114］王培莉. 基于移动护理的治疗性沟通系统对糖尿病肾病维持性血液透析患者的影响研究［D］. 合肥：安徽医科大学，2021.

［115］黄新萍. 慢性病患者生命质量测定量表体系之慢性肾衰竭量表 QLICD－CRF 的研制与应用［D］. 昆明：昆明医科大学，2012.

［116］李颖颖. 慢性肾衰竭脾虚湿浊证诊断量表的研制［D］. 济南：山东中医药大学，2022.

[117] 余昇昇. 维肾膏对慢性肾脏病非透析患者生存质量影响的研究 [D]. 武汉：湖北中医药大学，2014.

[118] 熊利. 重庆地区非透析慢性肾衰竭患者生命质量及其抑郁状况的调查研究 [D]. 重庆：陆军军医大学，2020.

[119] 周慧. 城市退休年轻老年人自我价值感和智谋与退休后抑郁情绪的关系 [D]. 唐山：华北理工大学，2022.

[120] 尤梅. 代际支持与老化态度及其交互作用对慢性病老年人社会隔离的影响 [D]. 合肥：安徽医科大学，2023.

[121] 胡惠菊. 跌倒警觉度量表在养老机构老年人中的信效度检验和应用研究 [D]. 唐山：华北理工大学，2022.

[122] 刘畅. 基于健康社会决定因素理论构建老年人失能风险预测评估指标体系及应用 [D]. 唐山：华北理工大学，2022.

[123] 李砚玲. 基于自我效能理论的健康教育对社区高血压老年人衰弱的影响研究 [D]. 蚌埠：蚌埠医学院，2023.

[124] 王洁玉. 居家老年人自我忽视现状及影响因素与关怀需求研究 [D]. 武汉：华中科技大学，2022.

[125] 罗宝林. 老年慢性肾脏病患者认知衰弱现状及风险预测模型的构建 [D]. 汕头：汕头大学，2023.

[126] 贾雪. 慢性病老年人社会支持与疾病管理自我效能的相关性研究 [D]. 沈阳：辽宁中医药大学，2023.

[127] 宋菲菲. 社区老年人成功老龄化、亲子支持的现状及相关性研究 [D]. 济南：山东中医药大学，2022.

[128] 吴敏. 社区老年人家庭关怀度、自我效能感与自我养老能力的关系 [D]. 蚌埠：蚌埠医学院，2023.

[129] 张爽. 社区中老年人听力功能与认知功能的关系 [D]. 长春：吉林大学，2023.

[130] 赵秋平. 唐山市中高龄老年人家庭代际团结对衰弱的影响 [D]. 唐山：华北理工大学，2022.

[131] 蒋昕. 乌鲁木齐市社区老年人内在能力现状及对健康老龄化作用路

径的研究［D］．乌鲁木齐：新疆医科大学，2023．

［132］韩静．养老机构老年人心理资本和生命意义源对护理服务需求的影响［D］．唐山：华北理工大学，2022．

［133］张作记．行为医学量表手册［M］．北京：中华医学电子音像出版社，2005．

［134］陈婷．湖州城乡接合部高血压患者健康相关生命质量影响因素模型构建［D］．湖州：湖州师范学院，2021．

［135］张蕾．老年慢性病患者益处发现的现状及影响因素研究［D］．上海：海军军医大学，2018．

［136］赵秋利，刘晓．高血压病人自我管理行为测评量表的编制及信度、效度检验［J］．中国护理管理，2012，12（11）：26 – 31．

［137］杜勋明，吴艳，周有尚．高血压病人的生活质量测定［J］．中国康复，1994，9（3）：129 – 131．

［138］季韶荣．社区高血压患者自我效能、依从行为及影响因素研究——以兰州市为例［D］．兰州：兰州大学，2017．

［139］丁元林，倪宗瓒，张菊英，等．修订的糖尿病生命质量量表（A – DQOL）信度与效度初探［J］．中国慢性病预防与控制，2000，8（4）：160 – 161．

［140］孙胜男．糖尿病患者自我管理现状及影响因素的研究［D］．北京：北京协和医学院，2010．

［141］高瑞桐．基于信息框架效应的干预方案对 2 型糖尿病患者自我管理行为改变的研究［D］．长春：吉林大学，2022．

［142］程丽，李小妹，高翠霞，等．中文版糖尿病压力评价量表的信效度研究［J］．中华护理教育，2013，10（11）：485 – 488．

［143］荆璇．基于 IKAP 模式的护理干预在 COPD 患者自我管理中的应用研究［D］．太原：山西医科大学，2021．

［144］张彩虹．慢性阻塞性肺疾病患者自我管理水平及影响因素研究［D］．长沙：中南大学，2009．

［145］马萍．冠心病 PCI 术后患者自我效能和自我管理与护理支持的相关

性研究［D］. 南宁：广西中医药大学，2020.

［146］ 谢博钦，徐丽华. 冠心病患者自我管理行为现况及其预测因子分析［J］. 解放军护理杂志，2011，28（3B）：3-7.

［147］ 任洪艳，唐萍，赵庆华. 冠心病自我管理量表的开发和评价［J］. 第三军医大学学报，2009，31（11）：1087-1090.

［148］ 万丽红，张小培，洪华，等. 脑卒中病人的健康行为及其影响因素研究［J］. 护理研究，2010，24（1）：1-4.

［149］ 杨薪瑶. 基于慢性疾病轨迹首发脑卒中患者自我效能、卒中健康知识、自我管理现状及其关系研究［D］. 成都：成都医学院，2022.

［150］ 朱雪娇，姜小鹰. 脑卒中影响量表的测试研究［J］. 中国实用护理杂志，2006，22（4A）：3-5.

［151］ 朱若宁. 脑卒中患者疾病不确定感水平与生活质量的相关性研究［D］. 沈阳：辽宁中医药大学，2021.